Pilze im Körper

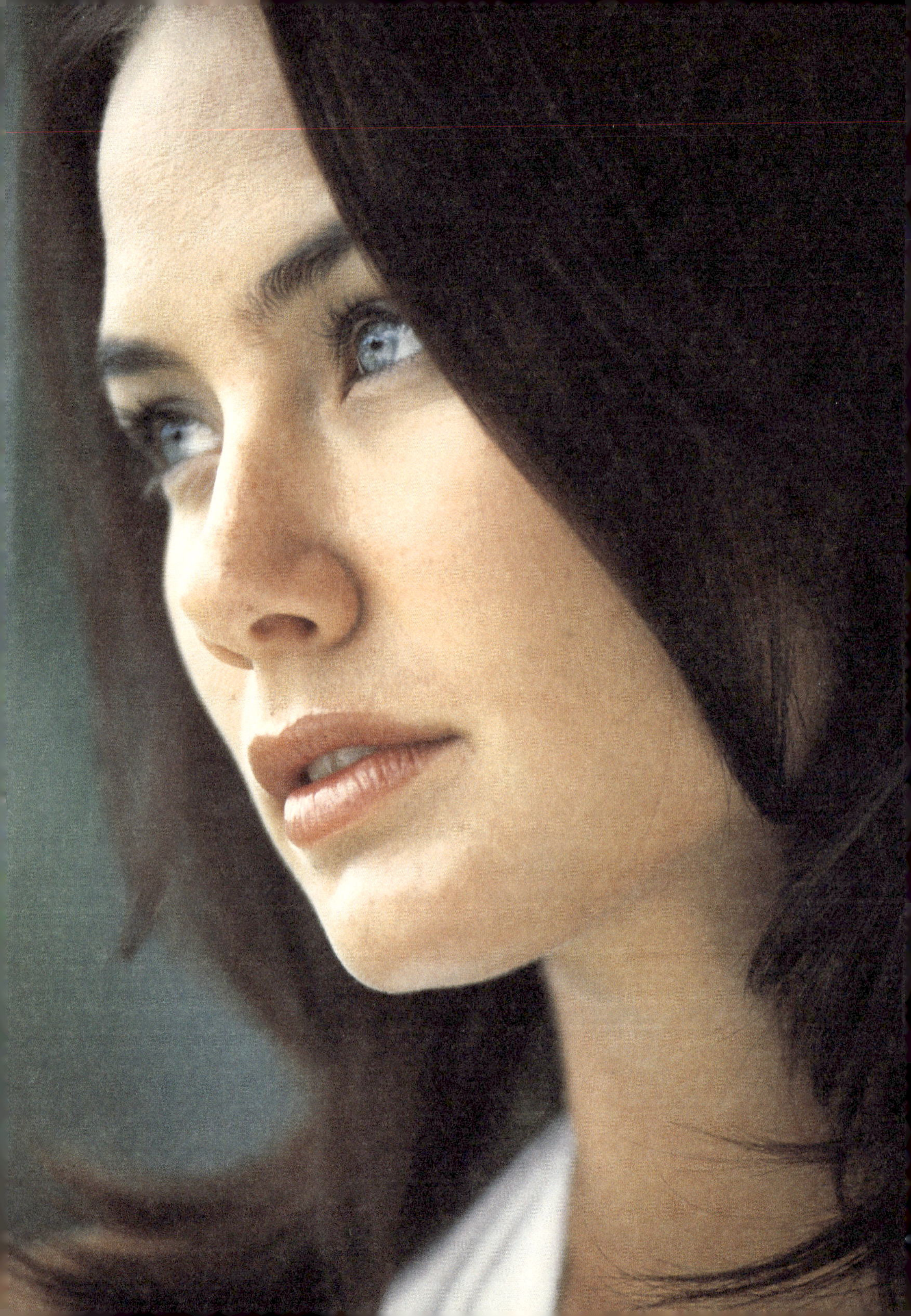

Gaby Guzek · Elisabeth Lange

Pilze im Körper

Krank ohne Grund?

Pilzinfektionen erkennen und heilen, durch gesunde Ernährung vorbeugen

Weltbild

INHALT

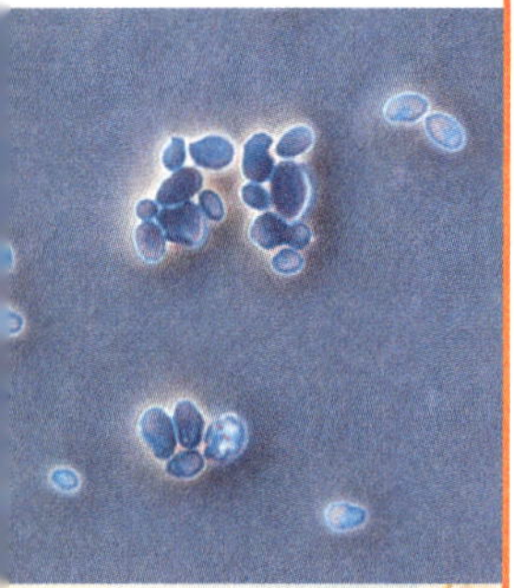

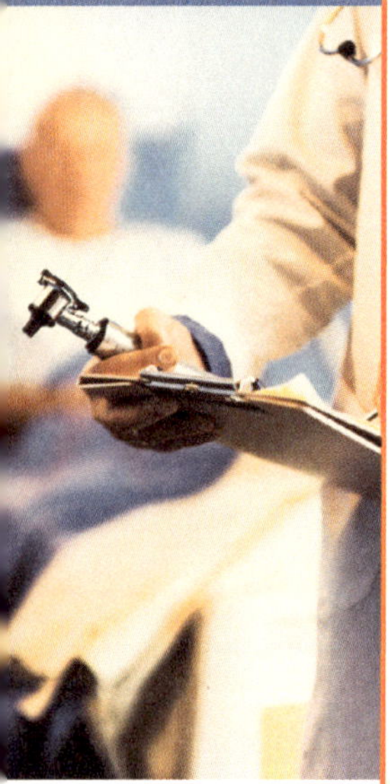

Vertrauen zum behandelnden Arzt ist für die Antipilztherapie unerlässlich.

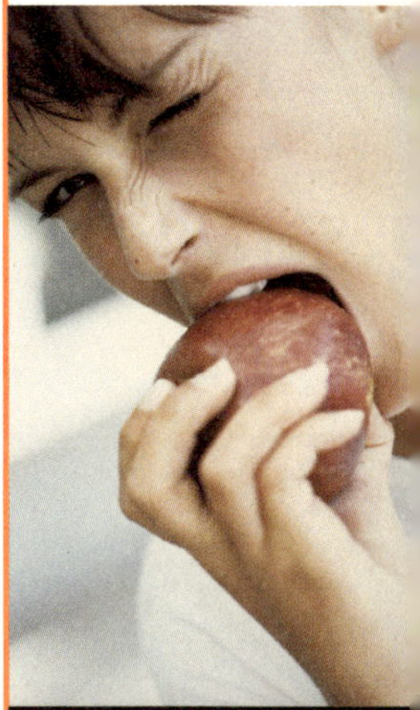

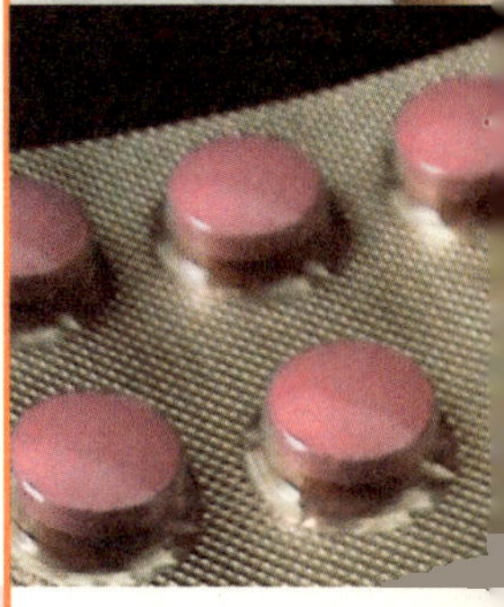

Die richtigen Medikamente, die richtige Ernährung – zwei Bausteine im Kampf gegen schädliche Pilze.

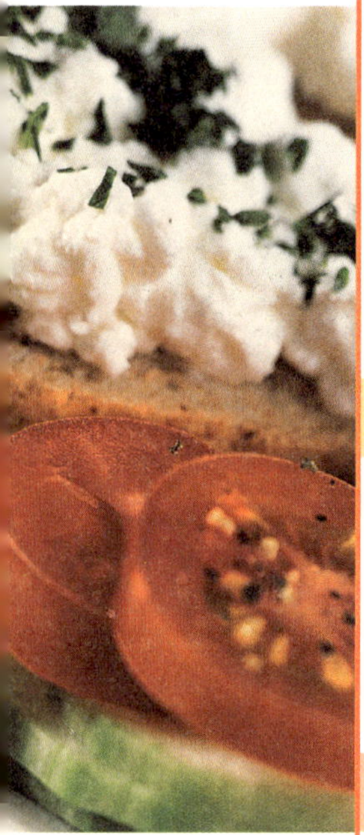

Gesünder kochen, besser essen – machen Sie Pilzen das Leben schwer!

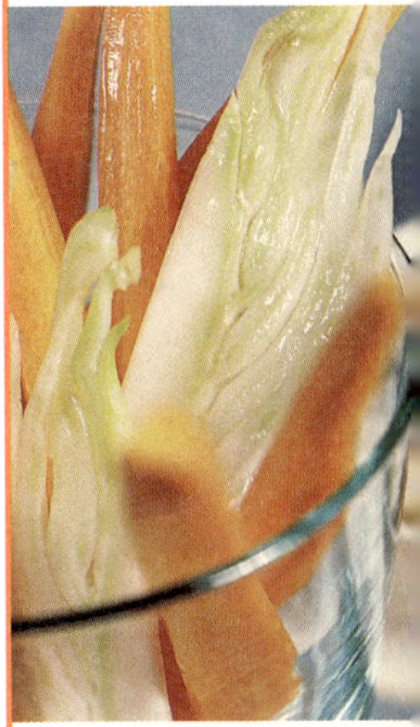

Die köstlichen Rezepte in diesem Buch zeigen, dass eine Heildiät keineswegs langweilig schmecken muss.

Krank machende Pilze sind in der Wissenschaft schon seit 1835 bekannt – also wesentlich länger als Viren und Bakterien.

Ursache Pilze

Kaum zu glauben: Unser Buch geht nunmehr schon in die 24. Auflage. Es ist rund acht Jahre her, dass wir mit der Arbeit daran begannen. Inzwischen hat sich viel getan. Pilzerkrankungen sind »in Mode« gekommen; zeitweilig konnte man kaum eine Zeitung aufschlagen, ohne einen Artikel über dieses Thema zu entdecken.

Diese Popularität hat dem Thema leider auch geschadet. Denn plötzlich waren Pilze für alle möglichen Beschwerden verantwortlich, und die Therapievorschläge schossen schier ins Kraut. Seitens der Schulmedizin wurde das Thema eher belächelt.

Ein Stein kam ins Rollen

Mit zunehmendem Druck durch die Öffentlichkeit meldeten sich Kritiker zu Wort, die in Bausch und Bogen ablehnten, dass Pilzinfektionen überhaupt schaden könnten.

Glücklicherweise gibt es aber auf beiden Seiten nicht nur Heißsporne, sondern auch kühle Kritiker. So hat sich in den letzten Jahren das Wissen über Pilzinfektionen des Darms deutlich weiterentwickelt. Spannendes ist hinzugekommen, das wir an Sie weitergeben.

Auch zum Thema, ob man bei einer Erkrankung durch Pilze überhaupt auf eine spezielle Ernährungsweise umsteigen soll, und wenn ja, wie eine solche Diät wissenschaftlich fundiert aussehen soll, gab es unzählige Debatten, aber leider nur wenige überzeugende Argumente.

Die Wissenschaft nimmt sich der Pilze an

Neue Erkenntnisse kamen vor allem aus der »Darmökologie«, einem Forschungsgebiet, das sich mit der Besiedelung unseres Darms durch Mikroorganismen, der so genannten Darmflora, beschäftigt. Erstmals konnte bewiesen werden, dass sich durch eine entsprechende Ernährung die »günstigen« Bakterien im Darm vermehren und dieser Vorgang die Abwehrkräfte des Körpers stärkt. Das ist eine wichtige Erkenntnis, die wir bei der Überarbeitung des Ernährungsteils berücksichtigt haben.

Vieles zum Thema »Pilzinfektionen« in diesem Buch entstammt nach wie vor der Erfahrungsheilkunde. Dies wird auch so bleiben, bis wissenschaftlich fundierte Studien zum Thema »Pilze im Darm« endgültig Klarheit schaffen.

Wir hoffen, dass sich auch bis dahin pragmatische Mediziner finden, die bereit sind, den Verdacht »Pilzinfektionen« in ihre Suche nach der richtigen Diagnose mit einzubeziehen.

Die Schulmedizin klammert Pilzinfektionen nach wie vor weitgehend aus. Deshalb ist es noch heute manchmal schwierig, einen kompetenten Arzt für die Diagnose und Behandlung dieser Krankheiten zu finden.

»Jedes Problem durchläuft drei Phasen:

- In der ersten wird es lächerlich gemacht.
- In der zweiten wird es bekämpft.
- In der dritten gilt es als selbstverständlich – und als immer schon gewusst.« (Arthur Schopenhauer)

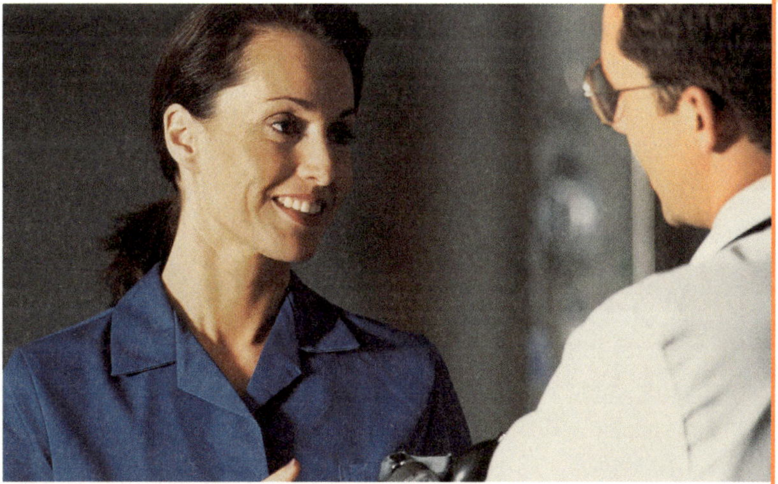

Ein Arzt Ihres Vertrauens – das ist wichtig, um beim Thema »Pilze im Körper« die richtige Hilfe zu bekommen.

Ärzte und Patienten haben es nicht leicht: Die Auswirkungen einer Pilzinfektion auf den Körper sind sehr vielfältig.

Pilze – unerkannte Krankmacher

Auf der Suche nach der richtigen Diagnose

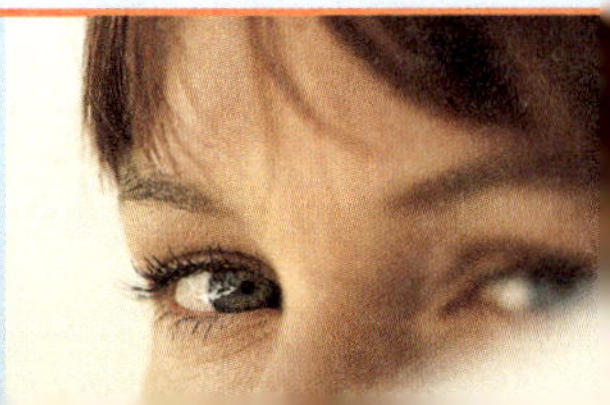

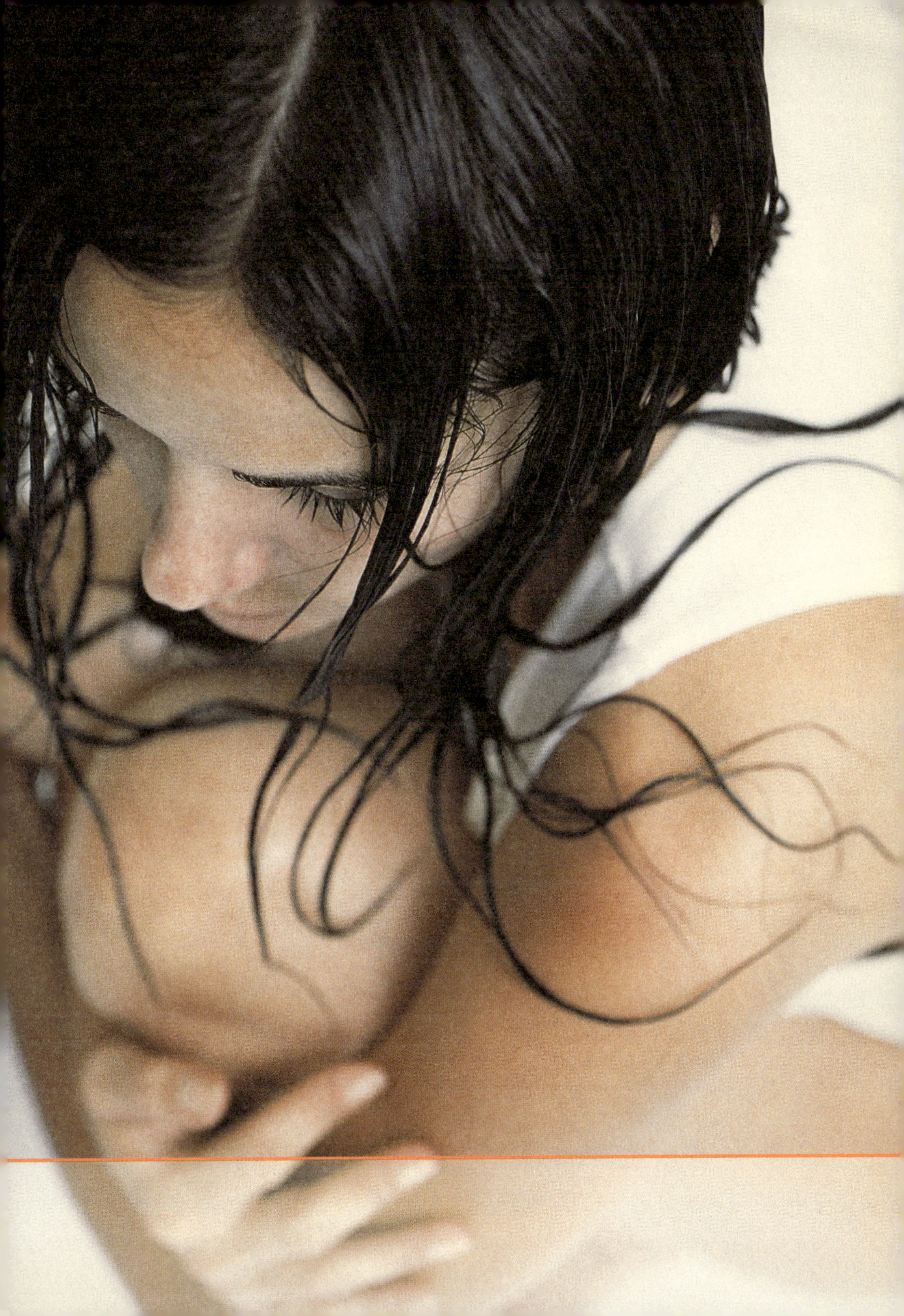

Etwa 150 Pilzarten können Krankheiten beim Menschen auslösen, 10 bis 20 davon kommen häufig als Erreger vor, der Rest sind »Exoten«.

Beschwerden ohne Grund?

Viele Menschen fühlen sich unwohl oder krank, ohne dass Ärzte ihnen eine klare Diagnose für ihre Symptome stellen könnten. Gerade bei Pilzerkrankungen haben Ärzte und Patienten es schwer, denn: Pilze erkennt man nicht auf den ersten Blick, weil die Auswirkungen so unterschiedlich sind.

Die folgenden Fallbeispiele sollen Ihnen zeigen, dass es für viele Symptome keine schulmedizinische Erklärung gibt – dass die Betroffenen deshalb aber noch lange keine »eingebildeten Kranken« sind.

Eine Ursache, viele Symptome

Eine 40-jährige, früher sportliche Frau ist ständig müde, schläft zwölf Stunden täglich. Schon kurz nach dem Aufstehen fühlt sie sich wie gerädert. Ihr Job wird ihr zur Qual: Sie kann sich nicht konzentrieren, selbst die kleinsten Handgriffe fallen ihr schwer. Dabei hat sie das Gefühl, auf der Stelle zu treten, und sie vermag sich an manchen Tagen nicht einmal zu Arbeiten durchringen, die ihr sonst Spaß machen. Zeitweilig ist sie arbeitsunfähig und fühlt sich »einfach krank«. Der Arzt kann sich auf diese Symptome keinen Reim machen. Der Bluttest zeigt normale Werte, auch einen Eisenmangel schließt der Mediziner aus. Gleichzeitig nimmt die Frau seit Jahren trotz Hungerkuren und täglicher Kalorienkontrolle stetig zu.

Ab und zu überfällt sie Heißhunger auf Schokolade, Kekse oder Brot. Sie hat dann das Gefühl, »völlig verhungert zu sein« und ein »Flirren vor den Augen« zu haben. Dann verschlingt sie Butterbrote und Schokolade – weit über ihr Hungergefühl hinaus. Ihr Heißhunger lässt sich auch nicht mit den gängigen Diättricks wie einer Schüssel Salat oder einem Joghurt stillen. Versucht sie es damit, isst sie anschlie-

ßend die Süßigkeiten wie im Zwang zusätzlich. Nach einiger Zeit beginnen sie unerklärliche Schmerzen in den Finger- und Kniegelenken zu quälen. Auch hier weiß der Arzt nicht weiter. Die Frau begibt sich deshalb in naturheilkundliche Behandlung. Ihr Therapeut untersucht sie auf eine mögliche Pilzinfektion. Es stellt sich heraus, dass die Frau an einer Darminfektion mit der krank machenden Hefe Candida albicans leidet. Sie bekommt Medikamente und stellt ihre Ernährung um. Bereits nach drei Tagen lassen die Heißhungeranfälle und Schmerzen nach, die Müdigkeit verschwindet. In den nächsten acht Monaten nimmt sie zehn Kilogramm ab.
Müdigkeit, Gelenkschmerzen und Heißhungerattacken sind typische Anzeichen für eine Pilzinfektion im Körper. Dass diese Schmarotzer sich aber auch ganz anders bemerkbar machen können, zeigt ein weiteres Fallbeispiel.

Müdigkeit, Gelenkschmerzen, Verdauungsprobleme und Heißhunger sind typische Anzeichen für eine Pilzinfektion.

Auch typisch – mehrere Krankheiten zugleich

Einem jungen Mann machen heftige Herzschmerzen zu schaffen. Vor allem nachts hat er manchmal das Gefühl, sein Herz würde sich »überschlagen«. Eine gründliche Untersuchung beim Arzt zeigt jedoch, dass sein Herz völlig gesund ist. Schließlich lautet die Diagnose: psychosomatische Herzbeschwerden. Gleichzeitig plagen den Mann wieder und wieder heftige, schmerzhafte Blähungen und Verdauungsbeschwerden. Er gerät schnell außer Atem und hat immer das Gefühl, erkältet zu sein, weil seine Nase andauernd verstopft ist.
Schließlich bekommt er eine Prostataentzündung, und ein anderer Arzt untersucht seinen Urin. Darin findet sich der krank machende Keim Candida albicans, der sich vom Darm aus dorthin ausgebreitet hat. Eine Behandlung vor allem des Darms mit Antipilzmedikamen-

ten und eine Ernährungsumstellung beseitigen nicht nur die Prostataentzündung, sondern lassen auch Blähungen, Herzschmerzen und alle anderen Symptome verschwinden.

Warum so unterschiedliche Symptome?

Bei vielfältigen »Wehwehchen« ohne erkennbare Ursache ist schnell die Diagnose »psychosomatische Beschwerden« gestellt. Das schließt eine Pilzinfektion aber keineswegs aus: Stress und Kummer schwächen die Abwehr und machen es Pilzen leicht, sich einzunisten.

Die Beispiele zeigen: Pilzkrankheiten und ihre Anzeichen sind enorm vielfältig. Ein und derselbe Keim wirkt sich bei jedem Menschen anders aus. Daher ist auch die richtige Diagnose so schwierig.

Diese Symptomenvielfalt von Pilzerkrankungen kommt zustande, weil sich jeder Körper mit den Schmarotzern anders auseinander setzt. Bei einigen Menschen hält das Immunsystem die Pilze einigermaßen im Zaum – dafür machen dem Betroffenen dann möglicherweise die schädlichen Abfallprodukte der Pilze zu schaffen. Sie klagen vielleicht über Gelenkschmerzen.

Weil Pilze das Abwehrsystem arg strapazieren können, leiden andere wiederum an einem lädierten Immunsystem, sind durch diesen geschwächten Schutzmechanismus z. B. dauernd erkältet und fühlen sich immer krank.

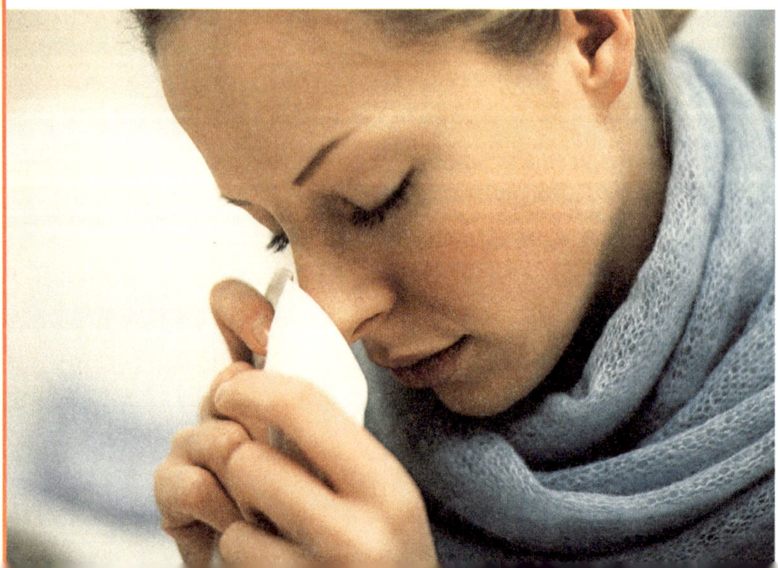

Auch häufige Erkältungen oder eine ständig verstopfte Nase können Hinweise auf einen Pilzbefall sein.

Das sollten Sie unbedingt beachten

- Viele Beschwerden, die Pilze hervorrufen, lassen sich noch nicht erklären. Behandelt man diese Patienten gegen Pilze, verschwinden auch die rätselhaften Symptome. Die Vielfalt von Pilzinfektionen und die noch bestehenden Wissenslücken können sogar Fachleute in die Irre führen. Machen Sie deshalb niemals den Fehler, selbst die Diagnose zu stellen und dabei alle Symptome auf eine vermeintliche Pilzinfektion zurückzuführen.
- Falls Sie unter scheinbar unerklärlichen Schmerzen oder anderen Beschwerden leiden, klären Sie unbedingt mit einem Arzt, ob dahinter nicht andere Krankheiten stecken.
- Findet sich kein Auslöser für Ihre Symptome, können Sie Pilze als Krankheitsursache in Betracht ziehen – und Ihren Arzt darauf hinweisen.
- Auch wenn Sie selbst felsenfest davon überzeugt sein sollten, dass an Ihren Beschwerden Pilze schuld sind: Der Gang zum Arzt ist unerlässlich.

Die meisten Pilze bilden Zellfäden, die zu Geflechten zusammentreten. Oft erscheinen diese als feste Gebilde, als Fruchtkörper. Die Mykologie (Pilzkunde) unterscheidet grob zwischen den mikroskopisch kleinen Pilzen (z. B. Schimmelpilzen) und den Großpilzen, zu denen auch die essbaren gehören.

Pilze – Freund und Feind des Menschen

Pilze kennt jeder, denn die wenigsten wachsen verborgen im Körper des Menschen. So will der Bäcker die Backhefe nicht missen, Biertrinker in Bayern mögen mit Hefeweizen nicht geizen.
Auch bei der Käseherstellung leisten Pilze gute Dienste: kein Camembert, Brie oder Roquefort ohne einen Edelschimmelpilz. Und der Feinschmecker schätzt seine schmackhaften Schwammerl. Doch diese zahmen Pilze haben unfreundliche Verwandte, die zu Plagegeistern für den Menschen werden können.

Haut-, Hefe- und Schimmelpilze können den Menschen krank machen, wenn es ihnen gelingt, in seinem Organismus Fuß zu fassen, sich dort zu vermehren und zu ernähren.

Was alle Pilze gemeinsam haben

Egal, ob Krankmacher oder fetter Fliegenpilz: Biologisch gesehen gehören sie zu den Pflanzen, ihre nächsten Verwandten sind die Algen. Weil Pilze jedoch keine pflanzentypischen Merkmale wie Wurzel, Blatt oder Blüte haben, sprechen Biologen gern vom abgeschlossenen Reich der Pilze. Weltweit gibt es rund 100 000 verschiedene Arten.

Ein Pilz besteht zu einem großen Teil aus einem unsichtbaren Geflecht, dem Myzel. Manchmal wächst aus diesem Pilzmyzel ein Fruchtkörper heraus. Einige dieser Fruchtkörper sind begehrte Speisepilze: Champignons, Maronen, Pfifferlinge, Morcheln oder Steinpilze sind nur einige Beispiele.

Der größere Teil des Pilzes aber gedeiht im Verborgenen und kann dort riesige Ausmaße annehmen: Das größte Lebewesen der Erde ist ein Pilz! Amerikanische Forscher haben dieses Pilzgeflecht im Boden gefunden, das sich auf einer Fläche von über 600 Quadratkilometern ausdehnt. Auch menschliche Zellen wie etwa die Haut kann ein Pilz mit einem unsichtbaren Geflecht durchziehen.

So unheimlich diese Gewächse zunächst erscheinen: Es ist gut, dass es Pilze gibt, denn sie sind eigentlich nichts anderes als riesige Recyclingfabriken. Weil sie selbst keine Energie aus Luft und Sonne gewinnen können, wie es etwa Blumen und Bäume tun, müssen sie sich mit den Nährstoffen begnügen, die ihnen andere Organismen zur Verfügung stellen. In der Regel sind abgestorbene Pflanzen oder Tierkadaver ihre Nahrung. Pilze können diese Reste vollständig verwerten, übrig bleiben nur noch wenige Stoffe wie Mineralien oder Wasser. Die stehen nun wieder anderen Lebewesen zur Verfügung. Ohne Pilze gäbe es deshalb kein Leben auf unserer Erde. Pilze sind keine Feinschmecker und absolut nicht wählerisch, was ihre Nahrung betrifft. Deshalb kommen sie auch so gut wie überall vor. Im Boden tummeln sie sich genauso wie in der Luft, im Wasser, in Lebensmitteln, Wohnungen – und manche eben auch in Lebewesen. Wir nennen sie dann schädlich, wenn diese Pilze schmarotzen und ihrem »Wirtsorganismus« schaden können.

Schädliche Schmarotzer

Experten schätzen, dass etwa 100 Pilzarten im menschlichen Organismus wachsen und ihm schaden können. Ein Pilz gilt dann als schädlich, wenn er in der Lage ist, im menschlichen Körper dauerhaft zu überleben und sich von ihm zu ernähren. Mediziner nennen krank machende Pilze pathogen.

Wollen sich Pilze auf Dauer einnisten, müssen sie sich an den Körperzellen des Wirts festhalten können. Dafür sind pathogene Pilze mit chemischen Substanzen ausgestattet, mit denen sie an Hautzellen regelrecht »andocken« können. Ist diese Verbindung einmal geschlossen, hält sie so fest wie ein Patentkleber: Auch heftige mechanische Reibung kann Pilze nicht mehr völlig entfernen.

Einige Pilze sind sogar in der Lage, mit chemischen Substanzen Hautzellen aufzulösen und durch sie hindurchzuwachsen. Das geschieht u. a. im Darm, wenn die Hefen nicht genügend Nahrung erhalten. Auf der Suche nach Verwertbarem bohren sie sich durch die Darmwand bis in die Blutgefäße. Diese zapfen sie an und ernähren sich von dem im Blut gelösten Zucker. Doch auch ein Pilz, der sich noch so gut in der Darmschleimhaut festhält, kommt gegen eine funktionierende körpereigene Abwehr nicht an. Deshalb haben einige krank machende Pilze die Fähigkeit entwickelt, die Abwehrkräfte der Hautoberfläche zu blockieren. Sie können die für die Abwehr an der Darmoberfläche zuständigen Immunglobuline vom Typ A – kurz IgA – chemisch aufspalten.

Nicht nur manche Pilze verfügen über ein raffiniertes Tarnsystem, auch einige Krankheiten, wie beispielsweise Krebs, breiten sich mit dem Trick aus, kranke Zellen als gesunde auszugeben und so die Körperabwehr in die Irre zu führen.

Häufigster Krankmacher ist die Hefe Candida albicans, die beim Menschen auf Haut, Schleimhäuten und im Darm vorkommt.

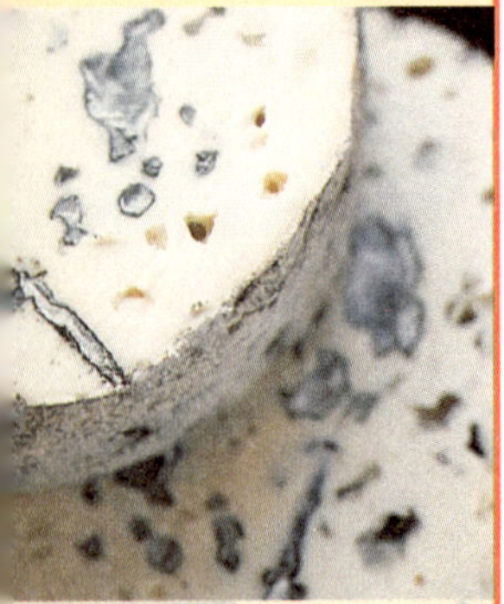

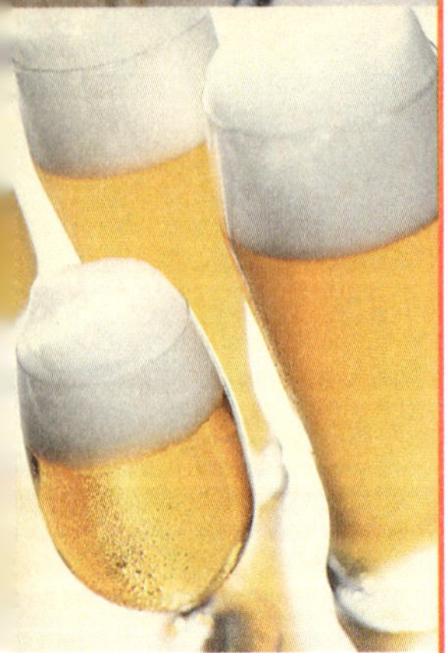

Es gibt auch völlig harmlose Schimmel- und Hefearten, wie bei Käse oder Bier.

Krank machende Hefen haben noch einen weiteren Trick, der körpereigenen Abwehr zu entgehen. Sie können sich so tarnen, dass das Immunsystem sie für körpereigene Zellen hält und in Ruhe lässt. Das Abwehrsystem erkennt körperfremde Stoffe normalerweise an ihrer Oberflächenstruktur. Einige Pilze können dieses Aussehen nachahmen und so der Abwehr entgehen.

Der Körper verfügt neben den Abwehrzellen noch über weitere Möglichkeiten, sich unerwünschte Eindringlinge, etwa im Magen-Darm-Trakt, vom Leib zu halten – aber auch sie können von krank machenden Pilzen unterlaufen werden. Der extrem saure Magensaft beispielsweise tötet die meisten Mikroorganismen zuverlässig ab oder verhindert zumindest ihre Vermehrung. Die unschädliche Bäcker- oder Brauerhefe stirbt in einem solchen Milieu ab. Krank machende Hefen jedoch können selbst in einer solch extrem sauren Umgebung überleben.

Welche Pilze machen krank?

Krank machende Pilze gibt es überall auf der Welt. In den Tropen kommen beispielsweise Arten vor, die lebensgefährliche, schwer zu behandelnde Erkrankungen hervorrufen. Glücklicherweise kommen solche Pilze in unseren Breiten nicht vor. Das liegt vor allem an unseren besseren hygienischen Verhältnissen. Bei uns schafft vor allem eine zuckerreiche und ballaststoffarme Ernährung einigen Darmpilzen geradezu paradiesische Lebensbedingungen.

Um die Übersicht über die krank machenden Pilze zu erleichtern, teilen Mikrobiologen Pilze in drei verschiedene Gruppen ein: die Hefen, die Schimmelpilze und die so genannten Dermatophyten. Pilze aus jeder Gruppe können dem Menschen schaden und verschiedenartige Beschwerden auslösen.

Hefen

Hefen sind die häufigsten Verursacher von Krankheiten. Nicht jeder Pilz ist eine Hefe, aber jede Hefe ist ein Pilz. Mikrobiologen nennen diesen Pilz *Candida*. Die meisten Infektionen verursacht *Candida albicans*, wörtlich übersetzt »weiße Hefe«. Sie ist auch bei den Ärzten am bekanntesten.
Viele Mediziner sagen *Candida,* wenn sie *Candida albicans* meinen. Doch es gibt mehrere krank machende Candidaarten. Diese Unterscheidung ist wegen der Behandlung wichtig. Denn die schädlichen Hefen *Candida krusei* und *Candida glabrata* können den heute gängigen Antipilzmedikamenten wesentlich länger widerstehen, ohne ganz zu verschwinden. Deshalb richtet sich die Behandlungsdauer u. a. nach der festgestellten Pilzart.
Auch die Hefe *Candida tropicalis* macht krank. Sie ist nach neuen Erkenntnissen genau wie Candida glabrata oder Candida krusei auf dem Vormarsch und verursacht immer häufiger Infektionen. Daneben gibt es noch eine ganze Reihe anderer Hefen, die viel seltener auftreten.

Auch in Badezimmerecken, hinter Schränken, an Außenwänden und in Kellerräumen nistet sich gern der schwarze Schimmel ein. Wahre Sporenfänger sind Teppichböden, die in ausgebauten Kellerräumen verlegt sind. Für nicht unterkellerte Räume sollte man daher glatte, wischbare Beläge wählen.

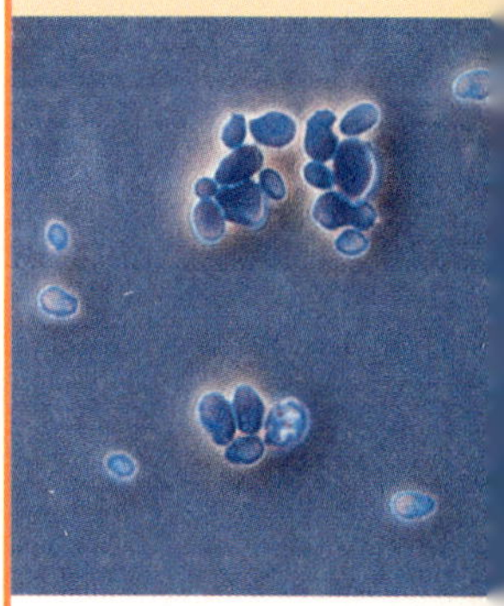

Schädliche Schmarotzer – unter dem Mikroskop werden sie sichtbar.

Schimmelpilze

Bei Schimmelpilzen gibt es neben unschädlichen Arten wie den Edelschimmeln im Käse andere, die krank machen. Zu ihnen gehört beispielsweise der *Aspergillus niger* – der »schwarze Schimmel«. Er wächst gerne an feuchtem Mauerwerk und hinterlässt dort charakteristische schwarze Flecken. Der schwarze Schimmel produziert zur Fortpflanzung reichlich Sporen, die selbst unter für sie ungünstigen Bedingungen überdauern. Auch nach vielen Jahren wächst aus ihnen wieder ein neuer Pilz.
Schwirren viele Schimmelpilzsporen durch die Luft, geraten sie beim Einatmen in die Lunge. Eine solche Infektion ruft schwere Krankheiten hervor. Ein bekanntes Beispiel ist der »Fluch des Pharao« Tutanchamun:

Bei der Entdeckung seines Grabes 1922 starben 27 Menschen, die die Pyramide betraten, an einer geheimnisvollen Lungenkrankheit. Als Erster erlag ihr der Ägyptenforscher Lord Carnavon. Heute weiß man, dass er sich beim Betreten der Grabkammer mit immensen Sporenmengen eines Schimmelpilzes infiziert haben muss, der sich in seiner Lunge einnistete und diese zerstörte. Ganz so zufällig scheinen die Todesfälle jedoch nicht zu sein. Forschungen weisen darauf hin, dass die alten Ägypter Schimmelpilze ganz bewusst als biologische Waffen eingesetzt haben. So fanden Wissenschaftler Gefäße, auf denen die Schimmelpilze wahrscheinlich gezielt angezüchtet wurden – um den Ersten zu töten, der die Grabkammer unbefugt betritt.

Für so gefährliche Pilzinfektionen der Atemwege kommen neben dem Aspergillus niger auch andere Schimmelpilze wie der *Aspergillus fumigatus* infrage. Er gefährdet besonders Arbeiter in Nahrungsmittelbetrieben wie etwa Käsereien, Bäckereien, Mühlen oder Brauereien. Aber auch bei Gärtnern, Landwirten und bei Angestellten in der Holzwirtschaft ist eine solche »Lungen-Aspergillose«, wie Mediziner diese Erkrankung nennen, eine typische Krankheit.

Die Behandlung von Haut- und Nagelpilzen ist langwierig und erfordert große Konsequenz. Ein befallener Fußnagel muss nach der Pilzdiagnose erst völlig herausgewachsen sein – und das dauert fast ein Jahr.

Dermatophyten

Als letzte Gruppe der krank machenden Pilze treiben die so genannten Dermatophyten vor allem auf der menschlichen Haut und auf Hand- und Fußnägeln ihr Unwesen. Manche hinterlassen nur rötliche Flecken, andere wiederum können zu schmerzhaften Hautschäden führen. Früher nahm man an, dass sich diese Pilze nur von abgestorbenen Hautschüppchen ernähren würden. Doch es hat sich gezeigt, dass ein Dermatophyt die Haut mit seinem Pilzgeflecht regelrecht durchzieht. Sein Wachstum zerstört die Haut, weil er sich auch von noch lebenden Hautzellen ernährt. Ein Trost: Pilzinfektionen mit Dermatophyten sind zwar lästig, aber nicht lebensgefährlich.

Infektionsquellen

Vor Pilzen ist man nirgends sicher. Zwar gilt für die meisten Pilzerkrankungen: Man bekommt sie nicht, man holt sie sich – aber das ist schnell geschehen.

Schimmelpilzsporen beispielsweise schwirren in vielen Wohnungen ebenso durch die Luft wie im Wald oder auf Wiesen. Allerdings reicht die Konzentration der Pilzsporen meist nicht für eine Infektion aus.

Hobbygärtner leben gefährlich, wenn sie den erst halb verrotteten Kompost umsetzen. Ein dichtes Tuch als Atemschutz hält aber die meisten Pilzsporen ab.

Die Biotonne als Gefahrenquelle

Eine alltägliche, typische Infektionsquelle für Schimmelpilze ist die Biomülltonne, die sich mit wachsendem Umweltbewusstsein steigender Beliebtheit erfreut. Die Speisereste sind ein idealer Nährboden für Pilze, besonders wenn die Tonne warm steht und selten geleert wird. Mit dem Öffnen des Deckels entsteht ein Luftwirbel, der dem Umweltfreund eine große Menge an Schimmelpilzsporen – meist des Aspergillus fumigatus – entgegenschleudert.

Sehr gefährdet sind beispielsweise Menschen mit Asthma oder einer Bronchitis. Ihnen raten Ärzte, die Finger von der Biotonne zu lassen, weil sich in ihren geschädigten Lungen die Pilzsporen besonders gut festsetzen können.

Ein Dauerbombardement mit diesen potenten Krankheitserregern erträgt selbst eine gesunde Lunge nur schwer. Auch für Gesunde gilt deshalb der Tipp, den verrottenden Nassmüll nicht länger als einen Tag in der Wohnung zu behalten.

Tiere als Überträger

Anders als Schimmelpilze und Dermatophyten kommen krank machende Hefen nicht frei in der Natur vor. Sie sind auf Versorgung durch ein Lebewesen angewiesen. Tiere gehören daher zu den häufigsten

Die Allgegenwart der Pilze wirkt zwar bedrohlich, beweist aber auch, dass weitere Faktoren wie eine Abwehrschwäche hinzukommen müssen, bevor sie sich ernstlich im Körper ausbreiten können – sonst hätte sie jeder.

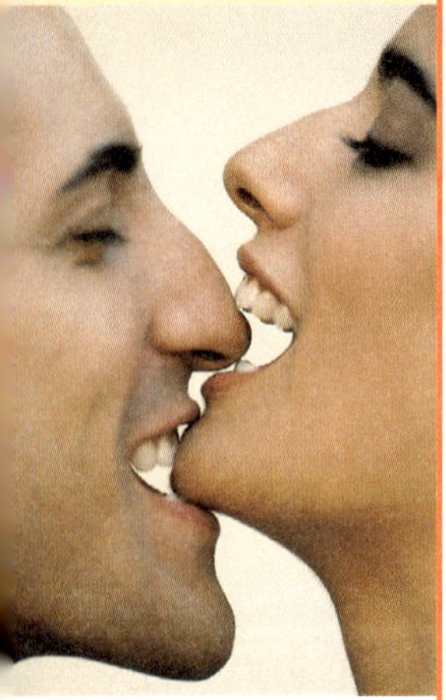

Etwa jeder fünfte Mensch ist zeitweilig oder ständig von Pilzen befallen. Leider lassen sich solche Infektionen auch durch Küsse übertragen.

Pilzinfektionsquellen des Menschen. Candidaarten können beispielsweise von Kühen, Hunden, Katzen, Pferden, Schweinen, Hühnern und Fischen übertragen werden. Dermatophyten können von fast allen Haustieren auf den Menschen übergehen. Oft kommt es hier auch zu einem unfreiwilligen Pingpongeffekt.

Schließlich kann auch Ungeziefer Pilze übertragen. Milben beispielsweise kriechen auf einer infizierten Hautpartie von einem Tier oder einem Menschen entlang. Dabei heften sich Pilze an ihren Panzer und können beim nächsten Kontakt einen anderen Menschen oder ein anderes Tier befallen.

Von Mensch zu Mensch

Natürlich kann auch ein Mensch den anderen infizieren. Ein Kuss kann bereits ausreichen. Vom Mund ausgehend, breiten sich die Pilze dann im gesamten Verdauungstrakt aus.

Beim Geschlechtsverkehr können sich Partner gegenseitig anstecken. Deshalb sollte bei permanenten Scheidenpilzinfektionen der Partner mitbehandelt werden, auch wenn er oft von seiner Infektion nichts merkt. Wenn Pilzinfektionen hartnäckig wiederkehren, sollte immer daran gedacht werden, dass der Partner die ständige Infektionsquelle sein könnte.

Unser Körper – ein Paradies für Pilze

Schmarotzende Pilze mögen es warm und feucht, regelmäßiges »Füttern« schätzen sie ebenfalls sehr. Dies alles finden sie im menschlichen Organismus und können dort deshalb optimal gedeihen. Die verschiedenen Pilzarten bevorzugen spezielle Lieblingsplätze, wie beispielsweise den Darm, die Harnwege, Haut, Haare, Nägel oder die Atemwege.

Hier können Pilzsporen lauern

- In der freien Natur, in Wohn- und Kellerräumen (gefährlich nur in sehr hohen Konzentrationen)
- In falsch angesetztem Kompost, in der Biomülltonne
- Auf Ungeziefer wie Milben
- Haustiere gehören zu den häufigsten Pilzüberträgern
- Auch ein pilzinfizierter Mensch kann natürlich andere anstecken

Der Darm

Schädliche Hefen z. B. brauchen keinen Sauerstoff zum Leben. Ihr idealer Aufenthaltsort ist deshalb der Darm, vorzugsweise der Dünndarm. Wie in einem Selbstbedienungsrestaurant schwimmen sie in einem nie versiegenden Nahrungsbrei. Unter optimalen Bedingungen kann sich die Anzahl der krank machenden Hefen im Darm innerhalb von 20 Minuten verdoppeln. Bevor der Mensch wichtige Nährstoffe aufnehmen kann, bedient sich der Pilz. Das gilt in erster Linie für Zucker und leicht verdauliche Kohlenhydrate, aber auch für einen so wichtigen Mineralstoff wie Kalzium, das der Pilz für seinen Zellaufbau benötigt. Der Mensch als unfreiwilliger Gastgeber bekommt von diesen Nährstoffen nur, was übrig bleibt. Die unregelmäßige Darmoberfläche bietet krank machenden Hefen ideale Verstecke. In ihren vielen kleinen Ausstülpungen, den Darmzotten, sitzen Pilze besonders gern. Meistens bilden sie dort kleine Nester. Von dort aus können sie den ganzen Körper besiedeln. In der Darmschleimhaut gibt es kleine Spalten, durch die einzelne Pilzzellen hindurchpassen.
Ist die körpereigene Abwehr nicht intakt, können sie von dort in die feinen Blutäderchen gelangen, die den Darm durchziehen – und kommen so über den Blutstrom in den ganzen Körper und alle Organe.

Wenn der Pilz im Darm direkt am gedeckten Tisch sitzt, kann man ihn dort auch besonders gut bekämpfen. Wirksame Tipps dafür finden Sie im Rezeptteil dieses Ratgebers ab Seite 110.

Das A und O der Vorbeugung von Pilzkrankheiten sind ein möglichst starkes Abwehrsystem und eine gesunde Darmflora. Dann haben es die Schmarotzer viel schwerer, sich einzunisten und Schaden anzurichten.

Krank machende Hefen leben bevorzugt im Dünndarm. Dort können sie sich mit bestimmten Enzymen an die Darmschleimhaut anheften. Diese Hefezellen teilen sich immer weiter und bilden Fäden, die dann im Nahrungsbrei wie Algen in einem Bach schwimmen. Wenn sehr viele Pilze im Darm vorhanden sind, wachsen sie häufig auch bis in den Dickdarm oder sogar bis zum Darmausgang.

Die Harnwege

Ein funktionierendes Abwehrsystem schränkt diese Ausbreitung ein und tötet viele Pilzzellen ab, bevor sie weiteren Schaden anrichten können. Funktioniert die Körperabwehr nicht mehr richtig oder sind zu viele Pilzzellen im Körper unterwegs, können sich einige Exemplare auch in anderen Organen niederlassen. Gern sitzen sie dann beispielsweise in der Blase oder den Nieren. Sie lassen sich dann auch im Urin nachweisen. Andere Orte, an denen sie sich möglicherweise festsetzen, sind das Auge, die Geschlechtsorgane, die Herzklappen und die Atemwege.

Haut, Haare und Nägel

Auch auf der Haut und in Finger- und Fußnägeln fühlen sich Hefen unter Umständen ganz wohl. Studien haben gezeigt, dass vor allem ältere Menschen krank machende Hefen auf der Haut haben. Dort ernähren sich die Pilze von oberen Hautschichten und Hornplatten – und zerstören sie damit.

Haut, Nägel und Haarwurzeln sind auch der Stammplatz der Dermatophyten. Weil sie es gern etwas kühler als 37 °C haben, besiedeln sie den Wirt vor allem von außen. Einige jedoch vertragen höhere Temperaturen und können deshalb auch unter der Haut und in den Lymphknoten wachsen. Rund 80 Prozent aller Hautpilzerkrankungen sind auf Dermatophyten zurückzuführen.

Wichtig

Egal, ob Hefen, Dermatophyten oder Schimmelpilze: Sie alle sind äußerst flexibel, was ihren Aufenthaltsort anbelangt. Sie können sich zum einen über das Blut ausbreiten, wie es etwa die Hefen tun. Zum anderen geschieht dies durch eine Schmierinfektion. Dabei kommt es durch pilzinfizierte Körperstoffe wie Speichel, Eiter, Harn oder Kot zur Übertragung der lästigen Schmarotzer.
Eine Pilzerkrankung bleibt deshalb selten auf nur eine Körperstelle begrenzt. Ist beispielsweise die Harnblase infiziert, sollten stets auch andere Organe auf eine Infektion hin untersucht und behandelt werden, um den ständigen Nachschub an Pilzen zu unterbinden – der Behandlung der Blase allein wäre nur ein kurzer Erfolg beschieden. Das Gleiche gilt auch bei Haut- oder Nagelpilzen.

Die Atemwege

Auch die Schimmelpilze attackieren nicht nur Joghurt, Obst, Brot und andere Lebensmittel, sondern wachsen genauso auf und im Menschen. Ihr bevorzugter Aufenthaltsort sind die Atemwege, weil sie Sauerstoff zum Leben brauchen. Besonders gern überziehen sie die Bronchien mit ihrem Pilzgeflecht und rufen dann asthmaartige Beschwerden hervor. Hier hilft sich der Körper häufig selbst: Ein wachsender Schimmelpilz reizt die Hautoberfläche der Bronchien so stark, dass der Infizierte nach einiger Zeit heftig husten muss. Dabei werden die Pilze mit der ausgehusteten Luft nach außen geschleudert. Ist die Schleimhaut jedoch vorgeschädigt – etwa durch eine chronische Atemwegserkrankung –, kann sich der Pilz auch dauerhaft festsetzen, weil dieser Abwehrmechanismus des Körpers nicht mehr richtig funktioniert.

Da ein Schimmelpilzbefall der Lunge die Atemwege sehr schädigen kann, müssen Sie auch die Wohnung besonders sorgfältig auf Infektionsquellen durchforsten. Seltenes Lüften führt oft zu Schimmelecken hinter Möbeln oder Gardinen.

Symptome einer Pilzinfektion sind vielfältig: Sie reichen von Hautproblemen über den »Blähbauch« bis hin zu Gelenk- und Muskelschmerzen.

Die Folgen für den Körper

Schmarotzende Pilze schädigen ihren Wirt

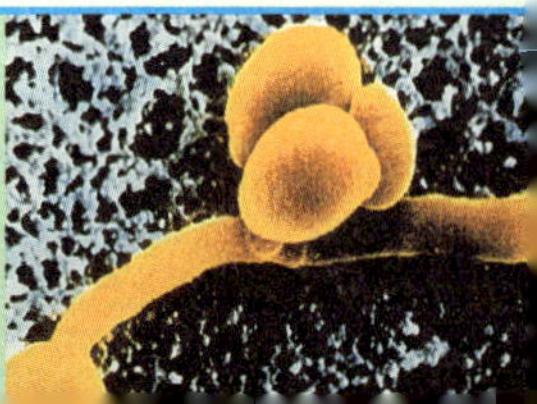

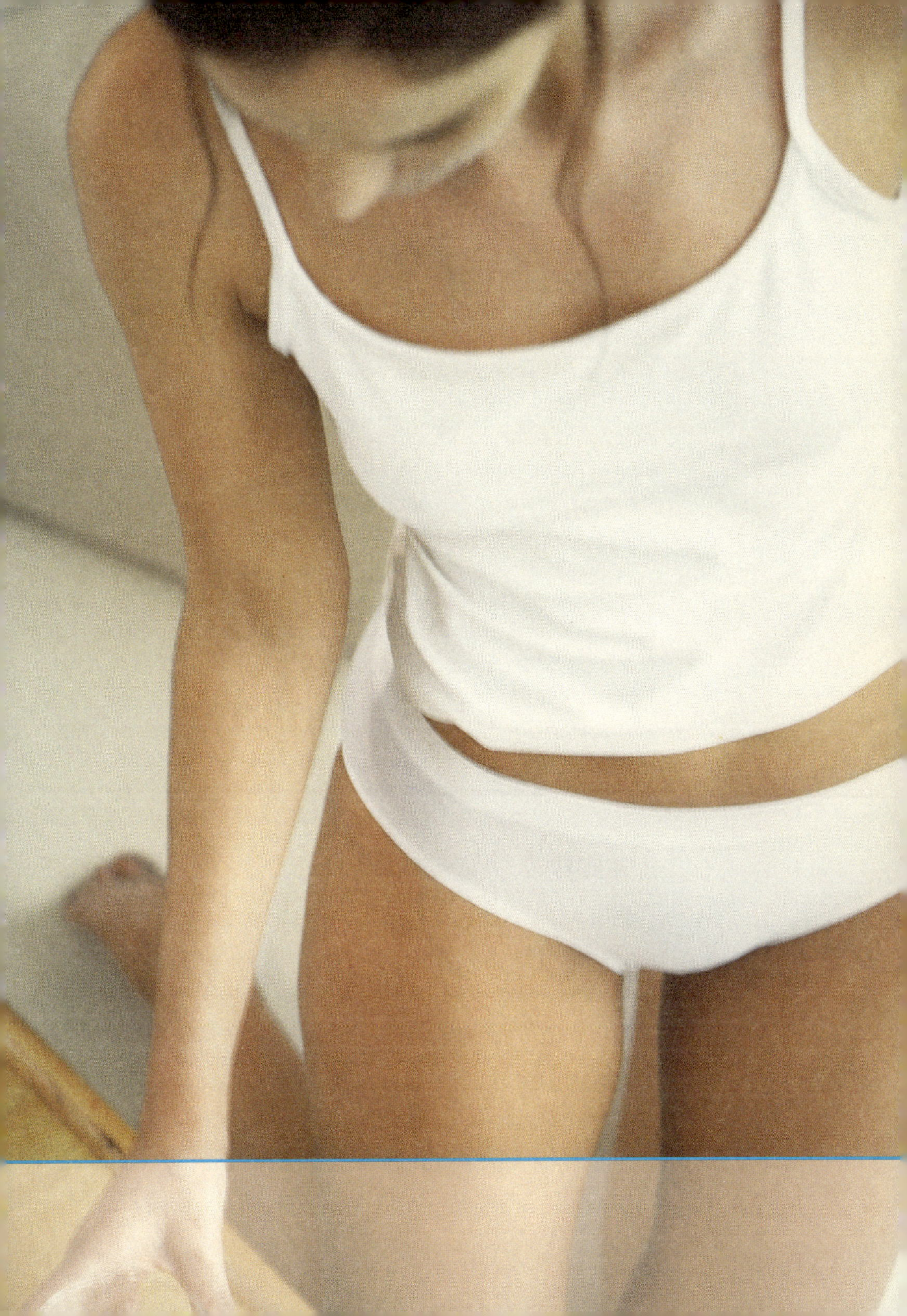

Dass die meisten krank machenden Pilze für den Körper eher eine Dauerstrapaze darstellen als eine plötzliche Bedrohung, haben sie mit vielen ihrer Verwandten, z. B. den Speisepilzen, gemeinsam: Auch der beliebte Hallimasch schmarotzt an Holz und Wurzeln lebender Bäume und schädigt sie langsam, aber beständig.

Pilze – auf Dauer schädlich

Eine Pilzerkrankung kann unter Umständen gravierende Folgen für den Körper haben. Das Problem ist, dass Pilze ihren Aufenthaltsort vehement verteidigen und dem Körper auf vielfältige Weise schaden können: Zum einen entziehen sie dem Nahrungsbrei im Darm wichtige Substanzen, die der Organismus selbst bräuchte. Zum anderen sichern sie ihren Aufenthaltsort, indem sie mit schädlichen Stoffwechselprodukten die Immunabwehr des Körpers schwächen. Das nützt auf Dauer auch anderen Krankheitserregern wie Viren und Bakterien.
Wer so gewaltig in die Vorgänge des Körpers eingreift wie Pilze, der hinterlässt dort auch Spuren. Krank machende Pilze können dem Organismus ihres Wirts erheblich schaden. Die wenigsten bringen sofort tödliche Gefahren mit sich, denn davon hätte der Schmarotzer nichts. Er möchte sich möglichst lange bequem von seinem unfreiwilligen Gastgeber ernähren. Pilze lieben Substanzen, die der Körper selbst auch braucht, und sitzen oft an einer strategisch günstigen Stelle, um sich an die Nahrung heranzumachen. Dieses Schmarotzertum bereitet einem befallenen Organismus langfristig Schwierigkeiten.

Pilzgifte – Mykotoxine

Schädlicher als vielleicht fehlende Nährstoffe sind aber die Stoffwechselprodukte von Pilzen, die dem Körper zu schaffen machen. Davon produzieren pathogene Pilze reichlich. Sie halten sich damit unliebsame Konkurrenz wie etwa Bakterien vom Leib. Außerdem schwächen sie das Abwehrsystem ihres Wirts, um nicht ständig von ihm attackiert zu werden. Das erreichen die Schmarotzer mit hochwirksamen Giften. Diese Gifte nennt man Mykotoxine, was in der wörtlichen Übersetzung »Pilzgift« bedeutet.

Pilzgifte auf einen Blick

- Mykotoxine sind giftige Stoffwechselprodukte von Pilzen, die während des Pilzwachstums entstehen. Selbst für ihre Erzeuger sind sie so gefährlich, dass die Pilze sie schnell ausscheiden müssen, damit sie keinen Schaden erleiden. Vor allem Schimmelpilze bilden diese Gifte, doch auch andere Mikropilze sind dazu in der Lage. Die chemische Struktur von Mykotoxinen ist so unterschiedlich wie ihre Wirkungsweise. Einige reizen die Haut nur leicht, andere rufen schon in winzigen Mengen Krebs hervor. Mykotoxine sind extrem stabil: Weder Hitze unter 160 °C noch Säuren können ihnen etwas anhaben, auch Kochen zerstört sie häufig nicht. So gibt es eigentlich keine brauchbare Methode, um diese Gifte in Lebensmitteln unschädlich zu machen.
- Wie gefährlich Mykotoxine für Lebewesen sein können, wissen vor allem Tiermediziner. Aus der Nutztierhaltung kennt man den enormen wirtschaftlichen Schaden, den mit Mykotoxinen belastetes Futter anrichten kann. So starben 1960 in England 100 000 Truthähne an einer Aflatoxinvergiftung. Danach begann auch die Humanmedizin, sich mit diesen Krankmachern zu beschäftigen.

Wissenschaftler kritisieren, dass vor allem gesundheitliche Dauerschäden durch Mykotoxine noch viel zu wenig erforscht sind. Denn die meisten Vergiftungen mit diesen Substanzen entstehen nicht plötzlich, sondern völlig unmerklich und schleichend. Viel häufiger nehmen Menschen diese Pilzgifte über einen langen Zeitraum auf und werden erst nach Jahrzehnten krank davon.

Das bekannteste dieser Gifte ist der Alkohol: Hefen bilden ihn, indem sie Kohlenhydrate vergären. Alkohol ist nicht nur bei Bier- und Weintrinkern beliebt. Er leistet z. B. auch bei der Desinfektion von Wunden gute Dienste, weil er Bakterien und Viren abtötet. Und genau dazu benutzen Pilze im Körper ihre Gifte: Sie töten die Konkurrenz und sichern sich dort so ihren Lebensraum.
Anders jedoch als beispielsweise der hochgiftige Knollenblätterpilz bilden Mikropilze nicht immer Gifte. Schimmelpilze und Hefen können ihre Toxine nur bilden, wenn ihre Lebensbedingungen optimal sind.

Sie benötigen zur Herstellung sehr viel Energie. Ist allerdings genügend zum Fressen da und stimmt die Temperatur, produzieren Pilze reichliche Mengen an Mykotoxinen.

Eines der bekanntesten Mykotoxine ist das so genannte Aflatoxin, das Schimmelpilze bilden. Es kann schon in winzigen Mengen Leberkrebs hervorrufen. Neben dem Aflatoxin gibt es noch über 400 andere Pilzgifte, die von vielen verschiedenen Pilzarten gebildet werden können. Viele sind deutlich weniger giftig als das Aflatoxin, über andere Mykotoxine ist kaum etwas bekannt.

Durchschnittlich leidet jeder vierte Bundesbürger an einer Allergie, dem Volksleiden unserer Zeit. Immer häufiger werden auch Pilze damit in Zusammenhang gebracht.

Was verursachen Pilzgifte?

In den meisten Fällen stecken Mykotoxine unbemerkt in Lebensmitteln. Besonders problematisch sind jedoch Gifte, wenn sie von Pilzen gebildet werden, die im menschlichen Körper wachsen. Vor ihnen gibt es kein Entrinnen mehr.

Krank machende Hefen bilden das so genannte Canditoxin. Zwar ruft dieses Gift erst in so großen Mengen deutliche Krankheitssymptome hervor, wie sie im Körper nicht auf einmal entstehen können. Langfristig jedoch bewirkt es, dass sich der Organismus nicht mehr richtig gegen die Besiedelung mit pathogenen Pilzen wehren kann. Japanische Forscher fanden heraus, dass Canditoxin den Körper daran hindert, spezielle Immunzellen herzustellen. Diese T-Lymphozyten, wie sie der Mediziner nennt, können so den Hefen kaum noch etwas anhaben. Auf diese Weise legen Hefen die Abwehr lahm und können sich umso besser vermehren.

Zum anderen haben so aber andere unerwünschte Eindringlinge wie etwa Viren oder Bakterien ebenfalls ein leichtes Spiel, die dann ihrerseits Krankheiten hervorrufen. Einige Forscher vermuten, dass Pilze auch bei der Entstehung von Allergien eine wichtige Rolle spielen, eben weil sie das Immunsystem durcheinander bringen.

Studien haben gezeigt, dass sich Allergien und auch Krankheiten wie Neurodermitis bessern, wenn der Patient außerdem gegen Pilze behandelt wird.

Menschen mit einer Darminfektion haben großen Auftrieb: Die lästigen Schmarotzer rufen häufig einen Blähbauch hervor.

Pilzinfektionen erkennen

Es ist schwer, nur anhand von Symptomen die sichere Diagnose »Pilzinfektion des Darms« zu stellen. Pilzerfahrene Ärzte kennen jedoch einige recht typische Symptome, bei denen sie sofort auf eine Infektion mit den Schmarotzern tippen.

Die Anzeichen der Krankheit sind vielfältig

So verwirrend die Vielfalt der Symptome auf den ersten Blick scheinen mag: Viele Anzeichen hängen eng miteinander zusammen. Der Grund für die meisten Symptome ist heute gut wissenschaftlich erklärbar, einige verstehen Wissenschaftler immer noch nicht ganz.

Der schmerzhaft gedehnte Blähbauch

Eines der bekanntesten Anzeichen für eine Pilzinfektion im Darm ist ein Blähbauch. Typisch ist es, wenn sich nach einem Stück Torte, nach Schokolade oder auch einer Portion Spaghetti der Bauch vorwölbt und schmerzhaft dehnt. Wie ein solcher Trommelbauch entsteht, kann derjenige nachvollziehen, der schon einmal die Zubereitung eines Hefeteigs beobachtet hat. Wir verwenden dafür harmlose Bäckerhefe, um beispielsweise Brotteige zu lockern und hoch aufgehen zu lassen. Dafür machen wir es uns zunutze, dass diese Pilze Kohlenhydrate im Teig vergären und Gas produzieren. Nichts anderes geschieht

Auch pilzerfahrene Ärzte erkennen manchmal die tückischen Eindringlinge nicht sofort und stellen zunächst die falschen Diagnosen.

im menschlichen Darm. Bei einer Idealtemperatur von 37 °C ernähren sich auch dort Hefen von Zucker oder anderen Kohlenhydraten und produzieren dabei Gase. Der Bauch wird dabei so aufgetrieben, dass die Geplagten zuweilen das Gefühl haben zu platzen.

Kurzer Atem und Herzbeschwerden

Der Darm kann sich so sehr mit Gas füllen, dass er das Zwerchfell nach oben drückt. In diesem verengten Brustraum haben Lunge und Herz nicht mehr genug Platz. Deshalb muss der Pilzinfizierte oft schon nach wenigen Treppenstufen nach Luft japsen. Von Zwerchfell und Lunge bedrängt, macht gelegentlich auch das Herz Schwierigkeiten. Das reicht von einem einfachen »Herzstolpern« oder unregelmäßigem Herzschlag bis hin zu stechenden Schmerzen und massiven Herzrhythmusstörungen.

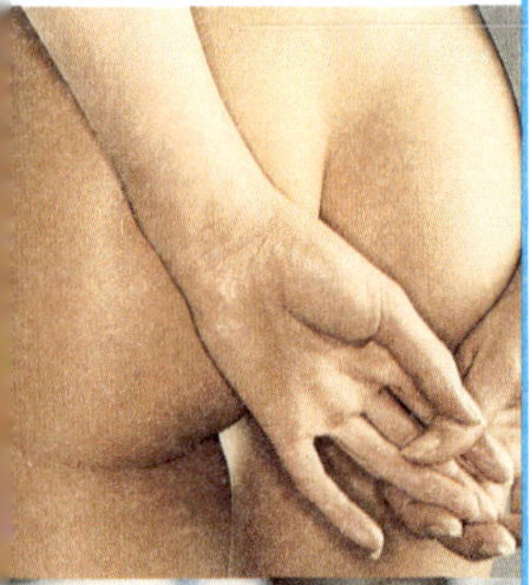

Quälendes Jucken am Darmausgang

Viele Menschen mit Darmpilzen mögen nicht darüber reden: Sie quält oft ein juckender, roter Hautausschlag am Darmausgang, der manchmal auch nässt. Nach dem Stuhlgang brennt und schmerzt die Haut. Ein solches Analekzem, wie es die Mediziner nennen, ist ein Hinweis darauf, dass sich schon sehr viele Pilze im Darm eingenistet haben. Den meisten Menschen ist es verständlicherweise auch unangenehm, diese Beschwerden vor ihrem Arzt zuzugeben.

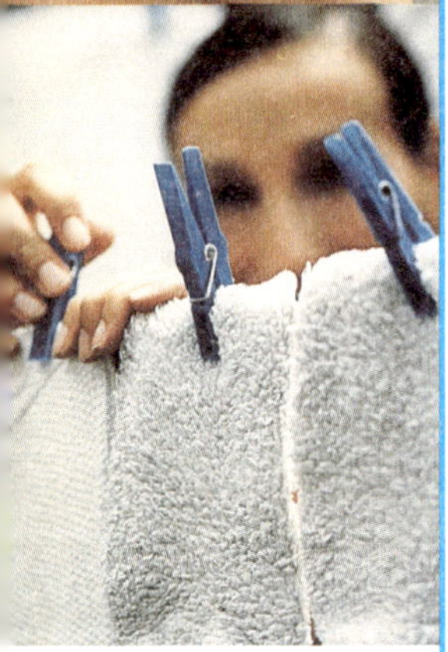

Speziell bei Darmpilzen ist penible Hygiene besonders wichtig.

Lästige Hauterscheinungen

Wenn der Darm mit Pilzen infiziert ist, finden sich die Plagegeister auch häufig in allen anderen Teilen des Verdauungssystems, angefangen im Mund. Hier erscheinen sie als weißer Belag auf Zunge und Zahnfleisch, der sich auch mit heftigem Gurgeln, Bürsten oder Reiben nicht völlig entfernen lässt.

Doch auch außerhalb des Verdauungstrakts können sich die Pilze niederlassen, beispielsweise auf der Haut, wo sie juckende, schuppige Flecken hervorrufen. Manchmal aber narren Pilze sogar mykologisch erfahrene Hautärzte: Dann zeigen sich beispielsweise zwischen den Augenbrauen rote, trockene Hautschuppen, die auch manchmal jucken können. Typische Stellen hierfür sind ebenso die Ellenbogen oder die Fußknöchel. Nimmt der Hautarzt aber hier Hautproben und untersucht sie auf Pilze, wird er nicht fündig – und trotzdem sind Pilze für diese Hauterscheinungen verantwortlich. Es sind ihre Stoffwechselprodukte, die diese Schüppchen hervorrufen. Candidid nennen pilzerfahrene Ärzte dieses Phänomen.
Meistens sitzt die Wurzel dieses Übels im Darm. Wird dann gezielt auf Pilze behandelt, verschwinden auch diese lästigen Hauterscheinungen rasch – manchmal nach jahrelanger erfolgloser ärztlicher Therapie. Auf den ersten Blick sind diese »Candidide« sogar mit Neurodermitis zu verwechseln.

Heißhungerattacken

Die Vorliebe von Pilzen für Zucker und andere Kohlenhydrate zeigt sich auch am Essverhalten des Infizierten: Heißhungerattacken auf Kekse, Brot oder vor allem auf Süßigkeiten sind sehr häufig Hinweise auf einen Pilzbefall.
Verweigert man den Pilzen ihre Lieblingsspeise, protestieren sie merkbar und verursachen Beschwerden: Die Infizierten fühlen sich dann schwach vor »Hunger«. Anzeichen wie Muskelzittern oder ein Flirren vor den Augen sprechen für eine Unterzuckerung, also für einen unnormal niedrigen Blutzuckerspiegel. Untersucht der behandelnde Arzt jedoch auf eine mögliche Zuckerkrankheit, fällt das Ergebnis meist trotzdem negativ aus. Dennoch ist die Beobachtung korrekt, »unterzuckert zu sein«.

Pilzinfektionen des Darms erzeugen häufig die gleichen Beschwerden wie bei Zuckerkranken: Durch die Störung des Energiestoffwechsels fühlt man sich müde, die körperliche und geistige Leistungsfähigkeit lässt nach.

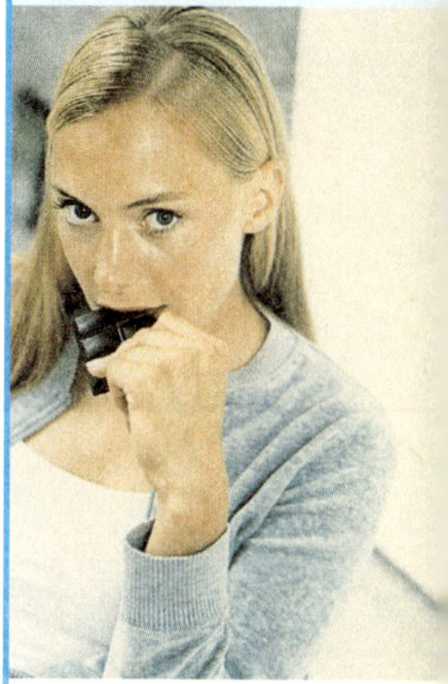

Wenn Sie pilzgeplagt sind, sollten Sie süßen Verführern strikt widerstehen.

Messungen bei Menschen mit Pilzinfektionen des Darms haben ergeben, dass die Infizierten an heftigen Schwankungen des Blutzuckerspiegels leiden – und so die gleichen Beschwerden wie ein Zuckerkranker entwickeln. Ein Grund dafür ist, dass die Pilze im Darm einen großen Teil der Kohlenhydrate für sich verbrauchen und die Nährstoffe nicht dahin kommen, wo sie gebraucht werden. Dem Organismus fehlt also wirklich Zucker, er schlägt Alarm und fordert zusätzliche Energie durch Nahrung an.

Einige Wissenschaftler vermuten noch einen zweiten »Trick« der Schmarotzer. Sie meinen, dass Pilze direkt in den Stoffwechsel des Menschen eingreifen, weil sie mit Hilfe bestimmter Botenstoffe beim Organismus Zucker regelrecht anfordern – und so eine Heißhungerattacke auslösen.

Gegen Verstopfung helfen auf sanfte Art reichlich Ballaststoffe in der Nahrung: Knabbern Sie Möhren und Selleriestangen mit Joghurtdips! Ganz besonders wirkungsvoll ist auch rohes Sauerkraut.

Übergewicht

Um die Plagegeister zufrieden zu stellen, essen Pilzkranke oft insgesamt viel zu viel, denn der Zuckermangel erzeugt eine Gier auf Süßes und Stärkehaltiges. So kommen oft enorme Kalorienmengen zusammen. Da die Pilze aber nicht alles verbrauchen, leiden viele Pilzinfizierte an Übergewicht. Die typischen Fettpölsterchen widersetzen sich jeglichen Diätversuchen.

Oft verlieren Pilzgeplagte durch eine Antipilzbehandlung schließlich drastisch an Gewicht – ganz ohne zu hungern oder bewusst auf Kalorien zu achten.

Verdauungsprobleme

Damit sich Pilze im Darm richtig wohl fühlen können, halten sie sich mit ausgeklügelten Methoden die Konkurrenten vom Hals und richten dabei weiteren Schaden an. Weil sie Bakterien verdrängen, die zur natürlichen Darmflora gehören, leiden viele Patienten an chronischer Verstopfung. Bei anderen Pilzkranken weist ständiger Durchfall auf die Pilze im Darm hin. Deshalb ist bei Verstopfung auch Vorsicht mit Abführmitteln geboten: Die Pilze sind die Einzigen, denen eine solche Behandlung nichts ausmacht. Dagegen gehen nützliche Bakterien dabei oft zugrunde.

Außerdem schwächen Abführmittel generell die Selbstheilungskräfte des Darms. Er kann sich dann nicht mehr so effektiv gegen unliebsame Eindringlinge wie etwa krank machende Pilze wehren. Pilze im Darm können sich auch außerhalb des Verdauungssystems unangenehm bemerkbar machen, etwa in den Harnwegen oder in anderen inneren Organen.

Die »Säuferleber« ohne einen Tropfen Alkohol

Ein geradezu klassisches Anzeichen für eine Hefeinfektion sind krankhaft erhöhte Leberwerte – wie etwa bei einem Alkoholiker oder bei Gelbsucht. Ergibt die Laboruntersuchung keinen Hinweis auf eine Infektion, bleibt dem Arzt oft nur der Verdacht auf »das Gläschen zu viel« – auch wenn der Patient beteuert, dass er absolut nichts trinkt. Dabei können beide Recht haben. Obwohl der Infizierte nicht einen Tropfen Alkohol anrührt, hat er davon möglicherweise trotzdem reichlich im Körper – mit entsprechenden Folgen für die Leber. Denn Hefen produzieren nicht nur Gase, sondern auch Alkohol. Im Darm vergären Hefen Zucker zu Alkohol, der dann ins Blut übergeht. Oft sind dies sogar so genannte Fuselalkohole, die für die Leber besonders belastend und giftig sind.

Kleine Mädchen leiden häufig an Blasenentzündungen durch Pilzinfektionen. Man sollte ihnen frühzeitig die richtige Toilettenhygiene »von vorn nach hinten« erklären, damit nicht immer wieder Pilze aus dem Darm (oder andere Keime) in die Harnwege geraten.

Chronische Blasen- und Scheidenentzündungen

Pilze machen sich nicht nur gern im Darm breit. Sie können von dort aus in den ganzen Organismus wandern und an vielen anderen Körperstellen Ärger machen. Ständig wiederkehrende, lästige Scheidenpilzinfektionen sind möglicherweise ein Zeichen für eine Infektion des Darms. Eine Behandlung gegen die Infektion der Scheide allein hilft deshalb meist nur kurze Zeit. Wenn etwa beim Waschen aus dem Darm ständig neue Pilze dorthin gelangen, ist die nächste Infektion quasi schon vorprogrammiert.

Das Gleiche gilt auch für die Blase und die Harnwege. Vor allem bei Frauen ist der Übertragungsweg sehr kurz. Die Ausbreitung vom Darm zur Scheide und von dort zur Blase ist bei ihnen schnell geschehen. Eine Pilzinfektion der Blase ruft die gleichen Beschwerden hervor wie eine Entzündung durch Bakterien. Schwierigkeiten beim Wasserlassen, häufiger Harndrang oder ein schmerzhaftes Brennen sind nur drei Beispiele. Sind Bakterien die Plagegeister, lassen sie sich im Urin nachweisen und mit speziellen Medikamenten – so genannten Antibiotika – behandeln.

Bevor man zu Mitteln gegen rheumatische Beschwerden greift, sollte die Diagnose gesichert sein. Denn diese Medikamente können sehr starke Nebenwirkungen haben.

Sind Pilze die Ursache einer Blasenentzündung, helfen Antibiotika nicht weiter. Ganz im Gegenteil – diese Behandlung tut den Pilzen einen Gefallen, denn man schafft ihnen damit die lästige Bakterienkonkurrenz vom Leib, erleichtert ihnen das Leben und ebnet dem nächsten Entzündungsschub den Weg.

Gelenk- und Muskelschmerzen

Viele Menschen mit Pilzinfektionen plagen sich mit Muskel- und Gelenkschmerzen. Sie spüren ein heftiges Stechen und Reißen in Finger-, Knie-, Schulter- und Ellenbogengelenken oder in der Nacken- und Rückenmuskulatur. Oft werden solche Patienten behandelt, als hätten sie rheumatische Beschwerden, wie z. B. Gicht. Das bleibt bei Pilzen natürlich ohne Erfolg.

Wie Pilze diese Schmerzen hervorrufen, ist noch nicht ganz geklärt. Wahrscheinlich reagiert der Körper auf Stoffwechselprodukte der Pilze, die sie bei ihrem Wachstum ausscheiden.

Müde, schlapp und unkonzentriert

Wie heftig der Körper gegen Pilze kämpft – und doch meist unterliegt –, zeigt sich deutlich an einem anderen Symptom einer Pilzinfektion: Viele Betroffene sind ständig müde, schlapp und unkonzentriert. Ihr Organismus leistet andauernd Schwerstarbeit, um die Schmarotzer in Schach zu halten – für andere Aktivitäten haben Pilzinfizierte häufig keine Energie mehr.

Je nachdem, wie gut die Abwehr gerade funktioniert, sind auch die Symptome einer Pilzinfektion mal heftiger, mal schwächer. Die wenigsten Patienten wagen sich mit so ungenauen und wechselhaften Symptomen zum Arzt – sie ahnen wohl, dass viele Mediziner ihre Beschwerden als »Befindlichkeitsstörungen« abtun oder sie mit psychischen Problemen erklären.

Ist der Darm einmal mit Pilzen besiedelt, sind auch die anderen Schleimhäute gefährdet, ohne selbst direkt pilzinfiziert sein zu müssen.

Eine verstopfte Nase und häufige Mittelohrentzündungen

Viele Menschen mit einer Pilzinfektion des Darms leiden unter ständig verstopften Nasennebenhöhlen. Ganz besonders typisch ist dies für Kleinkinder. Diese Sinusitis, wie Mediziner die lästige Krankheit nennen, bekämpfen Ärzte dann in der Regel mit Antibiotika, mit der Folge, dass die Hefen im Darm noch besser wachsen können.

Naturheilkundliche Ärzte kennen einen Grund für diesen Zusammenhang: Sitzen Pilze im Darm und ist die Darmschleimhaut dadurch ständig gereizt, überträgt sich dieser Zustand auf andere Schleimhäute im Körper – so auch auf diejenigen, die die Nase und die Nebenhöhlen auskleiden. Durch diesen Reizzustand ist die körpereigene Abwehr an dieser Stelle herabgesetzt, und eindringende Bakterien haben es leicht, sich festzusetzen. Das Gleiche gilt auch für das Mittelohr: Sind hier die auskleidenden Schleimhäute ständig geschwollen, verschließt sich der winzig kleine Durchgang vom Mittelohr zum

Rachen. Ist dieser verschlossen, entsteht ein optimales Klima für Bakterien, die sich anschließend dort niederlassen – eine Mittelohrentzündung entsteht.
Ständige Entzündungen des Mittelohrs und der Nasennebenhöhlen sind vor allem bei Kindern häufig. Findet sich kein anderer Grund, kann eine Behandlung auf Pilze diesen Kreislauf aus Entzündung und Behandlung mit Antibiotika unterbrechen.

Auch Babys und Kleinkinder werden von Pilzen nicht verschont. Hinweise auf sie können hartnäckige Entzündungen der Nasennebenhöhlen oder des Mittelohrs sein.

Soor und Windeldermatitis

Auch Babys haben schon mit Pilzen zu kämpfen: Ihr noch schwach entwickeltes Immunsystem wird mit der Attacke durch die Pilze nicht richtig fertig. Viele Säuglinge infizieren sich bereits während der Geburt, wenn die Mutter Pilze im Geburtskanal hat. Einige Wochen nach der Geburt kann sich eine solche Infektion dann mit weißlichen Belägen auf der Zunge bemerkbar machen. Mediziner sprechen in diesen Fällen von Soor. Aber auch weiter unten können sich die Pilze zeigen: Eine schlimme Pilzinfektion im Windelbereich (»Windeldermatitis«) kann die Folge sein.

Wichtig zu wissen

Wie das bisher Gesagte gezeigt hat, können sich Pilze auf unterschiedlichste Weise im menschlichen Organismus niederlassen und Beschwerden hervorrufen. Eine Infektion mit Darmpilzen ruft keine unverwechselbaren Symptome hervor. Die Krankheit wirkt sich bei jedem Menschen anders aus. Zum einen, weil verschiedenartige Pilze an den Beschwerden schuld sein können. Zum anderen reagiert jeder Organismus anders auf die Infektion. Das hängt z. B. davon ab, wie fit der Mensch ist und wie gut sein Körper bzw. sein Immunsystem mit den schädlichen Stoffwechselprodukten der Pilze fertig wird. Mit den in diesem Kapitel beschriebenen Symptomen lassen sich Pilzinfektionen trotzdem zumindest gut eingrenzen. Eine 100-prozentige Diagnose ist natürlich nicht möglich. Falls Sie mit schwer wiegenden Störungen wie etwa Verdauungs- oder Gleichgewichtsproblemen noch nicht bei Ihrem Arzt gewesen sind, sollten Sie keinesfalls nur aufgrund der Lektüre dieses Ratgebers für sich eine Pilzinfektion diagnostizieren. Es ist absolut unerlässlich, dass ein Arzt auch nach anderen möglichen Ursachen für Ihre jeweiligen Beschwerden sucht.

Antibiotika sollten Sie nur einnehmen, wenn es wirklich notwendig ist – dann aber konsequent über die vorgeschriebene Zeitdauer. Bakterien entwickeln sehr leicht Resistenzen gegen diese Mittel, die dann im Ernstfall nicht mehr helfen.

Risikofaktoren einer Pilzinfektion

Vor krank machenden Pilzen ist man nirgends sicher. Doch nicht bei jedem nisten sie sich ein. Einige Menschen sind für eine Infektion mit den Schmarotzern besonders anfällig.

Nicht nur Medikamente begünstigen Pilze

Zum einen sind bestimmte Krankheiten und Medikamente Risikofaktoren für eine solche Erkrankung, zum anderen fördern falsche Ernährungsgewohnheiten eine Infektion mit krank machenden Pilzen.

Antibiotika

Eine gesunde Darmflora bietet krank machenden Pilzen kaum Chancen, sich auszubreiten. Rund 500 gutartige Bakterienarten besiedeln den Darm und nützen so dem Menschen. Schwierig wird es, wenn sich ein Mensch an krank machenden Bakterien infiziert und beispielsweise eine Mandelentzündung bekommt. Dann werden Medi-

Antibiotika – segensreiche Gifte

Antibiotika sind Gifte, die Bakterien abtöten können. Bemerkenswerterweise sind diese Substanzen oft giftige Stoffwechselprodukte von Pilzen. Mit ihnen führen Mikrolebewesen untereinander einen Krieg um die besten Überlebensräume. Daher auch der Name: »Gegen das Leben gerichtet«. Diese potenten chemischen Waffen können unliebsame Mikroben auf unterschiedliche Arten umbringen oder ihnen zumindest das Leben schwer machen. Einige wirken direkt giftig, andere behindern beispielsweise die Atmung der konkurrierenden Lebewesen. Antibiotika sind einer der Hauptgründe für die rasante Zunahme von Pilzinfektionen in den letzten Jahren. Trotzdem gehören sie zu den segensreichsten Medikamenten überhaupt. Ohne sie würden jährlich viele Millionen Menschen an Infektionen sterben, die heute dank dieser Medikamente längst ihren Schrecken verloren haben.

In den westlichen Industrienationen ist Überernährung mit einem Zuviel an Fett, Zucker, Salz etc. ein Problem, das nicht nur zu Übergewicht führt, sondern auch viele andere Krankheiten begünstigen kann.

kamente verabreicht, die gleichzeitig die nützlichen Darmbakterien abtöten. Dies bietet Pilzen gute Voraussetzungen, um sich rasant im Darm zu vermehren. Wenn sich die Pilze einmal an der Darmwand eingenistet haben, kann ihnen kaum jemand diesen Platz wieder streitig machen – auch nicht nützliche Bakterien, die sich nach der Antibiotikatherapie wieder ansiedeln wollen.

Ernährung

Ernährungsexperten beklagen immer wieder, dass die typisch deutsche Kost zu süß, zu ballaststoffarm und zu fett sei. Diese Ernährung ist nicht nur ein Risikofaktor etwa für Herz-Kreislauf-Erkrankungen, sondern ist auch schlecht für ein gesundes Darmklima. Oder andersherum ausgedrückt: Wer viel Gemüse, Obst, milchsauer Vergorenes und Vollkorngetreide und damit Ballaststoffe zu sich nimmt, pflegt seine natürliche Darmflora. Diese wiederum schützt vor schädlichen Darmbewohnern wie etwa Pilzen. Eine ballaststoffarme, süße Kost hingegen leistet einer ungesunden Darmflora und somit auch den Pilzen Vorschub.

Hormontabletten

Auch bestimmte Hormone regen Pilze zum Wachstum an. Dazu gehört vor allem das weibliche Hormon Östrogen. Es ist noch nicht geklärt, ob Pilze dieses Hormon selbst zum Wachstum benötigen oder ob sie es »umbauen« und für ihre Vermehrung benutzen können. Einig sind sich die Forscher darüber, dass die östrogenhaltige Antibabypille ein Risikofaktor für eine Pilzinfektion ist.

Einen hohen Östrogengehalt im Blut haben ebenfalls schwangere Frauen. Deshalb zählt die Schwangerschaft mit zu den größten Risikofaktoren für eine Pilzinfektion. Untersuchungen haben gezeigt, dass rund 30 Prozent aller schwangeren Frauen unter den Schmarotzern zu leiden haben. Auch Tabletten, die Mediziner Frauen häufig im Klimakterium (»Wechseljahre«) oder gegen Osteoporose (Knochenschwund) verordnen, enthalten Hormone, die die Gefahr für eine Infizierung mit Pilzen erhöhen können.

Geschwächtes Immunsystem oder chronische Krankheiten

Babys und alte Menschen sind vor allem deshalb anfällig für Pilzinfektionen, weil ihr Immunsystem nicht optimal funktioniert. Bei einer geschwächten Körperabwehr haben Pilze ein leichtes Spiel. Doch nicht nur ältere Menschen und Babys können sich schlecht gegen die Schmarotzer wehren: Auch Menschen mit chronischen Krankheiten sind oft geschwächt, weil der Körper ununterbrochen gegen die

Wenn Sie während der Schwangerschaft eine Pilzinfektion bekommen, müssen Sie sich rechtzeitig behandeln lassen, damit Sie Ihrem Baby nicht schon die erste unangenehme Krankheit mit in die Wiege legen – durch eine Ansteckung während der Geburt.

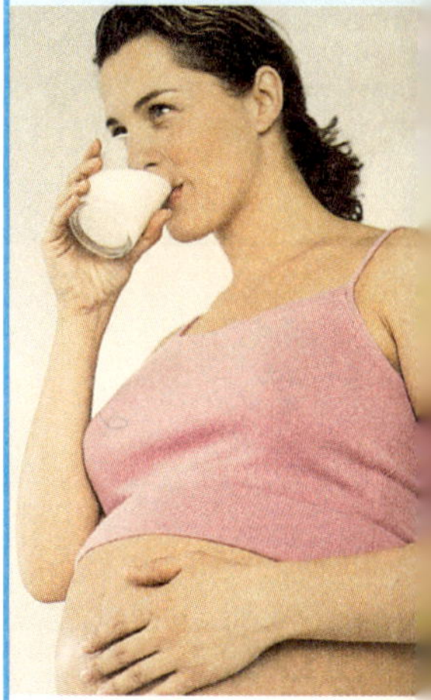

Schwangere müssen in Bezug auf Pilze besonders vorsichtig sein.

Krankheit ankämpfen muss. Deshalb bekommen Menschen mit Krebserkrankungen, Diabetes mellitus oder rheumatischen Erkrankungen wie Gicht häufig Pilzinfektionen. Dem Immunsystem können noch weitere Faktoren schaden. Wer sich beispielsweise über einen langen Zeitraum falsch ernährt, dem fehlen wichtige Vitamine, Mineralstoffe und Spurenelemente.

Kortison

Kortison wird beispielsweise gegen Entzündungen als Folge von Allergien, gegen rheumatische und Bindegewebeerkrankungen verschrieben.

Das Immunsystem ist dafür zuständig, Krankheiten abzuwehren. Bei einigen Beschwerden reagiert es jedoch überperfekt. Dann gehen Abwehrkörper z. B. auf körpereigene Zellen los, weil sie sie für Eindringlinge halten. Diese Abwehrreaktion drosselt das Hormon Kortison, das der Körper selbst in kleinen Mengen für genau diesen Zweck herstellt. Als Medikament hilft es, Abwehrreaktionen zu unterdrücken. Krankheitserregern wie etwa Pilzen öffnet es damit Tür und Tor.

Kortison – das bremsende Hormon

Was Ärzte heute als Kortison verschreiben, ist ein künstlich hergestellter Stoff, der dem körpereigenen Hormon nachgebaut ist. Natürliches Kortison entsteht in den Nebennieren und hat im menschlichen Organismus viele Aufgaben. Eine seiner wichtigsten Funktionen ist das Bremsen von Entzündungsreaktionen.

In den letzten Jahren ist das Kortison als Medikament wegen seiner teilweise sehr starken Nebenwirkungen in Verruf geraten. So schwemmen Kortison-tabletten auf Dauer wichtiges Kalzium aus den Knochen, kortisonhaltige Salbe schädigt bei längerer Anwendung die Haut. Dennoch ist die Substanz bei der Behandlung vieler Krankheiten ein absolut unverzichtbares Medikament.

Das Immunsystem

Jeden Tag versuchen Tausende von Bakterien, Viren und auch Pilzen in den Körper einzudringen. Doch sie treffen auf keinen Wehrlosen. Das menschliche Immunsystem ist ein exzellenter Abwehrmechanismus, der die meisten Eindringlinge aus dem Verkehr zieht, bevor sie größeren Schaden anrichten.

Das Abwehrsystem ist ein Wunderwerk der Natur. Mit Hilfe der körpereigenen Abwehr kann sich der Organismus vor allen möglichen Störungen schützen.

Ist unsere Körperabwehr fit, haben Pilze keine Chance

An der Abwehr von krank machenden Keimen wie etwa Pilzen wirken eine ganze Reihe von spezialisierten Zellen und Botenstoffen mit. Jeder Teil des Systems spielt dabei eine klar umrissene Rolle.

Wie das Immunsystem funktioniert

Manche Zellen regen einander an, andere hemmen einander bei Bedarf. Es gibt Zellteams, die mit vereinten Kräften Krankheitskeime abwehren, wieder andere spielen Müllabfuhr und transportieren die Reste der Abwehrschlacht aus dem Körper.

Viele Reaktionen und Regelmechanismen machen die menschliche Abwehr zu einem sehr komplexen System, dessen Funktionsweise noch nicht bis ins Letzte geklärt ist. Ein perfekt funktionierendes Immunsystem schützt uns nicht nur vor Viren, Bakterien und Pilzen, sondern auch vor Krebserkrankungen.

So komplexe biologische Systeme sind leicht zu stören. Funktioniert die menschliche Abwehr nicht, wird man krank, weil Bakterien, Pilze oder Viren ungehindert eindringen. Viele Mediziner meinen, dass nur abwehrgeschwächte Menschen mit schweren oder chronischen Erkrankungen Pilzinfektionen erleiden.

Vor allem falsche Ernährung oder Dauerstress führen dazu, dass die Körperabwehr schlapp macht und gegen Krankheiten nicht optimal gerüstet ist.

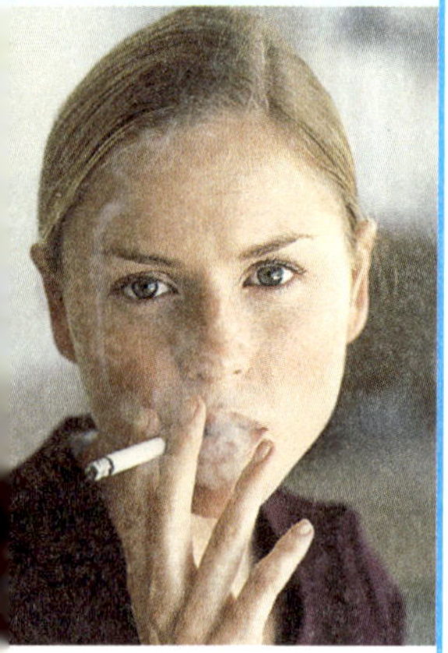

Rauchen ist eine zusätzliche Belastung für unsere Abwehrkräfte.

Laut Mykologen haben Pilze aber auch bei einem nur minimal lädierten Abwehrsystem eine Chance. Dabei ist schwer festzustellen, ob die vielfältigen Abwehrsysteme des Körpers nur teilweise geschwächt sind. Die Abwehrkräfte eines augenscheinlich Gesunden können also geschwächt sein, ohne dass er davon weiß.

Einige Menschen haben von Natur aus eine besser funktionierende Immunabwehr als andere, die länger brauchen, um einen Keim niederzukämpfen. Auch solche Menschen bleiben gesund, nur sind sie eben krankheitsanfälliger. Ein zuverlässiges Immunsystem ist nicht zuletzt erblich. Außerdem weiß man heute, dass nicht nur Krankheiten die Abwehr schwächen. Genauso führt Stress dazu, dass nicht mehr alle Mitspieler des Immunsystems 100-prozentig fit sind.

Gefahren für das Immunsystem

Unverzichtbar für das Abwehrsystem ist ebenfalls eine ausgewogene Ernährung, weil jede Abwehrzelle Vitamine, Mineralstoffe und Spurenelemente benötigt. Manchmal fehlen dem Körper Nährstoffe, obwohl sich der Betroffene ausgewogen und gesund ernährt. Das ist beispielsweise möglich, wenn die Aufnahme eines Vitamins oder eines Mineralstoffs im Körper gestört ist. Dann nimmt der Betroffene davon zwar ausreichend zu sich, in seinem Körper kommen allerdings nur wenige oder gar keine Nährstoffe an.

Wissenschaftliche Forschungen haben auch gezeigt, dass der Körper beim Kampf gegen Umweltschadstoffe von einigen Vitaminen Riesenmengen verbraucht. Wer beispielsweise schädliche Pflanzenschutzmittel im Körper hat, dem fehlen oft B-Vitamine, Vitamin C und das Spurenelement Selen. Raucher dagegen haben häufig zu wenig Beta-Karotin im Blut. Mangelerscheinungen verursachen ebenso Schwermetalle wie Quecksilber oder Kadmium, mit denen u. a. Lebensmittel belastet sein können.

Einige Bestandteile des Immunsystems

Die körpereigene Abwehr hat viele Mitspieler. Von ihnen hat jeder eine andere Aufgabe; zusammen verhindern sie, dass krank machende Keime in unseren Körper eindringen und sich dort vermehren können. Funktioniert bei diesem abgestimmten Zusammenspiel nur ein Teil nicht richtig, kann man krank werden.

Antikörper – die Fahnder

Antikörper erkennen Krankheitskeime und machen sie unschädlich. Diese »Fahnder« heißen auch Immunglobuline; Serumeiweiße, die von bestimmten Zellen gebildet werden. Fachleute teilen sie in fünf verschiedene Klassen ein, jede trägt zur Unterscheidung einen Buchstaben. Es gibt Immunglobuline vom Typ A, vom Typ G, M, D und E. Mediziner nennen diese Zellen nur noch kurz IgG oder IgE.

Histamin – der Lockstoff

Das Histamin ruft »Immunpolizisten« an ihren Einsatzort. Es sorgt gleichzeitig für eine bessere Durchblutung derjenigen Körperstelle, an der der Krankheitskeim eingedrungen ist. Die Abwehrzellen gelangen über das Transportsystem Blut schneller zum Ort des Geschehens.

T-Suppressorzellen – die Bremser vom Dienst

Sie geben dem Abwehrteam Entwarnung, wenn die Infektionsgefahr gebannt ist, und blasen zum Rückzug. Gäbe es sie nicht, würde sich die Abwehrreaktion des Körpers immer weiter hochschaukeln.

Die Makrophagen – Müllmänner des Immunsystems

Sie transportieren die abgefangenen Erreger aus dem Körper. Diesen Abfall beseitigen sie, verschlucken und verdauen ihn kurzerhand.

Das komplizierte Zusammenspiel der einzelnen Komponenten unserer Körperabwehr ist natürlich besonders anfällig für Störungen. Diesen Umstand machen sich zahlreiche Krankheitserreger zunutze, die genau an dieser Stelle angreifen.

Ob an einer Krankheit Pilze schuld sind, kann eine mikroskopische Untersuchung feststellen. Die genaue Pilzart kann aber nur eine längere Laboruntersuchung ermitteln. Das ist wichtig für das weitere Vorgehen in der Behandlung.

Fehlfunktionen des Immunsystems

Auch Überreaktionen machen krank

Funktioniert das Immunsystem schlecht oder langsam, wird man krank. Probleme gibt es aber auch, wenn die Immunabwehr überperfekt reagiert. Einige Forscher vermuten, dass Pilze an der Entstehung solcher Überreaktionen beteiligt sind. Ein Beispiel für eine solche überschießende Immunantwort sind Allergien.

Allergien

Pilze können auf unterschiedliche Art an der Entstehung von Allergien beteiligt sein. Die Schmarotzer reizen das Immunsystem ständig. Ist ein Pilz in den Körper eingedrungen, verteidigt er seinen Lebensraum mit allen erdenklichen Mitteln. Andererseits versucht der Körper, ihn wieder loszuwerden, und schickt seine Antikörper auf den Eindringling los. Wird er nicht gleich mit ihm fertig, weil entweder zu viele Pilze da sind oder die Abwehr nicht stark genug ist, wird die Infektion zum Dauerstress. Die Abwehr muss also ständig auf Hochtouren laufen und reagiert deshalb übersensibel auf eigentlich harmlose Umweltfaktoren wie etwa Pollen oder Nahrungsmittelbestandteile.

Allergien gegen Hefen

Hefen und Schimmelpilze sind für das Abwehrsystem ein rotes Tuch, auf das die Antikörper besonders rasch anspringen. Wenn Pilze das Immunsystem ständig fordern, kann das langfristig zu einer Allergie führen, bei der der Körper mit einer enormen Wucht auf Pilzzellen

reagiert. Fast 80 Prozent aller Schulkinder reagieren positiv auf einen Allergiehauttest hinsichtlich Candida albicans. Diese Allergie gegen krank machende Hefen ist nicht weiter problematisch, wenn die Schmarotzer aus dem Körper vertrieben sind. Dann ist auch der Reiz verschwunden, und die Allergie macht sich nicht bemerkbar.
Einige Wissenschaftler meinen, dass aus einer Allergie gegen krank machende Hefen auch eine Überempfindlichkeit gegen verwandte, an sich harmlose Hefen entsteht. So vertragen einige Menschen, die eine Pilzinfektion haben oder hatten, keine Lebensmittel mehr, die mit Bäcker- oder Brauerhefe hergestellt werden. Ihr Körper reagiert auf Bestandteile der nützlichen Hefen ebenso wie auf die krank machenden, weil sich deren chemische Strukturen teilweise sehr ähneln. Bei einer Allergie auf zahme Hefen unterscheidet das Abwehrsystem nicht mehr zwischen krank machenden und harmlosen Pilzen.

Ein Großteil aller Schulkinder ist gegen Candida albicans allergisch. Das bedeutet, dass sich ihr Immunsystem bereits mit einer Infektion auseinander gesetzt haben muss.

Nahrungsmittelallergien

Pilze besiedeln mit Vorliebe eines der größten Immunorgane des Menschen, den Darm. Dieser Körperteil leistet sehr anspruchsvolle Aufgaben: Er filtert alle wichtigen Bestandteile aus dem Nahrungsbrei und lässt sie durch winzige Öffnungen in den Körper gelangen. Dabei muss der Darm aber auch entscheiden, welche Partikel besser nicht in den Organismus geraten oder auf welche Bestandteile des Nahrungsbreis er ganz vernichten muss wie etwa schädliche Bakterien oder eben Pilze. Dazu sitzen auf der Darmschleimhaut viele besonders aggressive Abwehrstoffe. Doch auch gegen diese Immunglobuline vom Typ A – kurz IgA – haben krank machende Hefen einiges zu bieten: Sie wehren sich mit Substanzen, die die Abwehrstoffe chemisch zerlegen und sie so wirkungslos machen. Dann heften sich Pilze an der Darmwand fest und wachsen. Das führt im Darm zu einem ständigen Kampf des Immunsystems gegen die Krankmacher und

Atemwegsallergien bringen immer auch das Risiko von lebensbedrohlichen Erstickungsanfällen mit sich. Deshalb sollten Sie eine die Krankheit verschlimmernde Pilzinfektion unbedingt ausschließen lassen.

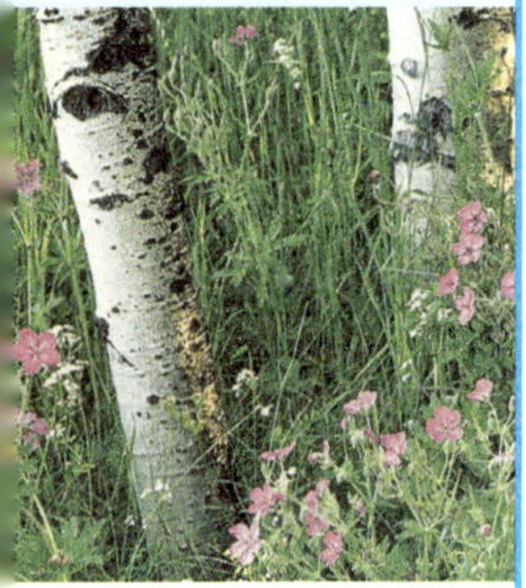

Der so genannte Heuschnupfen gehört zu den am häufigsten vorkommenden Allergien.

oft auch zu allergischen Reaktionen. Einige Wissenschaftler meinen, dass Pilzinfektionen des Darms auch Nahrungsmittelallergien begünstigen. Sie stützen ihre These auf neuere Forschungsergebnisse, die zeigen, dass sich die Durchlässigkeit des Darms verändert, wenn er von Pilzen besiedelt ist. So gelangen Stoffe in den Körper, die dort nichts zu suchen haben. Sogar größere Nahrungsbestandteile passieren die Darmwand ungehindert. Das Immunsystem bekämpft diese Fremdstoffe und bildet sogar gegen eigentlich harmlose Nahrungsmittel Antikörper. Diese Antikörper gegen Lebensmittel heißen Immunglobuline vom Typ E und G (kurz IgE und IgG); sie lassen sich im Blut von Allergikern nachweisen.

Atemwegsallergien

Nicht nur im Darm, auch in den Atemwegen können Schimmelpilze oder Hefen sitzen. Vor allem Asthmatiker oder Menschen mit chronischer Bronchitis leiden oft unter Pilzen in den Atemwegen, ohne es zu wissen. Ihre Atemwege sind geschädigt, die Immunabwehr in der Lunge ist geschwächt. Müssen sie Kortisonsprays verwenden, begünstigt das ein Pilzwachstum zusätzlich.

Vom Mund aus wachsen die Schmarotzer bei Asthmatikern häufig bis in die Atemwege. Äußerlich macht sich eine solche Infektion durch eingerissene Mundwinkel bemerkbar, an denen viele Asthmatiker leiden. Diese Perlèche, wie Mediziner die lästigen Stellen nennen, verschwinden meist durch eine Antipilzbehandlung. Pilzkundige Ärzte fordern deshalb, dass Asthmatiker ebenfalls auf Pilze untersucht werden und gegebenenfalls ein Antipilzmittel inhalieren sollen.

Oft reagieren Menschen mit diesen Krankheiten auch allergisch auf Pilzsporen, die sich in der Luft befinden. Eine solche Allergie ruft ebenfalls asthmaartige Anfälle oder einen starken Hustenreiz hervor. Diese wiederum schwächen die Abwehrkraft der Atemwege.

Die Rotationsdiät – Hilfe bei der Diagnose

Pilzkranke leiden auffallend häufig an Überempfindlichkeit gegen bestimmte Nahrungsmittel oder haben Heuschnupfen. Bei Allergikern lassen sich Antikörper gegen die entsprechenden Allergieauslöser nachweisen. Viele Menschen klagen über allergieähnliche Beschwerden, obwohl bei ihnen keine Abwehrstoffe gegen irgendein Nahrungsmittel im Blut zu finden sind. Mediziner sprechen in solchen Fällen nicht von Allergien, sondern von Nahrungsmittelunverträglichkeiten. Oft reicht schon genaues Beobachten, um unverträgliche Lebensmittel ausfindig zu machen. Dazu haben Ernährungswissenschaftler eine ausgeklügelte Diät entwickelt, bei der im Vier-Tage-Rhythmus nur bestimmte Lebensmittel verzehrt werden dürfen. Diese so genannte Rotationsdiät grenzt zunächst diejenigen Lebensmittelgruppen ein, auf die ein Patient eventuell allergisch reagiert. Häufig sind es Milch, Zitrusfrüchte oder Nüsse.

Pilze machen den Darm durchlässiger und begünstigen Nahrungsmittelallergien, weil jetzt auch größere Nahrungsbestandteile ungehindert in den Körper gelangen können.

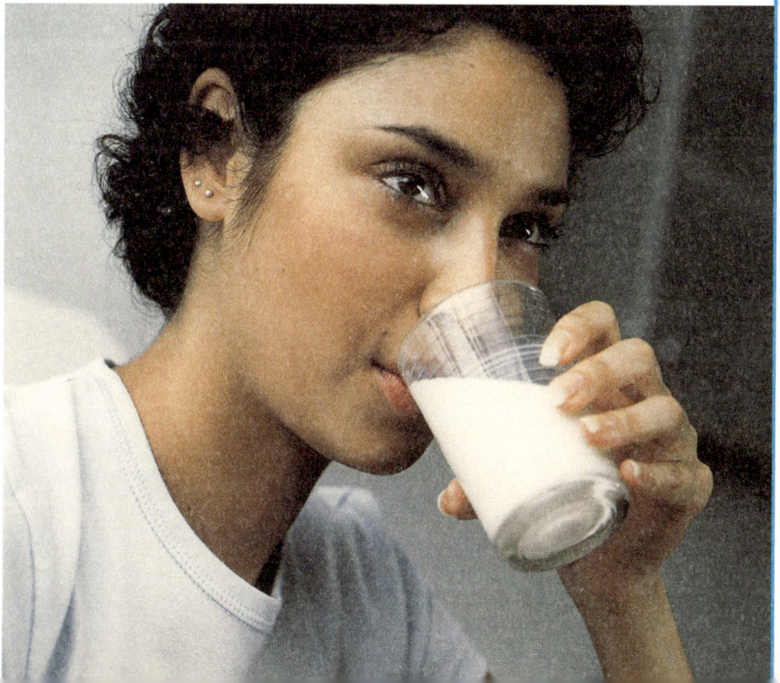

Viele Menschen vertragen Kuhmilch nicht, weil sie gegen bestimmte Eiweißgruppen allergisch sind.

Nach einiger Zeit lässt sich dann auch herausfinden, ob alle Milchprodukte Schwierigkeiten machen oder ob lediglich beispielsweise Käse das Ärgernis ist.

Wenn Sie den Verdacht haben, dass Sie an einer Nahrungsmittelallergie oder einer -unverträglichkeit leiden, besprechen Sie die Möglichkeit einer Rotationsdiät mit Ihrem Arzt. Vor allem Mediziner, die sich mit Allergien beschäftigen, sind oft damit vertraut. Außerdem gibt es zu diesem Thema viele hilfreiche Bücher.

Andere häufige Nahrungsmittelallergien sind solche auf Hühner- oder Fischeiweiß. Bei Heuschnupfen ist man oft auch gegen Blütenpollen allergisch, die in Honig und manchen Kräutertees enthalten sind.

Es erfordert Geduld, aus unserer Nahrungsmittelpalette solche Lebensmittel herauszufinden, auf die Sie allergisch oder mit Unverträglichkeit reagieren. Leichter ist es, wenn Sie zunächst nur austesten wollen, ob Sie auf Speisen reagieren, die Hefen und Hefeprodukte enthalten. Dafür müssen Sie für eine gewisse Zeit, z. B. eine Woche lang, konsequent alle diese Nahrungsmittel von Ihrem Speisezettel streichen.

Chronische Krankheiten

Chronische Krankheiten sind heutzutage stark verbreitet und nehmen leider auch immer mehr zu. Die Gründe dafür sind schwer zu benennen; vielleicht spielen sogar Pilze eine Rolle dabei. Zu den häufigsten dieser Krankheiten zählen Diabetes mellitus, Schuppenflechte, Neurodermitis, chronische Gelenkentzündungen und Gicht.

Pilze sind dabei ein besonderes Problem

Pilze können zu Krankmachern werden, wenn sie auf ein geschwächtes Abwehrsystem treffen. Schlimmstenfalls begünstigt schon eine Grippe die Infektion mit Pilzen. Menschen, deren Immunsystem dauerhaft nicht richtig funktioniert, sind besonders pilzgefährdet. Vor allem Patienten mit chronischen Krankheiten leiden häufig unter den Schmarotzern. Einige Wissenschaftler vermuten sogar, dass manche chronischen Krankheiten direkt mit einer Pilzinfektion zusammenhängen.

Wärme und Bewegung sind die Patentrezepte gegen die Vorliebe der Dermatophyten für schlecht durchblutete Haut. Schweißsocken und enge Schuhe sind dagegen Risikofaktoren, denn feuchte Wärme lässt erst recht Pilze sprießen.

Diabetes mellitus (Zuckerkrankheit)

Diabetiker bringen gleich mehrere Risikofaktoren für eine Pilzinfektion mit. Bei ihnen funktionieren gerade diejenigen Teile des Immunsystems nicht ausreichend, die für die Abwehr von Pilzinfektionen nötig sind. Haben sich die Pilze bei einem Diabetiker einmal eingenistet, sind sie optimal mit Nahrung versorgt: Der hohe Zuckergehalt im Blut und in den Geweben gibt ihnen Kraft zum Wachsen. Hinzu kommt, dass die Haut von Diabetikern schlecht durchblutet ist. Deshalb gelangen die Abwehrstoffe nur schwer dorthin, wo die Pilze zuerst angreifen. Vor allem im Mund lassen sich bei Zuckerkranken überdurchschnittlich häufig Pilze nachweisen. Von der Mundschleimhaut aus wandern die Schmarotzer abwärts zu ihrem Lieblingsaufenthaltsort im Darm und können auch andere Organe befallen – die schwache Immunabwehr macht es ihnen leicht.
Heilt man einen Zuckerkranken von seinen Pilzen, bessern sich oft auch seine diabetikertypischen Krankheitssymptome.

Schuppenflechte und Neurodermitis

Wenn die Haut quälend juckt, schuppt und manchmal feuerrot ist, lautet die Diagnose des Arztes häufig Neurodermitis oder Schuppenflechte (Psoriasis). Bis heute sind die Ursachen für diese Krankheiten nicht geklärt. Man weiß allerdings, dass die Symptome beider Krankheiten auf eine dauerhafte Entzündungsreaktion der Haut zurückzuführen sind. Das bedeutet, dass der Körper sich gegen irgendetwas wehrt und gegen mutmaßliche Eindringlinge Antikörper bildet. Häufig lassen sich im Blut Betroffener verschiedene Immunglobuline nachweisen, die normalerweise nicht in so großer Menge vorhanden sind. Dieser erhöhte Antikörperspiegel spricht dafür, dass es sich bei beiden Krankheiten um allergische Beschwerden handelt. Noch sind sich die Wissenschaftler darüber nicht ganz einig. Sicher scheint, dass es sich bei beiden Krankheiten um fehlgeleitete Immunreaktionen des Körpers handelt. Der Grund für diese Fehlsteuerung ist noch unbekannt. Psoriatiker und Neurodermitiker können sich wegen ihres irritierten Abwehrsystems nur unzureichend gegen Pilze wehren. Manchmal verschreiben die Ärzte gegen starke Hautentzündungen Kortison, das den Pilzen zusätzlich das Leben erleichtert. Schließlich kommt hinzu, dass die Haut dieser Menschen stark vorgeschädigt und deshalb ein bevorzugter Angriffspunkt für Pilze ist.

Psoriasis und Neurodermitis sind Krankheiten, die die Betroffenen sehr stark belasten. Leider sind in beiden Fällen die Ursachen noch weitgehend ungeklärt.

Sind die Schmarotzer einmal im Körper der Betroffenen, muss das Abwehrsystem die doppelte Leistung bringen: einmal gegen die Pilze und einmal gegen die Hauterkrankung. Entlastet man ihr Immunsystem durch eine Antipilztherapie, geht es vielen Psoriatikern und Neurodermitikern erheblich besser.

Sind Pilze der Krankheitsauslöser?

Einige Mediziner sehen in krank machenden Pilzen sogar eine von mehreren Ursachen für die Entstehung dieser Hautkrankheiten. Sie haben beobachtet, dass zwischen 80 und 90 Prozent aller Menschen mit Schuppenflechte oder Neurodermitis eine stark gestörte Darmflora haben. Im Darm dieser Menschen sind häufig krank machende Bakterien und Pilze festgestellt worden.

Diese Wissenschaftler erklären die Rolle von Pilzen bei der Entstehung von Neurodermitis und Schuppenflechte damit, dass ein infizierter Darm mehr Bestandteile aus der Nahrung in den Körper gelangen lässt als normal. Dadurch bildet der Organismus Abwehrkräfte gegen Lebensmittel. Demnach wären sowohl Neurodermitis als auch die Schuppenflechte allergische Reaktionen auf Nahrungsbestandteile. Fachleute stützen ihre Aussagen mit der Beobachtung, dass sich beide Krankheiten oft durch eine besondere Ernährung bessern.

Kopfschuppen

Pilze sind nach Meinung einiger Forscher auch schuld an starken Kopfschuppen. Nicht selten quälen Menschen mit seborrhoischem Ekzem, wie Mediziner das lästige Geriesel nennen, noch mehr Beschwerden: Eine entzündete, juckende, manchmal schorfige Kopfhaut ist dann keine Seltenheit.

Die Krankheit kann sich auch auf ganz andere Körperregionen ausdehnen. Einigen Mykologen ist es gelungen, aus solchen kranken Hautstellen einen Pilz zu isolieren: den Pityrosporum ovale. Rückt man diesem Schmarotzer mit einer Antipilzsalbe oder einem speziellen Haarwaschmittel zu Leibe, bessert sich die Krankheit oft deutlich oder heilt sogar völlig ab. Leider ist ein Nachweis genau dieses Pilzes besonders schwierig, sagen die Forscher. Deshalb bedeute beispielsweise ein negativer Test noch lange nicht, dass kein Pilz vorhanden sei.

Auch Patienten mit einem seborrhoischen Ekzem haben oft eine gestörte Darmflora. Wissenschaftler isolierten aus ihren Stuhlproben in vielen Fällen krank machende Hefen und Bakterien. Nach einer Antipilzbehandlung des Darms besserten sich die Symptome eines seborrhoischen Ekzems deutlich.

Ob die gereizte Kopfhaut Ursache oder Folge des Pilzbefalls ist, bleibt häufig unklar. Auch übertriebene Schaumberge beim Haarewaschen oder zu heißes Föhnen können zu Schuppen führen.

Rheumatische Erkrankungen

Etwa 200 Krankheiten fassen Mediziner unter dem umgangssprachlichen Begriff »Rheuma« zusammen. Eines haben alle diese Erkrankungen gemeinsam: Ein Muskel, ein Knochen, ein Gelenk oder

Treffen krank machende Keime wie etwa Pilze auf ein Immunsystem, das aus dem einen oder anderen Grund nicht ganz fit ist, haben sie ein ähnlich leichtes Spiel wie bei bereits kranken Menschen. Pathogene Pilze sind genauso für augenscheinlich Gesunde eine Gefahr.

die Wirbelsäule sind andauernd schmerzhaft entzündet, ohne dass sich dafür ein Grund finden ließe. Der Auslöser für »Rheuma« stellt Wissenschaftler bis heute vor ein Rätsel. Einige Ärzte sprechen von einer Autoimmunkrankheit. Durch eine Fehlsteuerung schlägt der Körper heftige Abwehrschlachten gegen sich selbst.

Eventuell sind Infektionen mit schädlichen Eindringlingen wie Viren, Bakterien oder Pilzen an der Entstehung dieser Entzündungskrankheit beteiligt, meinen einige Wissenschaftler. Sie stützen ihre These auf die Beobachtung, dass Rheumakranke oft unerklärlich große Mengen Antikörper gegen krank machende Keime wie Pilze im Blut haben. Erstaunlicherweise finden sich diese Antikörper auch oft in der Flüssigkeit der rheumabefallenen Gelenke. Hinzu kommt, dass Rheumatiker häufig gegen ihre Entzündungsschmerzen das pilzbegünstigende Medikament Kortison erhalten, um sich bei einem schlimmen Anfall überhaupt noch bewegen zu können. Studien haben gezeigt, dass es vielen pilzinfizierten Rheumatikern besser geht und ihre Schübe weniger schlimm verlaufen, wenn sie gegen die Pilze behandelt werden.

Arthritis

Für schmerzende, entzündete Gelenke haben Mediziner den Sammelbegriff »Arthritis«. Diese Entzündung hat verschiedene Ursachen und dauert unterschiedlich lange. Manchmal bleibt der Grund völlig unklar, und die Entzündung wird chronisch. Häufig sind krank machende Keime die Ursache für eine Arthritis. So gelangen Bakterien oft durch eine Verletzung wie etwa einen Stich in das Gelenk.

Neue Forschungen zeigen, dass häufig auch Pilze die Ursache für eine solche Gelenkinfektion sind. Meist gelangen Pilze über Umwege in die Gelenke. Der Ursprungsort der krank machenden Pilze in den Gelenken ist ausgesprochen oft der Darm. Von dort breiten sie sich über das Blut schließlich in den ganzen Körper aus. In diesen Fällen lassen sich die oft sehr langwierigen Gelenkentzündungen durch eine Antipilzbehandlung heilen.

Gicht

Auslöser für die schmerzhafte Volkskrankheit Gicht: Wegen einer Stoffwechselstörung kann der Körper die so genannte Harnsäure im Blut nicht wieder ausscheiden. Sie lagert sich in den Gelenken und an den Sehnen an, der Organismus reagiert mit Entzündungen. Es besteht die Gefahr der Harnsteinbildung in den Nieren und damit verbundener äußerst schmerzhafter Koliken.

Bei dieser Krankheit ist das befallene Gelenk geschwollen, heiß und berührungsempfindlich. Später können sich Gichtknötchen unter der Haut bilden, es kommt immer wieder zu akuten Schmerzattacken, den Gichtanfällen. Das betroffene Gelenk verformt sich mehr und mehr und wird schlimmstenfalls sogar völlig zerstört.

Obwohl Gicht nicht in erster Linie etwas mit Pilzen zu tun hat, leiden die Betroffenen dennoch häufig unter den Schmarotzern. Weil die Krankheit auch ihr Immunsystem stark lädiert, können Pilze gut eindringen. Diese Gefahr erhöht sich noch zusätzlich, wenn Gichtkranke Kortison erhalten. Eine Antipilzbehandlung lindert die schmerzhaften Gichtanfälle oft.

Die Erhöhung der Harnsäurewerte im Blut kann familiär veranlagt sein, aber auch durch zu üppige und einseitige Ernährung, Bewegungsmangel oder Alkoholmissbrauch entstehen.

Wichtig

Wie Sie jetzt wissen, können Pilze auch Begleiterscheinungen von chronischen Krankheiten sein. Wenn Sie unter einer der hier genannten Krankheiten leiden, sollten Sie sich auf eine mögliche Pilzinfektion untersuchen und sich gegebenenfalls einen Diätplan zusammenstellen lassen.

Wenn sich der Verdacht erhärtet, an einer Pilzinfektion zu leiden, ist der Gang zum Arzt unerlässlich.

Nachweis und Therapie

Die Schmarotzer in die Schranken weisen

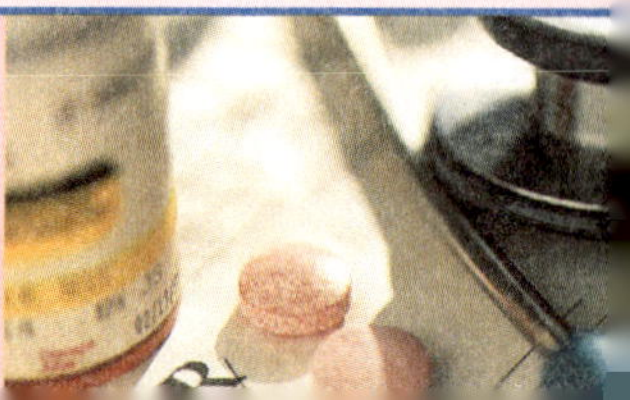

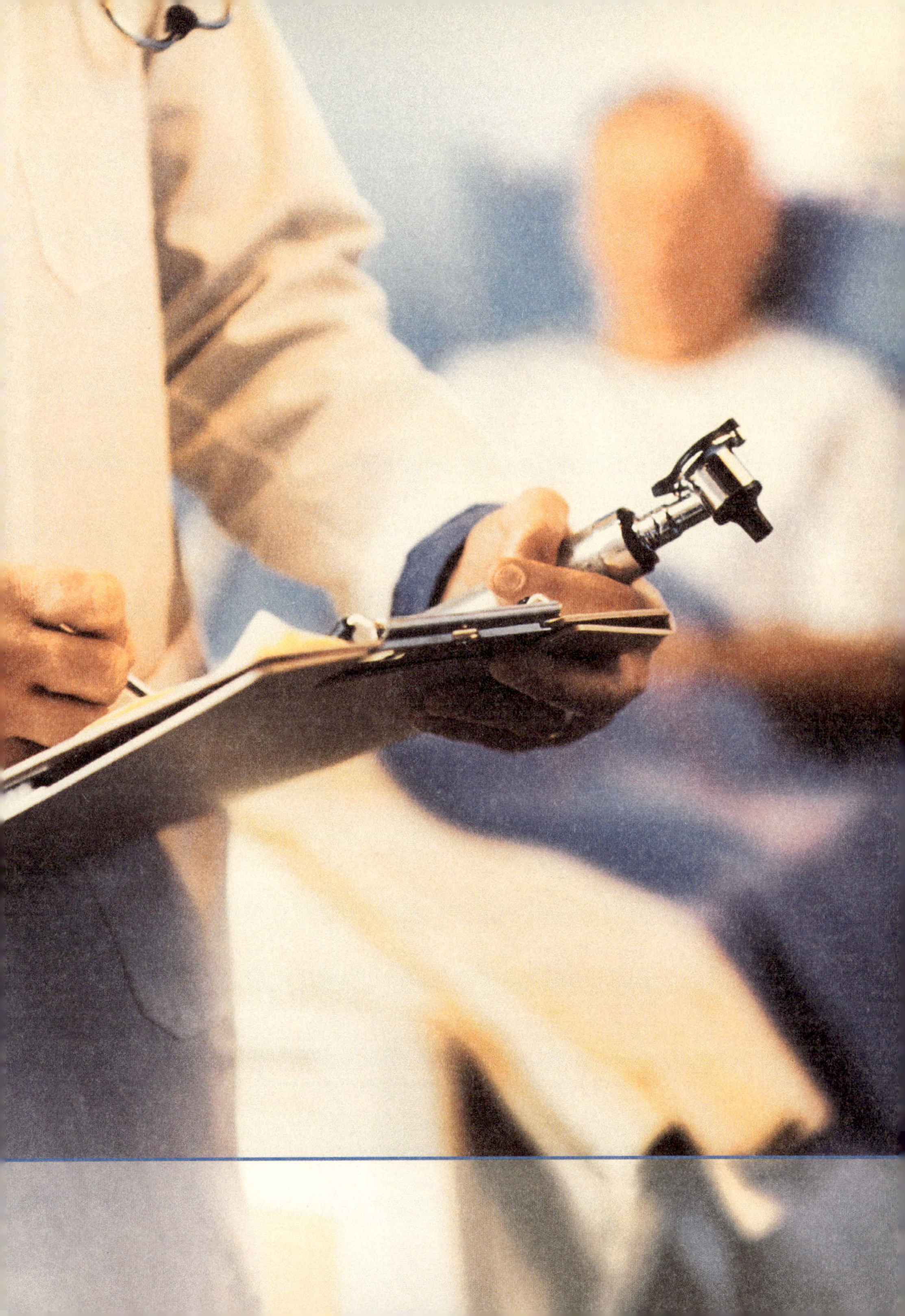

Langwierig, lästig, mit teuren Medikamenten verbunden: Das sind Einwände mancher Patienten gegen eine Pilztherapie. Zugegeben, man braucht etwas Ausdauer, um die unwillkommenen Schmarotzer loszuwerden. Aber das sind Sie Ihrem eigenen Wohlbefinden schuldig.

Die richtige Diagnose

Wie sich eine Pilzinfektion bemerkbar macht, wen die Schmarotzer gefährden und wann diese Infektion krank machen kann, wissen Sie bereits. Haben Sie den Verdacht, dass Sie an einer Pilzerkrankung leiden, machen Sie auf keinen Fall den Fehler, auf eigene Faust eine Antipilzbehandlung zu beginnen. Der Gang zum Arzt ist unerlässlich: Er sollte Ihren Verdacht bestätigen oder ausschließen, dass es nicht noch andere Gründe für Ihre Beschwerden gibt.
Um Ihnen die unterschiedlichen Nachweismöglichkeiten zu erklären, haben wir diese in den folgenden Kapiteln einzeln aufgeführt. Darüber hinaus sollen die Ratschläge Ihnen helfen, dass einer richtigen Diagnostizierung nichts im Weg steht.

Pilze machen krank!

Die gängige Lehrmeinung vieler Ärzte, und besonders der Schulmediziner, besagt: »Pilze machen nichts.« Lassen Sie sich davon aber nicht beirren. In den USA, wo die gleiche ablehnende Lehrmeinung über Pilze herrschte, hat die Beharrlichkeit der Patienten zum Ziel geführt. Begonnen hat es dort mit einem Buch, das die Schädlichkeit von Pilzen das erste Mal für einen medizinischen Laien gut verständlich darstellte.

Die Qual der Arztwahl

Bei Ihrem Gespräch mit dem behandelnden Arzt ist es besonders wichtig, dass Sie ihn von der Ernsthaftigkeit Ihres Anliegens, sich auf Pilze untersuchen zu lassen, überzeugen können. Zeigen Sie ihm, dass Sie sich eingehend mit diesem Thema beschäftigt haben und dass mehr hinter Ihrer Bitte stecken könnte als nur eine vage Vermutung.

Pilze – unbekannte Wesen für viele Ärzte

- Das Gespräch mit dem Arzt fällt Ihnen leichter, wenn Sie die Gründe für seine vielleicht ablehnende Haltung kennen: In der Medizinerausbildung kommt das Fach »Pilzkunde« kaum vor. Ein Arzt weiß deshalb meist nur sehr wenig über Pilze. Auch nach dem Studium sind die Chancen gering, dass er Näheres darüber erfährt. Ärzte arbeiten oft bis zu zwölf Stunden täglich oder mehr. Erst nach einem solchen Arbeitstag bleibt dann vielleicht Zeit für die Fortbildung.
- In den medizinischen Fachblättern finden sich nur selten kompetente Beiträge über Pilzerkrankungen. Viele bekräftigen leider noch die Fehleinschätzung »Pilze machen nichts«.
- Mediziner haben zudem oft damit Schwierigkeiten, einen Patienten als ernst zu nehmenden Gesprächspartner anzuerkennen. Und das hat natürlich durchaus Gründe. Denn häufig kommen Patienten mit ausgesprochen krausen Wünschen und Vorstellungen in die Sprechstunde. Sie haben ihr Wissen aus einem Zeitungsartikel, einem Magazin oder von einer Tante der Schwiegermutter einer Freundin. Kein Wunder, dass Ärzte dann auf Durchzug schalten und einen solchen Patienten mit einigen guten Worten wieder heimschicken.

Lassen Sie sich von Ihrem Arzt nicht einschüchtern, denn die gängige Lehrmeinung vieler Ärzte besagt leider nach wie vor: »Pilze machen nichts.«

Einfacher verläuft ein solches Gespräch, wenn Sie Ihren Arzt schon lange kennen. Vielleicht behandelt er Sie bereits gegen Beschwerden, hinter denen Sie jetzt eine Pilzinfektion vermuten. Dann können Sie ruhig sagen: »Bisher hat mir die Behandlung nicht richtig geholfen. Jetzt können wir es mit einer Pilzbehandlung versuchen. Schaden kann es ja nicht, oder?« Welcher Arzt Sie auf Pilze untersucht, ist letztlich egal. Sie haben bei keinem die Garantie, dass er et-

Egal, zu wem Sie gehen, Schulmediziner, Naturheilkundler oder Heilpraktiker: Lassen Sie sich nur auf eine Behandlung ein, die auf medizinisch gesichertem Wissen beruht.

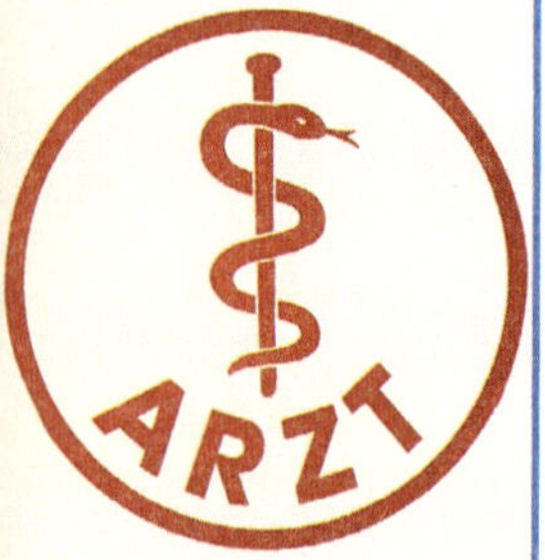

Wenden Sie sich nur an Spezialisten – Vorsicht vor Scharlatanen, die Ihnen schnelle Hilfe vorgaukeln!

was von Pilzen versteht. So können Sie sich Ihrem Hausarzt ebenso anvertrauen wie einem Spezialisten. Egal, ob Frauenarzt, Internist oder Hautarzt: Die meisten von ihnen haben nichts über Pilze gelernt, sie alle können aber prinzipiell solche Untersuchungen vornehmen. Entscheidend ist letztlich Ihr vertrauensvolles Verhältnis, nicht die Spezialausbildung, denn einen Facharzt für Pilzerkrankungen gibt es nicht. Ist Ihr Arzt nach dem Anfangsgespräch nicht bereit, Sie auf Pilze zu untersuchen und zu behandeln, bleibt Ihnen letztlich nichts anderes übrig, als es bei einem anderen Mediziner zu versuchen. Bei der Suche danach kann Ihnen das Verzeichnis ab Seite 234 dieses Ratgebers helfen.

Lassen Sie sich nicht entmutigen, wenn Sie nicht gleich beim ersten Arzt Hilfe finden; oberstes Motto bei einer Pilzerkrankung ist ohnehin: Ausdauer und Geduld – und das fängt schon bei der Suche nach einem geeigneten Arzt an.

Was wissen Naturheilkundler?

In den letzten Jahren haben sich immer mehr Mediziner des Themas »Pilzinfektionen« angenommen und sich mit alternativen Heilverfahren beschäftigt. Ein Arzt, der in seiner Berufsbezeichnung den Zusatz »Naturheilkunde« führt, hat zumindest eine Fortbildung zu Pilzinfektionen absolviert. Er muss deswegen allerdings nicht unbedingt Experte auf diesem Gebiet sein. Immerhin aber steht er wahrscheinlich dem Thema »Pilze« offener gegenüber und lehnt eine Antipilzbehandlung nicht in Bausch und Bogen ab. Ein naturheilkundlich orientierter Arzt kann durch sein Medizinstudium ausschließen, dass Ihre Beschwerden nicht eine andere Ursache haben.

Dies sollte immer der erste Schritt sein: eine gründliche Untersuchung, damit nicht durch Ihren eigenen Verdacht auf Pilze andere mögliche Störungen übersehen werden.

Was wissen Heilpraktiker?

Abgesehen von einigen medizinischen Spezialisten waren die Heilpraktiker die Ersten, die sich mit krank machenden Pilzen beschäftigt haben. Deshalb kennen sich trotzdem längst nicht alle gleich gut mit diesen Mikroorganismen aus. Es gibt Heilpraktiker, die ihre Ausbildung in drei Jahren intensiver Schulungen erworben haben. Andere wiederum behandeln bereits nach dreiwöchigem Fernstudium Kranke. Diese ungleichen Ausbildungswege beklagen übrigens auch Heilpraktikerverbände. Trotzdem leisten viele von ihnen bei der Erkennung und Behandlung von Pilzinfektionen ausgezeichnete Arbeit. Es bleibt Ihnen überlassen, ob Sie nun zu einem Allgemeinmediziner gehen, einen Arzt für Naturheilkunde aufsuchen oder sich einem Heilpraktiker anvertrauen. Wichtig aber: Lassen Sie sich auf keine Behandlung ein, die von medizinisch gesichertem Wissen abweicht.

Es ist ausgesprochen wichtig, sich einem Heilpraktiker anzuvertrauen, der sein Fach versteht. Manche bedienen sich leider fahrlässig dieser Bezeichnung, ohne sich intensiv mit dieser Methode beschäftigt zu haben.

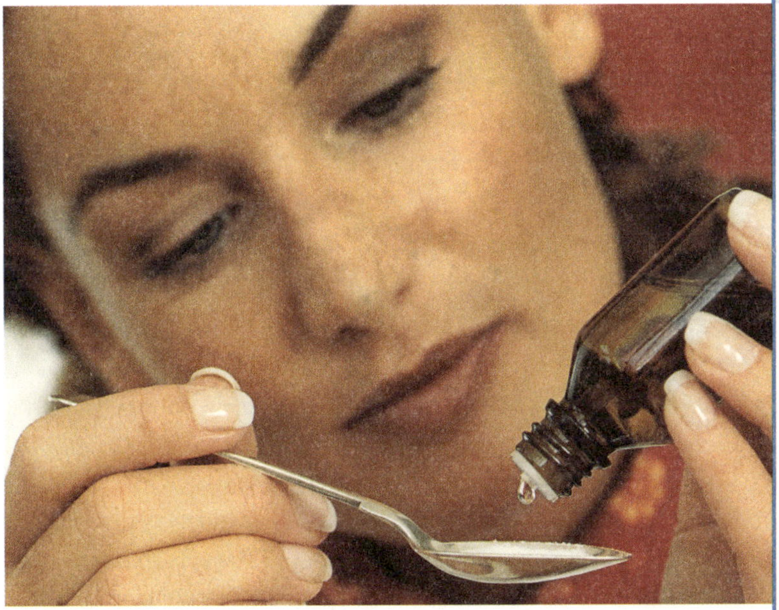

Homöopathie will die Wurzel einer Krankheit bekämpfen – und nicht nur ihre Symptome.

Klagelieder und langatmige Schilderungen heben Sie sich besser für mitfühlende Freunde auf: Überlegen Sie sich vorher, wie Sie dem Arzt knapp, sachlich und vollständig von Ihren Beschwerden und eventuellen Therapieversuchen erzählen.

So erkennen Sie, ob Ihr Therapeut Sie gut betreut

Es ist für den Einzelnen nicht leicht zu beurteilen, ob er bei seinem Arzt oder Heilpraktiker in guten Händen ist. Lassen Sie sich auf nichts ein, von dem Sie nicht überzeugt sind. Oft schlagen Ärzte aufwändige Maßnahmen vor, noch bevor sie abgeklärt haben, ob dies notwendig ist. Besprechen Sie mit Ihrem Arzt klar Ihre Probleme und Vorstellungen über die Untersuchungsmöglichkeiten auf Pilzerkrankungen. Haben Sie sich für einen Naturheilkundler entschieden, achten Sie besonders auf eine sorgfältige Untersuchung und Behandlung. Ihr Therapeut ist dann auf dem Stand der Wissenschaft, wenn er mindestens folgende Punkte beachtet:

- ☐ Er hört Ihnen zu. Sie haben das Gefühl, dass er Sie ernst nimmt.
- ☐ Er stellt weitere Fragen zu Ihren Beschwerden, um andere mögliche Erkrankungen auszuschließen. Dazu untersucht er Sie körperlich.
- ☐ Hat er den Verdacht, dass Sie an einer Pilzinfektion leiden, bittet er Sie, in den nächsten Tagen eine Stuhlprobe abzugeben. Meint er, dass die Pilze an anderen Körperstellen sitzen, entnimmt er dort Proben. Diese lässt er von einem Fachmann analysieren.
- ☐ In Zweifelsfällen ordnet er eine Blutuntersuchung auf Antikörper gegen Pilze an.
- ☐ Haben die Tests ergeben, dass Sie Pilze haben, verschreibt er Ihnen Medikamente.
- ☐ Er bespricht mit Ihnen, dass Sie für einen Heilungserfolg Ihre Ernährung umstellen und in nächster Zeit auf Zucker verzichten müssen.
- ☐ Er kontrolliert den Erfolg der Behandlung noch einmal mit Proben aus den befallenen Körperteilen und beendet die Therapie erst dann, wenn wirklich keine Pilze mehr nachweisbar sind.

Den Pilzen auf der Spur

Die Möglichkeiten, Pilze zu erkennen

So unheimlich es auch klingen mag, dass unsichtbare Pilze in unserem Körper hausen: Dem Auge eines geübten Laborspezialisten bleiben die Winzlinge nicht verborgen. Für die Spurensuche haben Mediziner unterschiedliche Methoden entwickelt.

Dabei züchten sie die Schmarotzer im Labor nach und bestimmen den Keim unter dem Mikroskop. Reicht dies nicht aus, können Mediziner auch im Blut sehen, ob der Körper im Augenblick mit krank machenden Pilzen zu kämpfen hat.

Ist die Probe nachlässig genommen, findet das Labor keine Pilze – auch wenn Sie noch so viele davon im Körper haben.

Der Nachweis im Labor

Pilze vermehren sich unter günstigen Umständen rasant. Das ist einerseits problematisch, wenn sie im Körper wachsen. Andererseits machen sich Spezialisten diese Eigenschaft zunutze. Hat ein Mediziner den Verdacht, dass Pilze eine Körperstelle oder ein Organ befallen haben, braucht er beispielsweise nur eine kleine Menge Haut, Haar oder Stuhl, um daraus im Speziallabor innerhalb kürzester Zeit viele Pilze anzuzüchten. Dazu gibt er die Proben auf einen speziellen Nährboden, der Pilzen optimale Wachstumsbedingungen bietet. Sprießen sie dann reichlich, kann er sie nachweisen und genau bestimmen. Aus der Wachstumsgeschwindigkeit kann er Rückschlüsse auf die Stärke des Befalls ziehen. Diese Pilzanzucht klappt aber nur, wenn Sie oder der Arzt die Proben ganz exakt und unter bestimmten Bedingungen nehmen. Eine weitere mögliche Fehlerquelle ist der Versand, denn die wenigsten Ärzte haben ein eigenes Pilzlabor und verschicken die Proben an Spezialisten.

So unappetitlich das Thema scheint: Ein ganzer Wissenschaftszweig beschäftigt sich mit der »Proktologie«, nämlich damit, was unsere Ausscheidungen über den Gesundheitszustand des Körpers verraten.

Machen Sie oder Ihr Arzt bei der Probenentnahme Fehler, fällt der Test negativ aus, obwohl Sie Pilze haben. Aufgrund dieses falschen Ergebnisses wird Ihr Arzt Sie nicht auf Pilze behandeln. Um dies zu vermeiden, stellen wir Ihnen hier die Methoden der nötigen Probeentnahmen vor.

Die Stuhlprobe

Hier sind Sie selbst gefordert. Manchen Menschen ist dieses Thema sehr unangenehm. Es ist jedoch wichtig, dass Sie die Probe gewissenhaft durchführen. Machen Sie sich klar, dass der Gang zur Toilette ein ganz natürlicher Vorgang ist, dass monatlich Tausende von Stuhlproben verschickt werden und Ihr Arzt diesen Test unter rein medizinischen Aspekten betrachtet.

Ihr Arzt gibt Ihnen ein so genanntes Stuhlröhrchen mit nach Hause und bittet Sie, dort die Probe vorzunehmen. Sind genügend krank machende Pilze im Darm, reißen immer wieder einmal einige ab und geraten in den Stuhl, wo sie sich nachweisen lassen. In dem Stuhlröhrchen steckt ein kleiner Plastiklöffel, mit dem Sie aus dem Stuhl die Proben entnehmen können. Weil Pilze im Stuhl nie gleichmäßig verteilt sind, sondern immer in regelrechten »Nestern« auftreten, sollten Sie einige Tipps beherzigen:

Mit dem Entnahmelöffel sollten Sie vor der Probenentnahme im Stuhl etwa 25-mal »herumstochern« oder den Stuhl durchrühren. Dann entnehmen Sie an mindestens acht verschiedenen Stellen jeweils eine erbsengroße Probe. Füllen Sie das Stuhlröhrchen auf keinen Fall zu mehr als zwei Dritteln. Beim Versand könnten eventuell vorhandene Pilze Gase produzieren, die das Röhrchen platzen lassen.

Unter Umständen ergibt die Stuhlprobe trotz aller Mühen ein negatives Ergebnis. Das ist dann möglich, wenn man zufällig keines der »Pilznester« bei der Probenentnahme erwischt hat. Wiederholen Sie deshalb bei einem negativen Ergebnis die Proben, wenn Sie trotzdem den Verdacht haben, an Pilzen zu leiden. Einige Laborspezialisten geben dann folgenden Tipp: Trinken Sie am späten Abend vor der Stuhlprobe drei Esslöffel mit Wasser verdünnten Obstessig. Oft zeigen sich dann doch Pilze in der Stuhlprobe.

Wissenschaftler vermuten, dass einige Stoffe im Essig die chemische Verbindung lockern, mit der sich die Pilze an der Darmwand festhalten. So tauchen auf einmal mehr davon im Stuhl auf. Die folgenden Vorsichtsmaßnahmen machen die Untersuchung sicherer und helfen, Irrtümer zu vermeiden: Essen Sie einige Tage vor dem Test keinen Schimmelkäse, und trinken Sie keinen Kefir mehr. Diese Lebensmittel sind mit Pilzen hergestellt, die in der Stuhlprobe wieder erscheinen. Kefir beispielsweise wird mit einer Hefeart hergestellt, die unter dem Mikroskop der krank machenden Hefe Candida albicans ähnelt.

Die gefundene Keimmenge allein sagt nicht aus, wie problematisch die Pilze für den Betroffenen sind. Deshalb: Eine Pilzbehandlung ist dann notwendig, wenn pilzspezifische Symptome vorliegen, oder wenn Pilze im Stuhl nachweisbar sind.

Schwieriger Befund

Die Interpretation eines positiven Stuhlbefunds ist auch für Spezialisten ein zweischneidiges Schwert. Viele Mediziner meinen, es sei alles in Ordnung, solange die gefundene Pilzzellenmenge ein bestimmtes Maß nicht übersteigt. Mykologen kritisieren daran allerdings, dass eine Stuhlprobe – auch wenn sie kunstgerecht genommen wurde – immer eine Art Zufallsbefund ist und sich die Keimmenge im Darm nie exakt aus der Probe hochrechnen lässt.

Neuere mikrobiologische Untersuchungen zeigen außerdem, dass die Menge der Keime allein nicht aussagt, wie problematisch die Pilze für den Betroffenen eigentlich sind. So kann jemand astronomische Mengen von Pilzzellen im Stuhl haben, aber trotzdem relativ beschwerdefrei sein. Das liegt dann daran, dass diese Pilze eher stoffwechselträge sind und kaum Substanzen produzieren, die dem unfreiwilligen Wirt Probleme bereiten. Bei anderen Patienten wiederum kann es sein, dass schon sehr geringe Keimmengen sie richtig krank werden lassen, weil diese Pilze eben sehr viele Stoffwechselprodukte wie etwa Enzyme produzieren. Diese Stoffwechselprodukte lassen sich mit moderner Labortechnik auch nachweisen.

Die Keimzahl ist außerdem deshalb relativ aussageschwach, weil niemand sicher weiß, ob ein Pilz in der Stuhlprobe wirklich im Darm des Wirts gelebt hat, oder ob er nicht vielleicht einfach nur mit »durchgerutscht« ist. Dann nämlich wäre alles in Ordnung.

Pragmatische Ärzte sagen daher, ein Patient müsse gegen Pilze behandelt werden, wenn er pilzspezifische Symptome habe und wenn sich Pilze im Stuhl nachweisen ließen – egal, wie viele. Dann ist eine Behandlung mit Antipilzmedikamenten fällig. Schlägt sie an, war die Entscheidung richtig.

Wenn es für die Urinprobe nicht »auf Kommando« geht: Trinken Sie reichlich Tee oder schwachen Kaffee mindestens eine Stunde vor dem Arztbesuch.

Die Urinprobe

Pilze sitzen außer im Darm gern in der Blase oder den Harnwegen. Dann verraten sie sich in der Urinprobe. Auch hier sind einige Dinge zu beachten. Das Gefäß, das Ihnen Ihr Arzt gibt, muss steril sein. Ein einfacher Becher, der schon offen auf der Toilette oder in der Durchreiche steht, reicht nicht.

Geben Sie nicht gleich den ersten Urin in den Becher. Besser ist es, Sie lassen erst ein wenig Urin in die Toilette ab und fangen den nachfolgenden Mittelstrahlurin auf, wie ihn die Mediziner nennen. Bei Frauen ist es besonders wichtig, dass am Harnausgang kein Scheidensekret vorhanden ist. Denn wenn dieses Sekret Pilze enthält, ergibt der Urintest ein falsches Ergebnis. Es ist also wichtig, den Harnausgang vorher zu desinfizieren.

In manchen Fällen ist es erforderlich, eine Urinprobe durch eine Blasenpunktion oder mit einem Katheter zu gewinnen. Diese Proben nimmt dann natürlich der Arzt.

Proben aus den Atemwegen

Beim Verdacht, dass Sie Pilze in den Atemwegen haben, weist der Arzt die Schmarotzer im so genannten Bronchialsekret nach. Das ist die Flüssigkeit, die von den Bronchien abgesondert wird. Dieses Sekret entnimmt der Arzt am besten mit einem Spezialgerät, dem Bronchoskop. Mit diesem Gerät gelangt er bis in die Atemwege und saugt die Flüssigkeit dort ab.

Nicht jeder Arzt bedient sich dieser Technik. Vielleicht bittet Ihr Therapeut Sie auch nur, ein wenig Flüssigkeit aus den Atemwegen hoch zu husten. Das hat den Nachteil, dass dann die Flüssigkeit in Kontakt mit dem hinteren Rachenraum kommt. Dort wachsen gern Pilze, die dann das Testergebnis verfälschen. Um dem vorzubeugen, müssen Sie unbedingt vor dem Abhusten den Mund mit einer Desinfektionslösung, die gegen Pilze wirkt, gründlich ausspülen. Versuchen Sie nach Möglichkeit zu verhindern, dass der Schleim beim Abhusten die Zunge oder die Lippen berührt.

Seien Sie bei der Probenentnahme nicht besserwisserisch, aber lassen Sie sich genau erklären, wie der Arzt dabei vorgeht. Auch hier können Sie mit mehr Aufmerksamkeit rechnen, wenn Sie selbst Interesse zeigen.

Proben aus dem Mund

Pilze im Mund sind oft schon mit bloßen Augen zu erkennen. Gerade bei pilzinfizierten Säuglingen bedeckt dann ein »weißer Rasen« Zunge, Gaumen und Zahnfleisch. Besteht der Verdacht auf eine Pilzinfektion im Mund, muss der Arzt mit einem festen, sterilen Gegenstand einen Abstrich von den verdächtigen Stellen nehmen und dabei kräftig kratzen.

Hautproben

Auch an juckenden, nässenden und roten Hautstellen sind oft Pilze schuld. Für einen zuverlässigen Test ist die Entnahmetechnik besonders wichtig. Bei einer korrekten Entnahme reinigt der Arzt zunächst den Rand der pilzverdächtigen Stelle mit 70-prozentigem Alkohol.

Dann muss er alle groben Auflagerungen, Krusten und Schuppen entfernen. Schließlich kratzt er in Richtung auf das gesund aussehende Hautgewebe etwa 30 bis 50 Schüppchen ab und fängt sie in einem sterilen Gefäß auf.

Es hat keinen Sinn, bereits krank aussehendes Gewebe einzusenden, weil darin aller Wahrscheinlichkeit nach keine vermehrungsfähigen Pilze mehr sitzen. Der Test würde also negativ ausfallen. Diese Gefahr besteht ebenfalls, wenn jemand nur mit einem Wattestäbchen eine Hautprobe nehmen würde.

Wenn die Haare kurz nach dem Ansatz abbrechen: Häufiger noch als Pilze sind daran ständiges Reiben durch Haarschmuck, häufig getragene Kopfbedeckungen oder auch falsch durchgeführte Dauerwellen und Färbungen schuld.

Nagelproben

Ebenso wie beim Hauttest muss Ihr Arzt von pilzverdächtigen Finger- oder Fußnägeln Proben einschicken, die er aus dem gesund aussehenden Nagelbereich entnimmt. Dazu muss er zunächst den krank aussehenden Nagel weitgehend abschaben, abkratzen oder abfräsen. Die lebenden Pilze sitzen am Rand des gesund aussehenden Nagelbereichs. Wenn Sie sehr harte Nägel haben und befürchten, dass die Prozedur schmerzhaft werden könnte, kann Ihr Arzt Ihnen einige Tage zuvor einen Verband mit Harnstoffsalbe um den Finger oder Zeh wickeln. Diese Substanz erweicht das hornige Material, tötet die Pilze aber nicht ab.

Haarproben

Pilze wachsen gern in behaarten Körperregionen, etwa auf dem Kopf oder im Bart. Sie wachsen dort von der Haut aus in Richtung Haarwurzel, bei starkem Pilzbefall brechen die Haare ab. Wichtig ist es, für die Probenentnahme die Haarstümpfe zu erwischen, aus denen sich dann vielleicht Pilze kultivieren lassen. Der Arzt hat für die teilweise winzigen Haarstümpfe spezielle Instrumente, wie etwa eine besonders feine Pinzette. Mit ihr sollte er möglichst viele Haarstümpfe herausziehen, die er dann verschickt. Zuvor muss er unbedingt die pilzverdächtige Hautregion sorgfältig mit Alkohol reinigen, um ein falsches Testergebnis zu vermeiden.

Der Probenversand

Für einen möglichst zuverlässigen Test ist nicht nur die Entnahmetechnik enorm wichtig. Auch danach passieren häufig Fehler. Selbst wenn Ihr Arzt ein eigenes Pilzlabor hat und die Proben untersucht, gelangen manchmal fremde Keime in die Kultur, die gar nicht im Körper des Patienten vorhanden sind. Vor allem aber beim Verschicken der Proben passieren immer wieder Fehler, beklagen Laborspezialisten. Die meisten von ihnen geben deshalb gern entsprechende Tipps.

Die Bluttests

Bluttests können zeigen, ob der Körper sich mit den Schmarotzern auseinander gesetzt hat oder ob er es immer noch tut.

Haben sich Pilze im Körper eingenistet, hinterlassen sie nicht nur direkte Spuren. Mediziner können nach den Abwehrstoffen suchen, die der Körper beim Kampf gegen die Pilze bildet. Enthält das Blut viele dieser Abwehrkörper, deutet dies auf eine Pilzinfektion hin. Für den Antikörpergehalt im Blut gibt es im Medizinerdeutsch den Begriff »Titer«. Ein hoher Pilztiter bedeutet also, dass sich der Körper in der Vergangenheit gegen die Schmarotzer gewehrt hat oder es gegenwärtig immer noch tut.
An der Abwehrschlacht gegen Pilze sind viele Teile des Immunsystems beteiligt. Für jeden »Mitspieler« des »Abwehrteams« gibt es einen speziellen Test, aus dessen Ergebnis der Arzt unterschiedliche Schlüsse ziehen kann. Weil die Tests alle geradezu unaussprechliche Namen haben, benutzen Mediziner fast ausschließlich Abkürzungen dafür. Zu den wichtigsten Antikörpertestverfahren gehören der HAT- und der IFT-Test.

Pilze haben ihre Tücken: Auch die ausgereiftesten Tests können falsche Ergebnisse liefern. Ein guter Arzt wird bei anhaltenden Beschwerden die Untersuchungen wiederholen.

Der »HAT« – habe ich im Augenblick Pilze?

Dieses Testverfahren sagt etwas über die aktuelle Situation des Immunsystems aus. Ein »Hämagglutinations-Test«, wie er ausführlich heißt, sucht nach den Immunglobulinen vom Typ M (IgM). Diese Antikörper zirkulieren nur für kurze Zeit im Blut. Etwa eine gute Woche nach dem Ende einer Infektion sind sie wieder verschwunden. Findet ein Arzt diese Antikörper, heißt das, dass höchstwahrscheinlich Pilze vorhanden sind, gegen die sich der Körper im Augenblick wehrt.

Der »IFT« – hatte ich vor einiger Zeit Pilze?

Der »Immunfluoreszenz-Test« (IFT) weist Antikörper vom Typ G (IgG) nach. Diese Abwehrkräfte schwimmen noch ungefähr einen Monat nach einer Pilzinfektion im Blut. Diese Tests liefern dem Arzt wertvolle Erkenntnisse. Ein positiver IFT- und ein positiver HAT-Test besagen beispielsweise, dass der Infektionsbeginn schon länger zurückliegen muss und dass der Körper noch immer gegen Pilze kämpft.

Darüber hinaus gibt es einige weitere ergänzende Bluttests, die aber nicht immer notwendig sind und die nicht jedes Labor durchführt. Auch Ihrem Arzt wird in der Regel die Technik dazu fehlen. Das ist nicht ungewöhnlich, er gibt wahrscheinlich wie fast alle Mediziner seine Blutproben zur Untersuchung außer Haus. Sollte das Labor Ihres Arztes diese Blutuntersuchungen nicht durchführen, so finden Sie auf Seite 235 einige Adressen, an die er Blutproben einsenden kann.

Pilztests – trotz ausgefeilter Technik nicht verlässlich?

Ob Wissenschaftler die Pilze als Kultur anzüchten oder Mediziner im Blut nach ihnen fahnden: Diese Tests sind heute ausgereift – liefern aber manchmal falsche Ergebnisse. Möglicherweise wachsen auf dem Nährboden im Labor keine Pilze, obwohl in der Probe welche steckten. Dann waren entweder die Wachstumsbedingungen nicht optimal, andere Keime haben sich zu schnell auf dem Nährboden breit gemacht und den Pilzen die Nahrung weggenommen, oder aber die Probe wurde falsch genommen. Es gibt einige Pilze, die dafür bekannt sind, dass sie nur sehr schwer im Labor zu züchten sind. Dazu gehört beispielsweise der Hautpilz Pityrosporum ovale.

Die Tücke der Pilze

Auch unter den Bluttests gibt es manchmal »Versager«. Eine häufige Fehlerquelle stellt dabei das geschwächte Immunsystem des Pilzinfizierten dar. Denn wenn das Immunsystem nicht mehr richtig arbeitet, produziert es nicht genügend Abwehrkörper gegen die Pilze. Dann täuscht ein niedriger Antikörperspiegel ein negatives Ergebnis lediglich vor, obwohl der Betroffene vielleicht sogar sehr viele Pilze im Körper hat. Darüber hinaus haben Wissenschaftler festgestellt, dass einige krank machende Pilzarten keinen erhöhten Titer hervorrufen. So lassen sich beispielsweise Abwehrstoffe gegen die krank machende Hefe Candida krusei im Blut nicht nachweisen. Trotzdem bieten die Pilzkulturen und die Bluttests zusammen ein gutes und engmaschiges System, das für den allergrößten Teil der Betroffenen völlig ausreicht – und das nicht allzu aufwändig ist.

Eine immer wiederkehrende Pilzinfektion kann ein Hinweis darauf sein, dass das Immunsystem erheblich geschwächt ist.

Testen Sie lieber mehrfach

Wie Sie jetzt wissen, sind die lästigen Schmarotzer äußerst hartnäckig. Egal, welche Beschwerden Sie haben oder welchen Test Sie über sich ergehen lassen mussten, bedenken Sie immer wieder: Auch ein negatives Ergebnis besagt nicht unbedingt, dass keine Pilzerkrankung vorliegt. Lassen Sie sich lieber einmal zu viel als zu wenig testen.

Pilze kann man nicht aushungern. Im Gegenteil: Sie werden bei Nahrungsmangel zu einer noch viel größeren Gefahr.

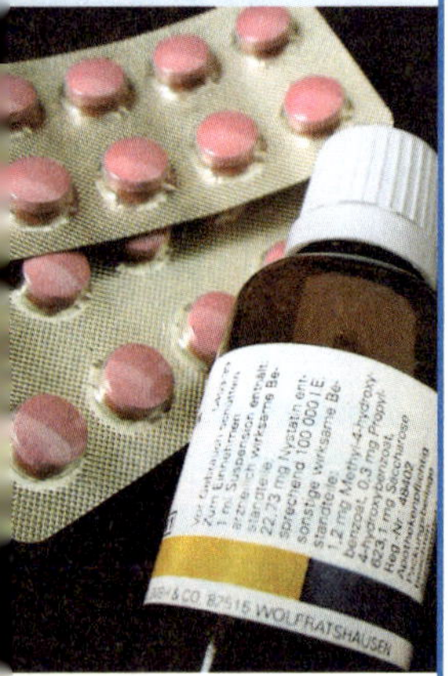

Nystatin ist ein bewährtes Antipilzmedikament.

Die Medikamente

Pilze haben zahlreiche Tricks, um im Körper zu überleben. Allerdings sitzt der Mensch letztlich am längeren Hebel, wenn es darum geht, sie wieder loszuwerden. Es gibt sehr wirksame Medikamente gegen die Schmarotzer. Hat Ihr Arzt bei Ihnen Pilze festgestellt, sind sowohl Arzneimittel als auch die Ernährungsumstellung unerlässlich.

Die Behandlung – immer eine Kombination

Versuchen Sie besser nicht, die Pilze nur mit einer Diät zu besiegen – es wird Ihnen nicht gelingen. Im Gegenteil: Sie schaden sich damit möglicherweise mehr, als Sie sich nützen. Hungrige Pilze produzieren jede Menge schädlicher Substanzen, um sich unliebsame Nahrungskonkurrenten vom Hals zu halten und Ihr Immunsystem zu schwächen, außerdem animieren sie Sie zum Essen.

Hungrige Pilze werden erst richtig gefährlich

Fehlt ihnen die Nahrung, wachsen sie durch die Darmwand und zapfen die umgebenden kleinen Blutgefäße an. Der Zucker im Blut dient ihnen dann als Stärkung. Sind sie einmal dort angekommen, ist ihre Behandlung noch um einiges schwieriger.

Den Schaden können Sie nur abwenden, wenn Sie den Pilzen gleichzeitig mit Medikamenten den Garaus machen. Die am häufigsten angewendeten Präparate wirken ausschließlich gegen Pilze und schaden weder den nützlichen Darmbakterien noch Ihnen.

Eine Antipilzbehandlung kann neben einer Ernährungsumstellung und Medikamenten noch weitere Maßnahmen umfassen. So stärken einige Präparate Ihr Immunsystem. Auch dem Darm kann man helfen, wieder fit zu werden. Diese Ergänzungen sind individuell und eine Sache zwischen Ihrem Therapeuten und Ihnen. Auf jeden Fall aber muss die Behandlung eine Ernährungsumstellung und Medikamente beinhalten. Bei den Präparaten gibt es heute viele unterschiedliche Substanzen, die auch verschiedene Wirkungsweisen haben. Die meisten Medikamente gegen eine Pilzinfektion im Darm wirken nur dort, wo sie gebraucht werden.

Der Klassiker Nystatin – ein wirksames Medikament

Bereits 1950 entdeckten zwei Amerikanerinnen einen Wirkstoff, der bis heute bei der Antipilzbehandlung weltweit im Einsatz ist. Sie isolierten aus Bakterien eine natürliche Substanz, die einem Bakterium als Waffe gegen Pilze dient. Diesen Wirkstoff tauften die beiden Forscherinnen Nystatin.

In niedrigen Konzentrationen hemmt Nystatin das Pilzwachstum, in hohen tötet es sie ab. Die Wirksamkeit ist gut belegt.

Nystatin auf einen Blick

Nystatin ist ein sanftes Heilmittel. Die Medizin macht sich nur seine Wirkung zunutze, die es auch in der Natur hat: Pilze abzutöten.
Nystatin gibt es für die Darmheilung in Form von Tabletten, Dragees und als Flüssigkeit oder Gel für den Mund- und Rachenraum. Es ist sehr wichtig, dass Sie immer sowohl Tabletten als auch die Flüssigkeit oder das Gel verwenden! Denn wenn sich Pilze im Darm breit gemacht haben, sitzen sie auch – unsichtbar – im Mund und in der Speiseröhre. Dann nutzt eine Darmsanierung gar nichts, weil Sie immer wieder neue Pilzzellen herunterschlucken und sich selbst infizieren. Das Gel oder die Flüssigkeit wirkt vom Mund bis in den Magen, die Tabletten von dort an abwärts. Nur so haben Pilze keine Chance mehr.

Nystatin – morgens, mittags, abends

Die Dosierung von Nystatin richtet sich vor allem danach, wie viele Pilze in Ihrer Stuhlprobe enthalten waren. Ein sehr gängiges Behandlungsschema sieht so aus:

- Morgens nehmen Sie 2 Dragees Nystatin nach dem Frühstück. Nach dem Essen Zähne putzen und mit der Nystatinflüssigkeit den Mund spülen. Die Substanz möglichst lange im Mund behalten und »durch die Zähne ziehen«. In kleinen Portionen langsam schlucken.
- Mittags und abends machen Sie es wie morgens. Nach den Mahlzeiten schlucken Sie jeweils 2 Nystatintabletten. Im Bett vor dem Schlafen noch einmal Nystatinflüssigkeit in den Mund nehmen und nach einiger Zeit langsam schlucken. Dann rutscht die Substanz nicht gleich abwärts in den Magen und wirkt in der Speiseröhre. Deshalb wäre es gut, auch tagsüber die Flüssigkeit im Liegen einzunehmen, wenn Sie in irgendeiner Form die Möglichkeit dazu haben.

Das Kürzel Nystatin steht für »New York State in« und soll daran erinnern, dass die Substanz in einem Labor des US-Bundesstaats New York entdeckt wurde.

Nystatin ist eines der wenigen hochwirksamen Medikamente, das gut vertragen wird. In einigen Fällen verursacht es bei hoher Dosierung Übelkeit, Durchfall, Brechreiz oder Erbrechen.
Die Nystatinmoleküle sind so groß, dass sie die Darmwand nicht durchdringen können. So verlässt die Substanz, nachdem sie den Darm passiert und unter den dort siedelnden Pilzen nachhaltig aufgeräumt hat, unverändert den Verdauungstrakt. Sogar Schwangere dürfen es deshalb ohne Bedenken nehmen. Nystatin ist in Deutschland frei in der Apotheke verkäuflich. Die Wirkungsweise von Nystatin ist einfach: Es macht die Außenwand der Pilzzelle durchlässig. So verlieren Pilze lebenswichtige Stoffe; gleichzeitig dringen fremde Substanzen in ihre Zelle ein, die dann entweder in sich zusammenfällt

oder platzt. Viele Firmen bieten diese Substanz unter verschiedenen Namen an. Seien Sie also nicht überrascht, wenn auf der Packung ein anderer Produktname steht. Als Wirkstoff ist dennoch Nystatin darin enthalten. Er ist ebenso auf der Packung aufgedruckt, nur kleiner. Manche Ärzte und Heilpraktiker verordnen gern speziell vom Apotheker angemischte Medikamente. Achten Sie aber auf eine ausreichend hohe Dosierung des Medikaments. Beim Nystatin zählt man in »Internationalen Einheiten (I. E.)«. Eine Tablette Nystatin sollte 500 000 I. E. enthalten. Bei Fertigpräparaten steht diese Dosierung auf der Verpackung.

Viele der sanften Präparate gibt es auch als Infusion. Sie ist beim normalen Darmpilz aber eigentlich nicht nötig.

Ernährung und Medikamente aufeinander abstimmen

Eine Umstellung Ihrer Ernährungsgewohnheiten allein reicht nicht aus, um den lästigen Schmarotzern den Garaus zu machen. Ihr Arzt muss Ihnen gleichzeitig die notwendigen Medikamente verschreiben. Denn auch die Abstimmung von Nahrungsmitteln und Arzneien ist ein wichtiger Faktor im Kampf gegen Pilze.

Medikamente für den Darm – Natamycin und Amphotericin B

Chemisch eng verwandt mit dem Nystatin sind die Substanzen Natamycin und Amphotericin B. In Tablettenform oder als Flüssigkeit wirken beide ebenso wie Nystatin ausschließlich im Darm und haben praktisch keine Nebenwirkungen. Amphotericin B gibt es außerdem noch als Lutschtablette, was für eine gründliche Mundsanierung bei Pilzbefall sinnvoll sein kann.

Manchmal verordnen Ärzte auch Amphotericin B als Infusionslösung. Gelangt das Medikament über die Blutbahn in alle Organe, tötet es dort die Pilze ab. Diese Behandlung ist nur bei schwer kranken Pilzpa-

tienten nötig, bei denen die Ärzte die Krankheit nicht mehr anders in den Griff bekommen. Dies nicht zuletzt auch deshalb, weil diese Behandlungsform sehr schwere Nebenwirkungen haben kann.
Leider helfen Nystatin, Natamycin oder Amphotericin B in Tablettenform nicht mehr, wenn sich die Schmarotzer bereits in anderen Organen oder auf der Haut niedergelassen haben. Zwar kann ihr Ausgangsort der Darm gewesen sein, aber für die Heilung einer Nagelpilzinfektion oder einer Pilzbesiedelung der Lunge reichen die Darmmedikamente nicht mehr aus. Einige Experten fordern trotzdem, in diesen Fällen den Darm mit zu untersuchen und auch zu behandeln, weil er eine mögliche Infektionsquelle ist.

Sitzen die Pilze außerhalb des Darms, müssen Sie Medikamente nehmen, die im ganzen Körper wirken.

Medikamente für den ganzen Körper – die Azole

Haben sich Pilze in den Nieren, in den Harnwegen oder auf der Haut niedergelassen, helfen die Darmmedikamente nicht mehr allein. Dann verordnen viele Ärzte Präparate, die die Darmwand durchdringen und im ganzen Körper wirken. Diese systemische Therapie, wie Ärzte die Behandlung des ganzen Organsystems nennen, war bis vor einigen Jahren problematisch, weil diese Medikamente zum Teil schwere Nebenwirkungen hatten.
Das älteste systemische Medikament unter den Azolen ist das Ketoconazol. Es verursacht manchmal Nierenschäden und wird heute innerlich kaum noch angewendet. Forscher haben aus diesem Medikament im Lauf der Jahre andere Azole weiterentwickelt, die wesentlich weniger Nebenwirkungen haben. Heute verschreiben Mediziner meistens die Wirkstoffe Fluconazol und Itraconazol. Das Itraconazol rezeptieren Ärzte vorrangig bei Pilzinfektionen der Haut und der Finger- und Fußnägel. Fluconazol geben sie ihren Patienten oft bei schweren Pilzinfektionen der inneren Organe und auch ge-

gen Scheidenpilze. Für den medizinischen Laien ist es schwierig, die Vor- und Nachteile systemisch wirkender Medikamente zu überblicken. Fragen Sie Ihren Arzt nach Wirkungen und Nebenwirkungen, wenn er diese Medikamente für nötig hält.

Auf behaarter Haut fühlen sich Pilze besonders wohl. Abhilfe von außen können hier spezielle Haarshampoos bieten.

Pulver, Tinkturen und Shampoos – Hilfe gegen Hautpilze

Leichter als im Darm sind Pilze auf der Hautoberfläche zu erreichen. Hierfür gibt es fast alle Antipilzwirkstoffe als Salbe, Creme, Tinktur, Bad, Pulver, Shampoo und Lösung. Auch das Ketoconazol leistet sehr gute Dienste, weil es äußerlich angewendet nicht die beschriebenen unerwünschten Nebenwirkungen hat. Die Behandlung mit Salben und Tinkturen erfordert meist mehr Geduld als diejenige mit systemisch wirkenden Medikamenten. Sie hat dafür auch weniger Nebenwirkungen. Auch hier ist Ihr Arzt der beste Berater.

Pilze behandeln

So werden Sie die Schmarotzer los

Es gibt keine einheitliche Behandlung gegen Pilze im Darm. Die Behandlungsdauer richtet sich vor allem danach, wie viele Schmarotzer den Patienten plagen und wie zählebig der krank machende Keim ist. Auch die Art der Medikamente und ihre Dosierung richten sich danach. Genauso unterschiedlich reagiert jeder Pilzpatient auf die Behandlung: Der eine könnte schon nach den ersten Tagen Bäume ausreißen, der andere fühlt sich erst einmal schlechter. Die folgende Übersicht zeigt Ihnen, auf was Sie sich bei einer Antipilzbehandlung einstellen sollten und was Sie tun müssen.

Werden Sie nicht ungeduldig, wenn die Beschwerden nicht gleich gelindert sind: Eine mögliche Verschlimmerung gehört zum Heilungsprozess.

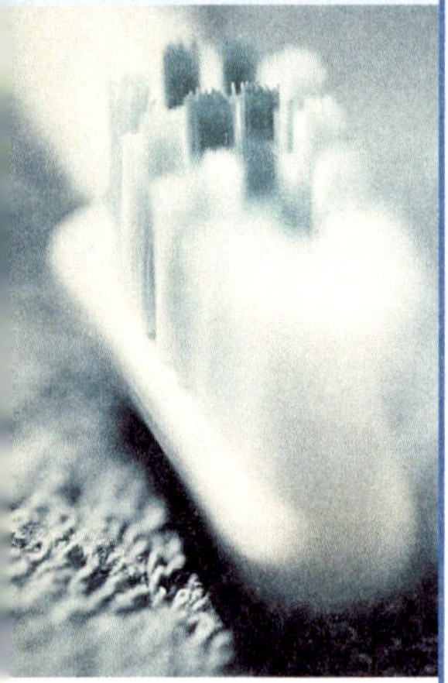

Zahnbürsten sind eine beliebte Brutstätte für Pilze.

Die erste Woche – das sollten Sie zu Beginn tun

- Wechseln Sie Ihre Zahnbürste aus. Oft sitzen daran Pilze, und Sie stecken sich immer wieder aufs Neue an. Über Nacht sollten Sie den Bürstenkopf in eine pilztötende Lösung stellen. Auch Zahnprothesen müssen über Nacht desinfiziert werden.
- Waschen Sie Ihre Unterwäsche, Ihre Handtücher und Waschlappen während der gesamten Behandlung bei 95 °C.
- Wenn Sie mögen, entleeren Sie zu Beginn der Antipilztherapie Ihren Darm einmal völlig, etwa mit dem abführenden Glaubersalz aus der Apotheke. Einige Menschen finden dies als Start angenehm. Die Darmentleerung ist aber kein Muss.
- Kaufen Sie anhand unserer Liste auf Seite 96ff. die empfohlenen Lebensmittel ein. Ein wohlgefüllter Kühlschrank mit knackigem Gemüse und anderen Leckereien erleichtert Ihnen den Anfang.
- Beginnen Sie mit der Ernährungsumstellung und der Medikamenteneinnahme gleichzeitig.
- Nehmen Sie die Medikamente kurz vor oder mit den Mahlzeiten. Vergessen Sie vor dem Einschlafen nicht, den Mund noch einmal mit einer Antipilzflüssigkeit zu spülen.
- Trinken Sie mindestens drei Liter am Tag. Das entlastet den Körper von schädlichen Stoffwechselprodukten absterbender Pilze.

Darauf sollten Sie sich einstellen

- Einige Pilzgeplagte merken schon nach kurzer Zeit eine deutliche Besserung ihrer Beschwerden. Bei anderen verschlimmern sich die Beschwerden zunächst. Das ist normal. Denn die millionenfach absterbenden Pilze belasten den Körper mit ihren schädlichen Stoffwechselprodukten. Außerdem muss die körpereigene Müllabfuhr, also die Makrophagen, die zerfallenen Pilzzellen loswerden. Das alles belastet den Organismus.

- In einigen Fällen reagiert der Körper mit Fieber. Das ist nicht gefährlich, sondern seine natürliche Abwehrstrategie. Auch wenn Sie sich sehr müde fühlen, ist dies wahrscheinlich ein Zeichen für einen tobenden Abwehrkampf. Diese Reaktion kennen auch die Mediziner. Sie nennen sie Herxheimer Reaktion.
- Werden Ihre Beschwerden sehr unangenehm, verringern Sie die Medikamentendosis etwas, um die Zahl der absterbenden Pilzzellen zu vermindern. Besprechen Sie dies vorher aber unbedingt mit Ihrem behandelnden Arzt!
- In den ersten Tagen könnte es auch sein, dass Sie verstärkt Verdauungsprobleme plagen. Dies ist ebenfalls ein Nebeneffekt der absterbenden Pilze.

Die zweite Woche – das sollten Sie nun tun

- Nehmen Sie regelmäßig Ihre Medikamente.
- Nehmen Sie sich Zeit für sich selbst. Sie werden jetzt vielleicht schon merken, dass es Ihnen langsam besser geht. Dann tun auch ein entspannendes Bad, ein Spaziergang oder ein Besuch beim Friseur der Seele doppelt gut.

Darauf sollten Sie sich einstellen

- Wenn die Pilze Sie sehr hartnäckig plagen, kann es sein, dass Sie sich noch immer müde und hungrig fühlen. Doch denken Sie daran: Sie sitzen am längeren Hebel, diese Phase dauert nicht mehr lange, wenn Sie nicht schwach werden!
- Wenn Ihre Beschwerden wie etwa Blähungen oder Gelenkschmerzen jetzt schon verschwunden sind, werden Sie nicht übermütig! Machen Sie sich klar: Es sind noch immer Pilze da, die sich sofort wieder rasant vermehren, wenn Sie die Behandlung jetzt schon abbrechen. Dann war alles umsonst.

Sollten Sie Anfälle von Heißhunger nach Süßigkeiten plagen, helfen zuckerfreie Schleckereien.

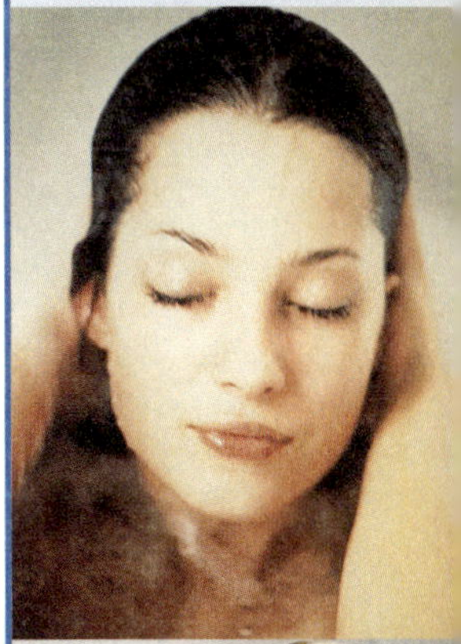

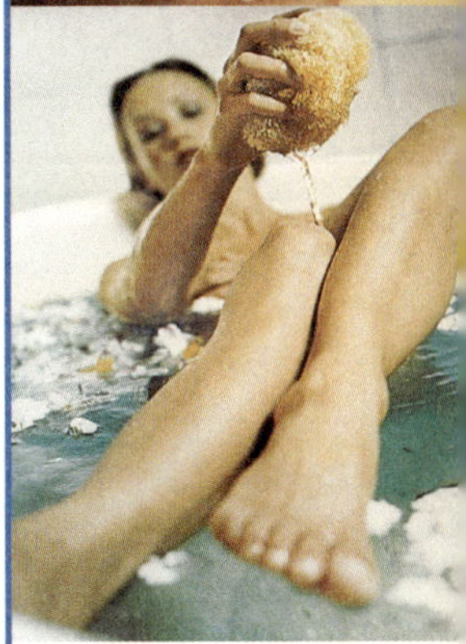

Ruhe und Entspannung – wichtig im Kampf gegen Pilze.

Die dritte Woche und die Zeit danach

- Nehmen Sie auf jeden Fall Ihre Medikamente so lange ein, wie sie der Arzt verschreibt. Das dauert in einigen Fällen bis zu vier, fünf Wochen und kann in Ausnahmefällen, z. B. bei Nagelpilz, aber auch bis zu einem Jahr nötig sein.
- Nach dem Ende der Medikamentenbehandlung sollten Sie noch einmal eine Stuhlprobe abgeben und nachsehen lassen, ob die Pilze wirklich weg sind.
- Jetzt sollten Sie ausprobieren, ob Ihnen hefehaltige Lebensmittel nicht bekommen oder ob Sie vielleicht andere Lebensmittel nicht vertragen. Zu diesem Zweck können Sie eine Rotationsdiät machen (siehe Seite 49f.) und gezielt »verdächtige« Nahrungsmittel testen.
- Sie werden bereits merken, dass es Ihnen deutlich besser geht. Wer vorher mit überschüssigen Pfunden zu kämpfen hatte, freut sich wahrscheinlich etwa ab der fünften, sechsten Woche über seinen erleichterten Gang auf die Waage.

Auch wenn Ihre Beschwerden verschwunden sind: Brechen Sie die Behandlung auf keinen Fall verfrüht ab, sonst war alles umsonst!

Was tun, wenn die Pilze wiederkommen?

Es passiert nicht selten, dass Pilzinfizierte kurz nach ihrer Behandlung die ungeliebten Symptome zurückkehren fühlen. Es gibt viele Gründe für einen Rückfall.

- Eine häufige Quelle für die Wiederansteckung ist ein Loch in einem Zahn. Dort nisten sich die Schmarotzer gern ein. Die Medikamente dringen jedoch oft nicht in ausreichender Konzentration bis dahin vor. Auch Zahnstein bildet häufig Ecken und Winkel, die den Pilzen Unterschlupf bieten. Lassen Sie diese Möglichkeiten von einem Zahnarzt überprüfen.
- Vielleicht haben Sie sich auch bei Ihrem Partner wieder angesteckt. Es muss nicht sein, dass er oder sie etwas von den Schmarotzern bemerkt; ein Kuss reicht manchmal schon für eine Ansteckung aus.

- Eine weitere Infektionsquelle sind auch Haustiere. Wenn Sie Ihrer Katze oder Ihrem Hund über Kopf oder Schnauze streichen und sich einige Zeit danach selbst wieder an die Lippen fassen, ist eine Neuansteckung schnell passiert. Auch Ihre Haustiere können durch Pilzbefall krank werden und sollten behandelt werden, damit Sie sich nicht ständig neu infizieren.

So rasant wie die Pilze selbst vermehren sich abstruse Therapievorschläge selbst ernannter »Alternativmediziner«. Auch wenn Sie sich von der Schulmedizin im Stich gelassen fühlen: Prüfen Sie Behandlungskonzepte nüchtern und kritisch, bevor Sie sich auf vermeintliche »Wundermittel« einlassen.

Alternative und ergänzende Therapien

Neben der Standardtherapie »Medikament und Ernährungsumstellung« gibt es eine ganze Reihe weiterer Konzepte gegen Pilze. Für den Experten steht allerdings fest: keine erfolgreiche Therapie ohne Änderung des Speiseplans und Antipilzmedikamente.

Hokuspokus oder Heilungsmethoden?

Als gute Ergänzung zur Grundtherapie haben sich im Lauf der Zeit einige Behandlungsformen erwiesen. Andere Heilmethoden sind Mumpitz und teilweise sogar gefährlich. Wir stellen Ihnen hier einige ergänzende Therapiekonzepte vor, damit Sie selbst entscheiden können, ob Sie es zusätzlich damit versuchen wollen.

Der Aufbau der Darmflora

Der Darm ist normalerweise ein Tummelplatz für viele hundert verschiedene Bakterienarten. Sie sorgen mit dafür, dass er richtig funktioniert. Haben sich aber einmal Pilze breit gemacht, stören sie das gesunde Gleichgewicht dieser gutartigen Mikroorganismen. Beseitigt

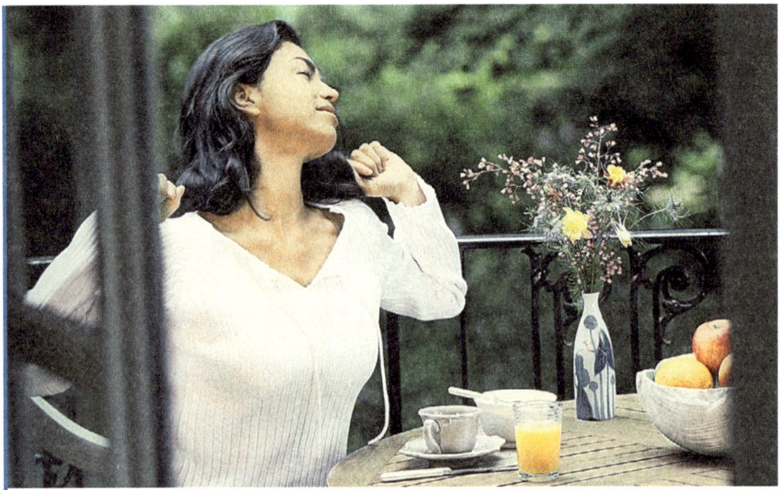

Fitness für den Darm – natürlich ist eine vernünftige Ernährung ein wichtiger Schritt hierfür.

Vitamine, Mineralstoffe und Spurenelemente helfen dem Immunsystem auf die Sprünge. Besser als jeder Vitamincocktail sind jedoch immer eine regelmäßige, ausgewogene Ernährung und genügend Bewegung.

man die Pilze mit Medikamenten, empfehlen viele Ärzte, die Darmflora gezielt wieder aufzubauen. Die dazu notwendigen Bakterien gibt es als Tabletten frei verkäuflich in der Apotheke.

Die Darmoberfläche ist zwar groß, aber irgendwann ist auch sie voll besetzt. Besiedeln nützliche Bakterien einen pilzfreien Darm, haben es eindringende Pilze schwer, sich breit zu machen. Außerdem besitzen Bakterien auch wirksame Waffen gegen Pilze.

Gutartige Darmbakterien haben noch eine weitere Wirkung: Obwohl sie selbst nicht schädlich sind, regen sie die Darmoberfläche dazu an, potente Abwehrstoffe gegen andere Mikroorganismen zu produzieren. Gerade nach einer Pilzinfektion des Darms ist die Immunabwehr an der Darmschleimhaut oft sehr geschwächt. Bildet der Körper dort nun beispielsweise ausreichend Immunglobuline vom Typ A (IgA), kann er sich auch wieder besser gegen neu eindringende Pilze wehren. Gutartige, vermehrungsfähige Darmbakterien gibt es von verschiedenen Herstellern als Tabletten oder als Saft. Weil in den einzelnen Darmabschnitten verschiedene Bakterien leben, empfehlen

men. Die ei-
h vornehm-

li oder auch
d verschrei-
abgetöteter
en sich zwar
ktion an der

cker

Wenn gutartige Darmbakterien gedeihen sollen, kann man sie regelrecht füttern, ohne dass gleichzeitig die Pilze davon profitieren. Milchzucker dient den Bakterien als willkommene Nahrung, krank machende Pilze dagegen können ihn nicht verwerten. Das verschafft den Bakterien einen Wachstumsvorteil, vor allem, wenn man ansonsten alle anderen Zucker aus der Nahrung streicht.

Die Stärkung des Immunsystems

Manche Ärzte empfehlen bei einer Pilzinfektion eine Stimulierung des Immunsystems im ganzen Organismus. Dazu stehen etliche Medikamente zur Verfügung, die sehr unterschiedlich wirken.

Immunglobuline

Um den Menschen vor gefährlichen Infektionen zu schützen, kann man dem Immunsystem mit einem Medikament auf die Sprünge helfen, das Zellen der körpereigenen Abwehr enthält. Diese Mixtur aus Immunglobulinen lassen sich beispielsweise Tropenreisende oft als Vorbeugung gegen Gelbsucht spritzen. Auch bei der Behandlung

Seit einiger Zeit machen Milchprodukte mit lebenden Kulturen zur Pflege einer gesunden Darmflora Furore. Es ist aber noch nicht erwiesen, ob diese Kulturen tatsächlich im Darm überleben können.

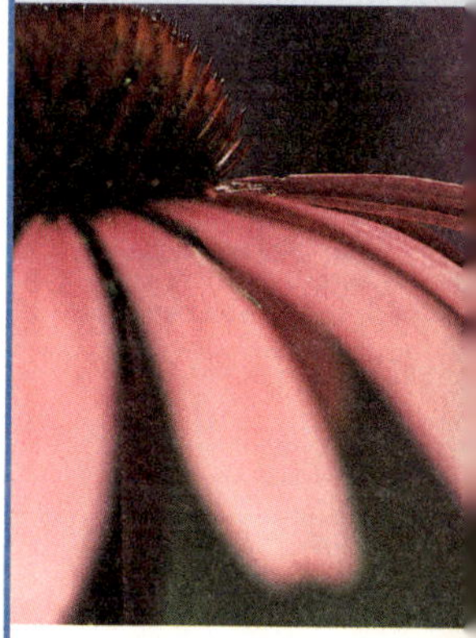

Auch Echinacea, der Sonnenhut, steigert die Bildung von Abwehrstoffen.

von Pilzinfektionen setzen sie einige Mediziner ein. Experten streiten sich noch darüber, wie effektiv diese Behandlung gegen Pilze ist. In jedem Fall ist das Medikament relativ teuer.

Echinacea

Echinacea ist ein pflanzliches Produkt und wird aus Sonnenhut gewonnen. Der Extrakt besitzt eine das Immunsystem stimulierende Wirkung. Die Verfechter dieser Therapie meinen außerdem, dass Sonnenhutextrakt direkt gegen Pilze wirkt. Zur unterstützenden Therapie ist dieses Medikament sinnvoll. Der Echinazinextrakt aus der Apotheke hat eine wesentlich stärkere Wirkung als eine Teezubereitung. Arzneimittelspezialisten meinen, dass durch Tee allein die notwendige Dosis nicht zu erreichen ist.

Der rote Sonnenhut (Echinacea purpurea) enthält Wirkstoffe, die das Immunsystem stimulieren. Mit Echinazinpräparaten aus der Apotheke lässt sich die Pilztherapie sinnvoll ergänzen.

Vitamine, Mineralstoffe und Spurenelemente

Mediziner haben beobachtet, dass die körpereigene Abwehr von Pilzpatienten häufig »lahmt«. Ihr fehlen oft Vitamine, Mineralstoffe und Spurenelemente, um richtig funktionieren zu können. Es hat sich gezeigt, dass Pilzpatienten vor allem das Element Zink fehlt. Der gesunde Mensch braucht am Tag durchschnittlich 15 Milligramm des Spurenelements.

Zink spielt eine wichtige Rolle bei vielen Prozessen, die im Immunsystem ablaufen. Zur unterstützenden Therapie bei Pilzinfektionen verschreiben deshalb manche Ärzte Zinktabletten. Es gibt sie auch frei verkäuflich in der Apotheke.

Gleiches gilt auch für das Spurenelement Selen, dessen abwehrstärkende Wirkung heute wissenschaftlich gut belegt ist. Zahlreiche Selenpräparate enthalten allerdings gleichzeitig »zahme« Hefen. Viele Pilzinfizierte vertragen selbst gutartige Hefen nicht mehr, so dass sie sich in diesem Fall besser nach einem Selenmedikament umsehen, das ganz sicher keine Hefe enthält. Theoretisch können Ihnen auch alle anderen Vitamine, Mineralstoffe und Spurenelemente fehlen. Ein solcher Mangel lässt sich auch im Blut nachweisen. Allerdings ordnen nur wenige Ärzte eine solche Blutuntersuchung an, obwohl dies die medizinisch sinnvollste Lösung wäre. Denn Sie brauchen keine zusätzlichen Vitamine und Spurenelemente zu schlucken, wenn sie Ihnen nicht fehlen. Eine vernünftige Ernährungsweise reicht im Normalfall völlig aus.

Die Homöopathie funktioniert nach dem Prinzip: »Gleiches wird durch Gleiches geheilt.« Die Verabreichung der Mittel erfolgt in sehr starken Verdünnungen.

Homöopathische Verfahren

Viele naturheilkundliche Ärzte und Heilpraktiker wenden zur Therapie verschiedener Krankheiten Homöopathika an. Das sind Präparate, deren Ursprungssubstanz so stark verdünnt wurde, dass rein rechnerisch nur noch wenige Moleküle davon im Medikament selbst vorhanden sind. Die Wirkungsweise dieser Mittel erklären Homöopathen allerdings ohnehin nicht über die Konzentration des Ausgangsstoffs, sondern über andere Mechanismen. Diese Medikamente sollen vielmehr den ganzen Körper für die Krankheit unempfänglicher machen. Nach wie vor herrscht eine lebhafte Diskussion um diese Form der alternativen Medizin, die wir hier nicht abschließend beurteilen können.

Teebaumöl

Das australische Teebaumöl ist in letzter Zeit sehr zu Ehren gekommen. Auch gegen Pilze empfehlen es einige Therapeuten, der Gedanke an ein so natürliches Antipilzmittel begeistert vorrangig die Naturheilkundler. Tatsächlich hat das Teebaumöl eine starke antimikrobielle Potenz, auch gegen Pilze ist seine Wirkung nicht zu verachten. Für eine Behandlung von Darmpilzen ist es aber auf keinen Fall geeignet.

Die ätherischen Öle, die im Teebaumöl stecken und seine Wirkung ausmachen, wirken gleichzeitig auch stark allergen. Die Nachteile gegenüber anderen, natürlichen Antipilzmitteln wie etwa Nystatin dürften beim Teebaumöl deutlich überwiegen.

Homöopathische Medikamente

So hilfreich Homöopathika zur Unterstützung der Pilztherapie sein mögen: Lassen Sie sich nicht auf Behandlungen ein, die ausschließlich auf solche Heilmittel bauen. Standardmedikamente sind für einen nachhaltigen Sieg über die Pilze unumgänglich.

Für eine Antipilztherapie in unserem Sinn sind Homöopathika allein ungeeignet. Laborversuche mit homöopathisch verdünntem Nystatin haben gezeigt, dass es in dieser Form keine Wirkung gegen Pilze hat. Bei solchen Versuchen züchtet der Wissenschaftler eine Pilzkultur auf einem Nährboden. In die Mitte stanzt er ein Loch und gibt den zu testenden Wirkstoff hinein. Wenn rings um diesen Wirkstoff die Pilzbesiedelung zurückgeht, heißt das, dass die Substanz die Pilze tötet oder hemmt. Bei homöopathisch verdünntem Nystatin oder anderen verdünnten Antipilzmitteln hat sich kein solcher Ring gezeigt. Wir empfehlen deshalb keine Antipilztherapie, bei der Sie zugunsten von Homöopathika auf Standardmedikamente völlig verzichten. Homöopathika sind aber in Ordnung, wenn Ihr Therapeut Ihnen solche Mittel noch zusätzlich verordnet, um vielleicht die Behandlung zu unterstützen oder Ihrem Immunsystem zu helfen.

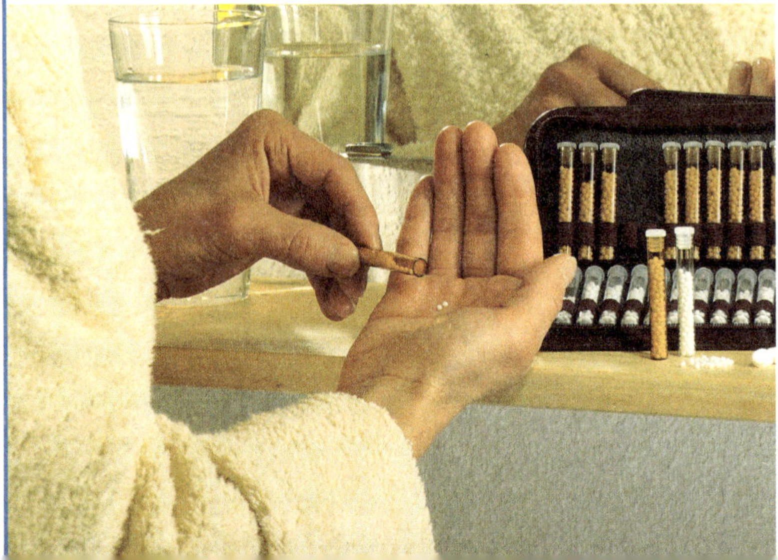

Homöopathische Medikamente sind Verdünnungen der Ausgangssubstanzen. Sie können eine Antipilzbehandlung unter Umständen begleiten.

Die Vakzinationstherapie

Anhänger der Vakzinationstherapie verwenden homöopathische Lösungen, die sie ihren Patienten vor allem bei Infektionskrankheiten spritzen. Diese »Nosoden« sind aus infektiösen Substanzen hergestellt und sollen dem Körper helfen, besser mit der Krankheit fertig zu werden. Dieser Therapie liegt die Idee einer Impfung zugrunde, daher auch der Name »Vakzinationstherapie«.

Allerdings hat sie mit einer Impfung im herkömmlichen Sinn nichts zu tun, weil die Krankheitskeime so stark verdünnt wurden, dass sie rein rechnerisch kaum mehr in der Lösung vorkommen. Anhänger dieser Methode sagen auch, dass diese Therapie Gifte aus dem Körper ausleiten soll, die der Krankheitskeim hinterlassen hat. Diese Thesen sind bislang wissenschaftlich nicht zu belegen. Als Ergänzung zur Standardtherapie mag die Nosodentherapie aber durchaus ihren Sinn haben.

Elektroakupunktur nach Voll

Zahlreiche Heilpraktiker und naturheilkundliche Ärzte verwenden in Deutschland die Elektroakupunktur nach Voll (EAV). Sie soll zur Diagnose und Behandlung von Krankheiten dienen. Ihre Anhänger sagen, dass sie damit relativ einfach auch tief im Körper verborgene Krankheitsherde aufspüren können.

Die Wirkung der EAV ist bei Medizinern und Wissenschaftlern allerdings ausgesprochen umstritten. Daher ist sie zumindest für die Behandlung von Pilzinfektionen sicherlich nicht nötig. Denn die anderen zur Verfügung stehenden Nachweismethoden sind zuverlässig und schaden Ihnen nicht.

Wenn Sie aber meinen, dass Ihnen eine EAV-Behandlung, etwa zur Stimulierung des Immunsystems, hilft, können Sie sie zusätzlich zur Standarddiagnose und -therapie in Anspruch nehmen.

Die umstrittene Elektroakupunktur darf keinesfalls angewendet werden in der Schwangerschaft, bei Trägern von Herzschrittmachern und bei Herzrhythmusstörungen.

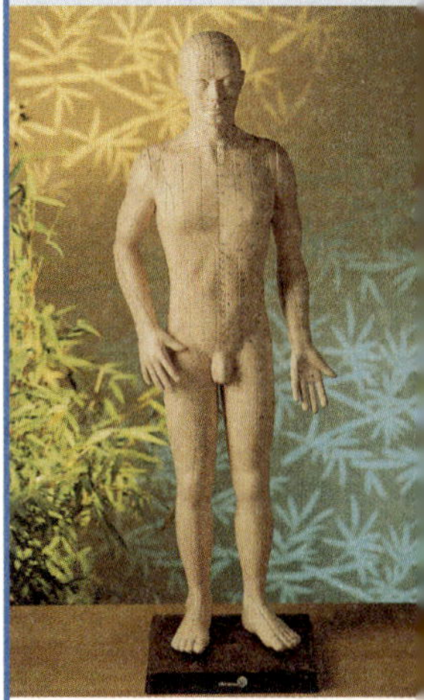

Elektroakupunktur ist eine Erweiterung der klassischen Akupunktur, die Energiebahnen und -punkte im Körper behandelt.

Manche alternative Heilmethode ist nicht nur wirkungslos, sondern auch höchst riskant. So ist es beispielsweise ein Ammenmärchen, dass man mit Schwedenkräutern oder Natron etwas gegen Pilze ausrichten kann.

Vorsicht vor diesen Methoden!

Bei Pilzinfektionen sind viele Behandlungsmethoden noch umstritten, die meisten von ihnen wie etwa die Homöopathika sind als ergänzende Therapie akzeptabel. Es ist auch eine Frage persönlicher Vorlieben, was Sie als hilfreich und unterstützend empfinden.
Auf die folgenden drei Antipilzbehandlungen sollten Sie sich dagegen auf keinen Fall einlassen!

Wirkungslos gegen Pilze – Schwedenkräuter und Natron

Einige Bücher über Säuglingspflege empfehlen eine Natronlösung zur Behandlung und Vorbeugung von Pilzinfektionen. Laborversuche haben gezeigt, dass Pilze trotz Natron ungerührt weiterwachsen. Die Autoren behaupten dagegen, Natron sei mindestens ebenso wirksam wie Nystatin oder andere Antipilzmedikamente. Das ist falsch und gefährlich, wenn Sie deshalb auf andere Medikamente verzichten. Da Natron auch keine unterstützende Heilwirkung hat, ist es bei einer Pilzbehandlung überflüssig.
Das Gleiche gilt auch für die so genannten Schwedenkräuter, eine Lösung aus Alkohol und elf Kräutern. Auch sie zeigte keine Wirkung gegen Pilze; erst bei hoher Alkoholkonzentration starben einige Pilze ab. Da Schwedenkräuter die Antipilztherapie auch sonst nicht unterstützen können, lehnen fachkundige Ärzte diese Flüssigkeit bei Pilzinfektionen ab.

Lebensgefährlich – Bor

Im letzten Jahrhundert verwendete man Bor oder Borsäure zur Desinfektion, auch manche Krankheiten behandelten Ärzte damit. Heute warnen Ärzte eindringlich vor dieser Substanz, denn eine Behandlung mit Borsäure kann tödlich sein! Selbst als Salbe dringt Bor durch die Haut und lagert sich in inneren Organen ab. Borsäurepuder verursacht Nierenschäden. Pilzexperten beklagen, dass diese Substanz in letzter Zeit dennoch ein Comeback gefeiert hat. Immer wieder berichten Ärzte von Fällen, in denen beispielsweise Scheidenpilzinfektionen mit einem borhaltigen Tampon kuriert werden sollten und die Patientin eine Vergiftung erlitt.

Darüber hinaus wirkt Bor noch nicht einmal gegen Pilze: Laborversuche haben gezeigt, dass sich die Schmarotzer trotz relativ hoher Borkonzentrationen gut vermehren.

Wann bin ich wieder gesund?

- **Ob Sie die Pilze besiegt haben, merken Sie selbst zuerst. Wenn Ihre Beschwerden auf Pilze zurückzuführen waren, sind sie nun endgültig verschwunden. Viele ehemalige Pilzpatienten fühlen sich nach ihrer Behandlung »wie neu geboren«.**
- **Auch wenn Sie sich pudelwohl fühlen, muss eine Kontrolle beispielsweise einer Stuhlprobe beweisen, dass die Pilze tatsächlich weg sind. Denn es reichen nur einige wenige Keime, die sich wieder innerhalb kürzester Zeit vermehren, und Sie werden erneut krank.**
- **Freuen Sie sich, wenn Ihnen das medizinische Labor bestätigt, dass Sie wirklich pilzfrei sind. Denn dann haben Sie unglaublich zähe Schmarotzer klein bekommen, die Ihnen wahrscheinlich schon viele Jahre lang zu schaffen gemacht haben.**
- **Sollten Sie nach einiger Zeit spüren, dass die Symptome zurückkehren, seien Sie nicht enttäuscht: Bei Pilzinfektionen kommen Rückfälle leider nicht gerade selten vor. Pilze sind eben sehr hartnäckig.**
- **Haben Sie sich aber strikt an die Medikation gehalten und Ihren Ernährungsplan ebenso genau befolgt, haben Sie die besten Chancen, die Schmarotzer tatsächlich los zu sein.**

Endlich pilzfrei? Fallen Sie bloß nicht gleich in alle alten Ernährungssünden zurück, sonst kommen die Plagegeister schnell wieder. Bleiben Sie noch einige Wochen den Antipilzrezepten treu, und stellen Sie nur sehr allmählich um!

Mit einem darmfreundlichen Speiseplan lässt sich eine Menge gegen die schädlichen Schmarotzer ausrichten.

Heilsames Essen gegen Pilze

Die richtige Ernährung macht's

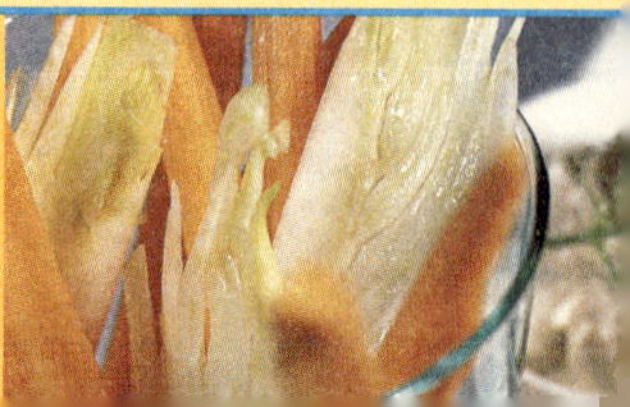

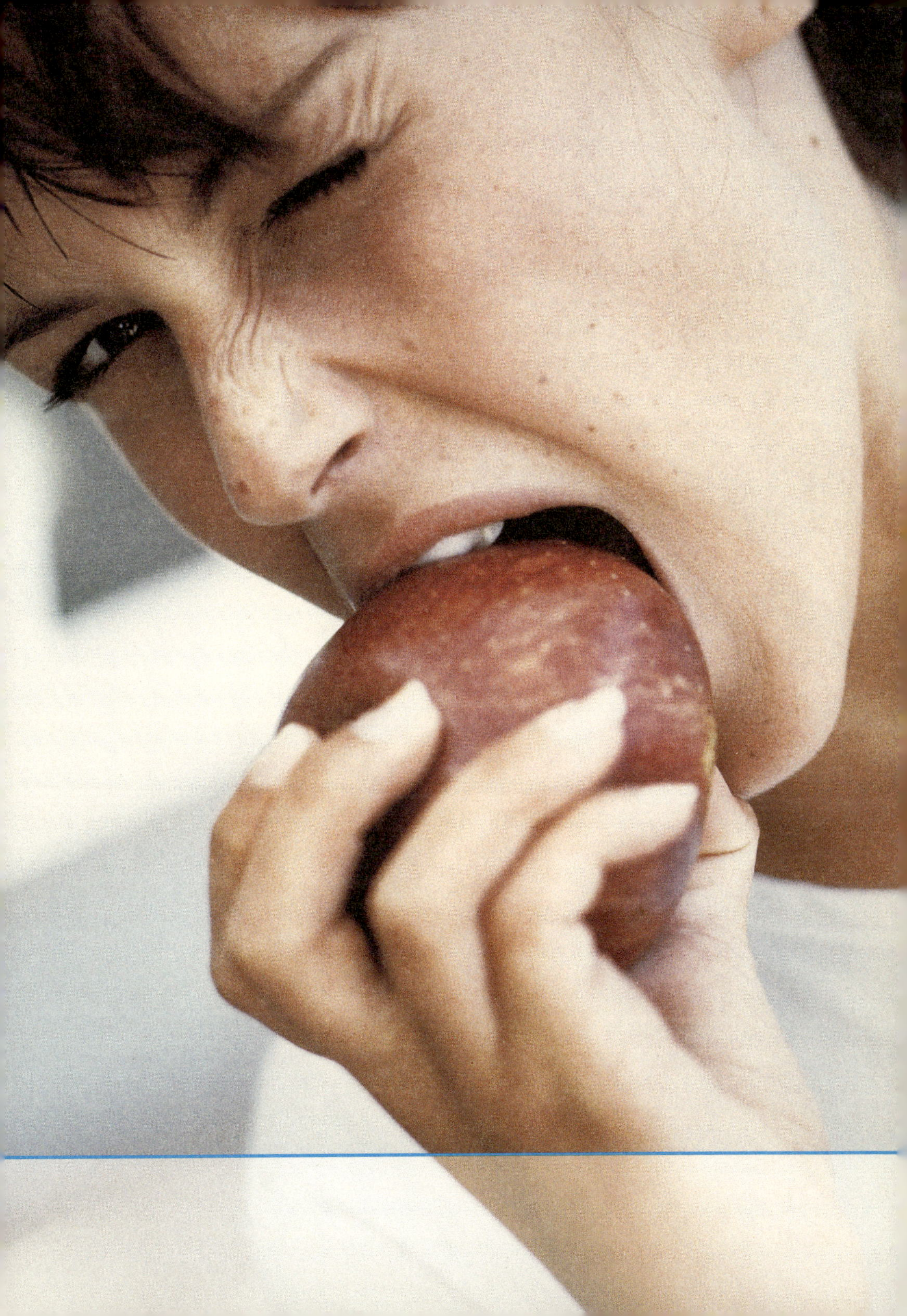

Sie gewinnen bei einer dauerhaften Umstellung auf gesündere Essgewohnheiten mehr Energie und Lebensfreude, schönere Haut und verminderte Krankheitsanfälligkeit.

Warum ist eine Diät wichtig?

Über die medizinische Seite einer Pilzinfektion haben Sie bis hierher schon viel erfahren. Nun geht es um einen mindestens ebenso wichtigen Teil der Therapie: um Ihre Ernährung. Mit ihr haben Sie den Schlüssel zu Ihrer Heilung selbst in der Hand.

Darmfreundliche Ernährung

Eine akute Pilzinfektion lässt sich zwar sicher nicht durch eine Diät heilen, doch wenn man seinen Verdauungstrakt mit gesunder Ernährung fit macht, kann man erneute Infektionen vermeiden. Und wer sich vernünftig und abwechslungsreich ernährt, stärkt durch lebenswichtige Nährstoffe die körpereigenen Abwehrkräfte. Wichtig ist vor allem, dass man eine solche Ernährungsweise langfristig in den Alltag integrieren kann.

Experten sind sich einig, dass man die unangenehmen »Mitesser« im Darm nur dann auf Dauer los wird, wenn man ihnen den Aufenthalt so unangenehm wie möglich macht. Doch das können Medikamente langfristig nicht allein. Eine darmfreundliche Ernährungsweise gehört zur Behandlung.

Wenn sich bei ungünstiger Ernährung die Pilze im Körper regelrecht mästen, wird es schwer, sie wieder loszuwerden. Theoretisch wäre es also gut, die Schnorrer auszuhungern. Doch das geht nicht! Der Mensch muss essen, und der Pilz isst immer mit. Unser Körper braucht eine stetige Versorgung mit allen lebenswichtigen Nährstoffen, damit er leistungsfähig bleibt und sich gegen Eindringlinge wehren kann. Und nicht zuletzt soll dem Pilzpatienten das Essen weiterhin Spaß machen. Radikale Diäten bringen nichts. Vor allem deshalb nicht, weil sie der Erkrankte voller Frust wieder aufgibt. Eine optimale Diät

bei Pilzerkrankungen ist ein Kompromiss zwischen wohlschmeckendem Essen für den Menschen und einer ausgeklügelten Ernährung für den gesunden Darm.
Doch keine Panik: Eine vernünftige Ernährungsweise, die die schädlichen Pilze in Schach hält, kann wunderbar schmecken. Auch wenn Sie für Ihre Familie kochen oder oft Gäste haben, brauchen Sie keine langen Gesichter zu befürchten, wenn Sie nach unseren Rezepten kochen. Insbesondere dann nicht, wenn Ihre Angehörigen und Freunde schon Erfahrung mit der Vollwerternährung gemacht haben. Eine günstige Ernährungsweise bei einer Pilzerkrankung unterscheidet sich zwar in wichtigen Punkten von der Vollwertidee, aber kulinarisch sind die Unterschiede nicht groß. Es wird Ihnen also nicht schwer fallen, sich daran zu gewöhnen.

»Mogeln« Sie ruhig ein wenig, wenn Sie Gäste einladen: Ihr eigenes Dessert süßen Sie mit Milchzucker oder Süßstoff statt mit normalem Kristallzucker, und statt Wein und Bier bereiten Sie sich einen Eistee oder verdünnten Fruchtsaft.

Die Verlockung des Süßen

Zucker schmeckt uns von Kindesbeinen an köstlich. Seine feinen Kristalle intensivieren den Geschmack anderer Lebensmittel und liefern außerdem schnell Energie. Wer hungrig, todmüde und erschöpft ist, hilft sich nur allzu gern mit etwas Süßem wieder auf die Beine. Kein Wunder, dass wir viel zu viel Zucker essen. Einige Menschen sind regelrecht süchtig nach Süßigkeiten.

Pilze mögen Zucker

Die meisten Ernährungsexperten halten die Sucht nach Süßem für einen Nebeneffekt schlechter Essgewohnheiten und meinen: Die allzu große Menge Zucker bringt den Stoffwechsel insgesamt in Unordnung und verursacht den Wunsch nach mehr. Pilzpatienten machen oft eine deutlich andere Erfahrung: Ihr Heißhunger auf Zuckerhaltiges verschwindet mit den Pilzen. Sie können dann mit

Die Vorliebe für Süßes ist uns angeboren: Bereits Babys lächeln, wenn sie etwas Gezuckertes auf der Zunge haben, und verziehen das Gesicht, wenn der Geschmack sauer oder bitter ist.

Essen – aber richtig!

- **Reduzieren Sie Zuckerhaltiges, essen Sie viele stärkereiche Lebensmittel.**
- **Achten Sie bei allen Mahlzeiten auf einen hohen Ballaststoffgehalt, und bevorzugen Sie Vollkornprodukte.**
- **Essen Sie frisches Obst – vor allem Zitrusfrüchte und Äpfel, aber verzichten Sie auf gesüßte Fruchtzubereitungen, selbst wenn auf der Verpackung mit dem Wort »zuckerfrei« geworben wird.**
- **Essen Sie während der Behandlung Ihrer Pilzerkrankung morgens ein ballaststoffreiches Spezialmüsli (Seite 115) anstelle von Brötchen und süßem Aufstrich.**
- **Halten Sie sich an Gemüse! Mindestens einmal täglich sollte jeweils eine Portion gegartes und rohes Gemüse auf den Tisch kommen.**
- **Essen Sie möglichst oft Lebensmittel, in denen lebende Laktobazillen enthalten sind. Dazu zählen Naturjoghurts und andere Sauermilchprodukte mit lebenden Kulturen. Ebenso günstig sind frische, also unerhitzte milchsaure Gemüse wie etwa Sauerkraut, Oliven, saure Bohnen.**
- **Machen Sie einen Bogen um alle alkoholischen Getränke, solange Sie Medikamente gegen Ihre Pilzinfektion bekommen.**

Naschereien wieder normal umgehen, d. h. nur hin und wieder eine kleine Menge davon essen und danach für längere Zeit den Gedanken an Süßes nahezu völlig vergessen.

Zucker – ja oder nein?

Der inzwischen verstorbene Mykologe (Pilzforscher) und Mediziner Professor Dr. Hans Rieth, der uns 1993 als Experte bei der ersten Ausgabe dieses Buches zur Seite stand, vertrat den Standpunkt, dass der Verzicht auf Zucker die wesentliche Grundlage einer Diät bei Pilzerkrankungen ist. Heute sind einige Ernährungsexperten und Mediziner anderer Meinung. Sie glauben, ein Verzicht auf Zucker sei unnötig, weil unser Körper den Zucker bereits im Dünndarm aufnimmt und der süße Stoff daher kaum als Nahrung für im Dickdarm angesiedelte Pilze dienen könne. Dies wäre durchaus logisch, wenn infektiöse Pilze ausschließlich im Dickdarm vorkämen. Tatsächlich können sie sich theoretisch jedoch im gesamten Verdauungstrakt von der Mundhöhle bis zum Dickdarm aufhalten und bei einem geschädigten Immunsystem zu wiederkehrenden Infektionen führen.

Maßhalten statt Verzicht

Ein wirklich schwer wiegendes Argument gegen den völligen Verzicht auf Zucker kommt jedoch von den Experten für Ernährungsverhalten: Sie befürchten, dass ein so radikaler Eingriff in tief angelegte Essgewohnheiten, wie es der Verzicht auf Zucker ist, Essstörungen, wie z. B. Bulimie (Ess-Brech-Sucht), auslösen könnte. Solche Verhaltensstörungen sind auch von Diabetikern bekannt, denen früher der völlige Verzicht auf Zucker empfohlen wurde. Ein gestörtes Essverhalten schadet dem Patienten im Zweifelsfall jedoch wesentlich mehr als eine Pilzinfektion. So heißt es also in Zukunft: möglichst wenig Zucker essen, aber nicht absolut verzichten!

Ein zu radikaler Verzicht auf Zucker ist auch nicht ratsam – Sie sollten nichts übertreiben.

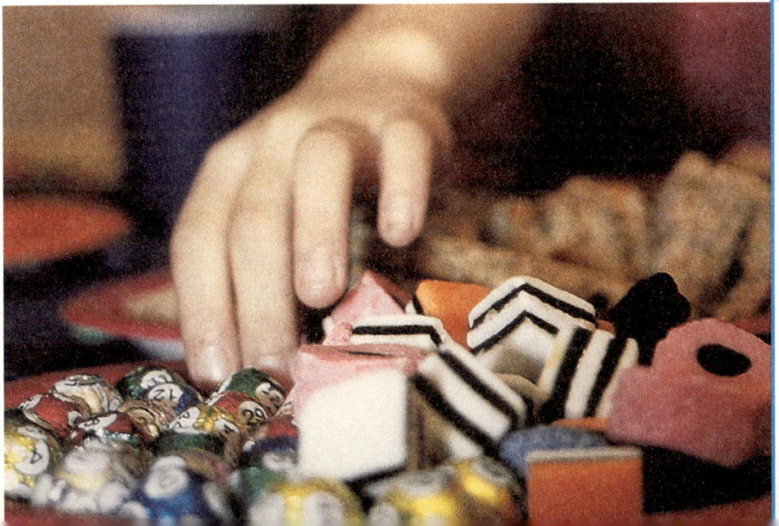

Süßes hat viele Gesichter. Bei Pilzinfektionen sollte Zucker in jeglicher Form weitestgehend tabu sein.

Günstige Lebensmittel

Tausende von unterschiedlichen Lebensmitteln stehen uns beim täglichen Einkauf zur Wahl. Zwischen den Waren aus Supermärkten, grünen Läden und Reformhäusern können wir aussuchen, was wir mögen, was uns bekommt und was zu einer gesunden Ernährungsweise passt. Es ist darüber hinaus nicht einfach, sich zwischen den vielen Etiketten und Aufklebern zurechtzufinden, die uns alle »natürliche« oder »biologische« Genüsse versprechen. Die folgende Übersicht soll dabei helfen.

Milchprodukte

- Naturjoghurt mit lebenden Kulturen
- Quark, alle Fettstufen
- Schichtkäse
- Körniger Frischkäse
- Trinkmilch
- Dickmilch
- Kefir
- Buttermilch
- Alle Sorten Sahne und Crème fraîche
- Ungesüßte Molke
- Schnitt-, Schmelz- und Weichkäse

Eier

- Frische Eier in jeder Form
- Eiklar und Eigelb

Gemüse und Obst

- Alle frischen und tiefgefrorenen Gemüse
- Frische Früchte – vor allem Zitrusfrüchte, Äpfel und Beeren
- Vor allem Knoblauch, Zwiebeln, Porree, Rettich, Meerrettich, Garten- und Brunnenkresse
- Hülsenfrüchte, getrocknet oder eventuell auch aus der Dose
- Dauerkonserven, die ohne Zucker eingelegt sind
- Milchsaure Gemüse (z. B. Sauerkraut, Bohnen)
- Ballaststoffflocken aus Zuckerrüben

Getränke

- Diätlimonade mit Süßstoff – ohne Zuckerzusatz
- Colagetränke mit Süßstoff
- Bohnenkaffee oder Landkaffee
- Schwarzer Tee und Kräutertees, besonders auch grüner Tee
- Mineral- und Heilwässer
- Gemüsesäfte ohne Zuckerzusatz
- Fruchtsäfte ohne Zucker, mit Wasser verdünnt

Nährmittel und Kartoffelprodukte

- Alle Getreide als ganzes Korn oder als Schrot, Vollkornmehl oder -grieß
- Hafer-, Weizen-, Roggen- und Hirseflocken
- Hafer- und Weizenkleie
- Kartoffeln
- Pommes frites

Sojaprodukte

- Tofu (Sojaquark)
- Sojamilch (Sojadrink)
- Sojamehl, -granulat und -flocken
- Sojafleisch und -wurst

Günstige Lebensmittel

Suppen
- Klare Brühen und Bouillons
- Klare Suppen
- Fonds aus dem Glas (siehe auch Rezept Seite 224f.)

Binde- und Würzmittel
- Ketchup
- Essig
- Reines Kakaopulver (ohne Zucker und andere Zusätze)
- Natürliches Zitronenaroma
- Natürliches Mandelaroma
- Gelatine
- Pflanzliche Bindemittel, wie beispielsweise Agar-Agar, Biobin oder Nestargel

Brot/Backwaren
- Sauerteig-Roggen-Vollkornbrot
- Mit Ballaststoffen angereicherte Sauerteigbrote, beispielsweise Kleiebrot
- Ungesüßte Vollkornkekse
- Vollkornknäckebrot
- Käsekräcker

Fleisch und Wurstwaren
- Fleisch von Huhn, Gans, Pute, Ente, Tauben und Wachteln
- Wild jeder Art
- Stallkaninchen
- Mageres Fleisch von Hammel und Lamm
- Mageres Rind- und Kalbfleisch
- Mageres Schweinefleisch
- Geflügelwurst
- Magerer Schinken

Fisch und Krebstiere
- Alle Meeres- und Süßwasserfische
- Austern und alle anderen Muschelarten (z. B. Venusmuscheln, Miesmuscheln)
- Tintenfisch oder Calamari ohne Panade
- Krabben, Shrimps, Garnelen, Hummer und andere Krebstiere
- Fischkonserven im eigenen Saft und in hochwertigem Öl, z. B. Thunfisch, Sardellen, Hering

Fette und Öle
- Kaltgepresste Pflanzenöle (z. B. Olivenöl, Nussöl, Leinöl)
- Butter, Butterschmalz
- Schweine- und Gänseschmalz
- Raffinierte Pflanzenöle (z. B. Markenöle mit und ohne Sortenangabe)
- Margarine, Halbfettmargarine

Nüsse und Samen
- Erdnüsse
- Haselnüsse
- Walnüsse
- Cashewnüsse
- Paranüsse
- Sonnenblumenkerne
- Sesam
- Leinsamen
- Mohn
- Kürbiskerne
- Kokosflocken
- Nussmus aus dem Reformhaus

Süßes
- Kohlenhydratfreie Süßstoffe wie Saccharin, Cyclamat, Aspartam und Acesulfam
- Milchzucker

Lebensmittel, die Sie möglichst selten essen sollten

Alles, was den Pilzen allzu gut bekommt, sollten Sie für etwa ein bis zwei Wochen nur selten auf den Einkaufszettel schreiben. Keine Angst – die ausgegrenzten Lebensmittel schränken Ihren Speisezettel nicht so sehr ein, dass es Ihnen an Nährstoffen mangeln könnte. Im Gegenteil: Wer sich an die Liste hält, lebt gesund, entlastet den Körper und tut seinem Gesamtorganismus viel Gutes.

Obst und Fruchtprodukte

- Gezuckerte Säfte
- Fruchtnektare, Sirup und Fruchtsaftgetränke
- Gezuckerte Obstkonserven
- Alle Sorten Konfitüre
- Fruchtjoghurt und ähnliche Milchprodukte mit Zuckerzusatz

Süßes

- Haushaltszucker
- Brauner Zucker, Farin- und Rohrzucker
- Getrockneter Zuckerrohrsaft
- Kandis, Traubenzucker
- Gesüßte Nussprodukte
- Süßwaren wie Bonbons, Schokolade, Marzipan und Riegel
- Lakritz und zuckerhaltige Hustenbonbons
- Zuckerrüben- und Ahornsirup
- Honig
- Instantkakaopulver
- Eiscreme, auch Diabetikereis
- Diätsüßwaren für Diabetiker
- Diabetikerkuchen

Nährmittel und Kartoffelprodukte

- Helles Weizenmehl (Type 405, 550)
- Speisestärke, Sago
- Weißreis
- Hart- und Weichweizengrieß
- Cremesuppen
- Tomatensuppen und -saucen
- Gesüßte Müslimischungen
- Geröstete, gesüßte Kleieprodukte
- Kuchen und Gebäckmischungen
- Dessert- bzw. Puddingpulver

Saucen und Würzen

- Stärkehaltige Saucen in Pulver- oder Pastenform
- Zucker- und/oder stärkehaltiges Ketchup
- Flüssige Fertigsaucen mit Zucker und Stärke
- Sojasaucen
- Hefeextrakt

Fette

- Brat- und Backfette mit hohem Anteil an gesättigten Fettsäuren, wie z. B. Kokosfett

Getränke

- Alle Sorten Bier
- Weine
- Aperitifgetränke
- Liköre
- Schnäpse
- Limonaden und Colagetränke mit Zucker
- Gesüßte Milchmischgetränke

Zucker – ein Schadstoff?

Anhänger der Vollwerternährung erklärten den Zucker sogar vor einigen Jahren kurzerhand und radikal zum Schadstoff. Sie empfahlen im Rahmen der Vollwerternährung natürliche Süßungsmittel wie Honig, Sirupe und Dicksäfte. Das Problem dabei: Pilze und andere Darmbewohner machen hier allerdings keine Unterschiede. Für sie sind auch alternative Süßmittel reine Zuckerlieferanten. Dasselbe gilt für die so genannten Diabetikerzucker. Sie bestehen aus Zuckerstoffen (Sorbit, Mannit, Xylit), die die meisten krank machenden Pilze ausgezeichnet vertragen. Schauen Sie auch erst einmal gründlich hin, wenn auf einer Packung Bonbons steht: »Ohne Zucker«. Dann ist zwar kein Haushaltszucker enthalten, aber dafür zuckerähnliche Stoffe, die genauso wirken.

Ausdauersportler wie Läufer oder Radrennfahrer kennen das: Ihnen hilft etwas Süßes zwar schnell aus dem Leistungstief, ihre Kraft nimmt aber nach kurzer Zeit ab, wenn nicht ein stärkehaltiges Essen für langsamen, kontinuierlichen Energienachschub sorgt.

Zucker steckt in allen Kohlenhydraten

Bei einer Pilzerkrankung warnen Experten vor zu viel Zucker. Stärkereiche Lebensmittel dagegen empfehlen sie. Dabei bestehen Zucker und Stärke aus den gleichen Bausteinen, nämlich aus Zuckermolekülen wie Traubenzucker (Glukose) oder Fruchtzucker (Fruktose). Verbinden sich diese zwei, entsteht ein Doppelzucker. Unser Haushaltszucker ist beispielsweise so eine Kombination aus Fruchtzucker und Traubenzucker.

Alle bislang erwähnten Sorten schmecken süß. Wird aber die Zuckermolekülkette länger, vergeht der süße Geschmack. Aus einer sehr langen Kette von Zuckern entsteht die Stärke. Sie schmeckt vollkommen neutral. Essen wir stärkereiche Lebensmittel, zerlegen die Verdauungssäfte unseres Körpers die unverdaulichen langen Molekülketten nach und nach in kleine einfache Zuckermoleküle. Schließlich wird daraus wieder Traubenzucker, weil das der Kraftstoff ist, den unser Körper braucht.

Zucker in Maßen

Wenn Sie an einer Pilzinfektion leiden, sollten Sie Ihren Zuckerkonsum drastisch drosseln – höchstens zehn Prozent der Kalorien sollten also aus Zucker stammen.

Ernährungsfachleute raten generell zu deutlich weniger Süßigkeiten und zu mehr stärkehaltigen Kohlenhydratlieferanten, wie beispielsweise Kartoffeln, Hülsenfrüchten und Brot. Denn anders als den leicht verdaulichen Zucker nimmt der Organismus stärkehaltige Lebensmittel viel langsamer und kontinuierlicher auf. Dies bedeutet: Die Mahlzeiten machen länger satt, der Blutzuckerspiegel bleibt stabil, und es gibt keinen Heißhunger auf Süßes.

Die Aufschrift »Ohne Zucker« besagt häufig nur »ohne Kristallzucker«, nicht aber, dass Pilze das verwendete Süßungsmittel nicht verwerten können. Diese Produkte stellen auch deshalb kaum eine Alternative dar, weil sie in größeren Mengen Durchfall verursachen.

Kleines Zuckerlexikon

Ob weiß, hellblond oder dunkelbraun – alle Zuckersorten haben eines gemeinsam: Sie liefern Energie und sonst nichts. Ihr mangelnder Nährwert beirrt uns aber wenig in unserer Vorliebe für Süßigkeiten; schließlich verbinden wir mit ihnen von Kind an Angenehmes und Erfreuliches. Wenn Sie beim Einkaufen auf der Suche nach zuckerarmen Lebensmitteln die Packungsaufschriften studieren, begegnen Ihnen sicher viele der folgenden Bezeichnungen. Damit Sie selbst entscheiden können, welche Lebensmittel auf Ihren Speisezettel passen, haben wir hier die wichtigsten Zuckerarten erklärt.

Traubenzucker

Er besteht aus nur einem Zuckermolekül, ist also ein Einfachzucker und wird auf der Packung oft auch als Glukose oder Dextrose angegeben. Pur genossen, ist er für alle pathogenen Pilze leider ein absolut gefundenes Fressen und lässt sie gedeihen.

Fruchtzucker

Auf der Zutatenliste von Fertigprodukten und Säften heißt er oft auch Fruktose. Er zählt zu den Einfachzuckern, ist ein Bestandteil des Haushaltszuckers und trägt seinen Namen, weil er speziell in Früchten besonders reichlich vorhanden ist.

Zucker liefert Energie. Doch die holen sich Menschen mit Pilzinfekten besser aus Lebensmitteln, die gleichzeitig viele Vitamine, Mineral- und Ballaststoffe bieten.

Haushaltszucker

Den ganz normalen Zucker mit seinen weißen oder bräunlichen Kristallen kennen wir alle. Meist wird er aus Zuckerrohr oder Zuckerrüben gewonnen. Er ist die gebräuchlichste Zuckersorte beim Kochen am heimischen Herd – beispielsweise als Kandiszucker, Puder- oder Würfelzucker, Hagel- oder Gelierzucker. Auf Etiketten heißt er auch Kristallzucker oder Saccharose. Die Kristalle sind aus je einem Teil Traubenzucker und Fruchtzucker aufgebaut.

Malzzucker

Er wird auf der Zutatenliste häufig auch Maltose genannt und ist ein Zweifachzucker aus zwei Traubenzuckergliedern. Malzzucker kommt reichlich in Backwaren und im Bier vor.

Milchzucker

Milchzucker wird auch Laktose genannt und ist ebenfalls ein Zweifachzucker. Er besteht aus einem Molekül Traubenzucker (Glukose) und einem weiteren Zuckermolekül namens Galaktose und kommt – wie der Name schon sagt – in Milch und Milchprodukten reichlich vor. Für pathogene Hefen ist Milchzucker ungenießbar. Es gelingt ihnen nicht, das Molekül aufzuspalten. Er hat noch einen zweiten Vorzug: Milchzucker ernährt die natürlichen Feinde der Pilze, die Darmbakterien, er wirkt also »probiotisch« und stärkt die »gute« und lebensnotwendige Darmflora.

Glukosesirup und Maltodextrin

Diese Zutaten finden sich in vielen Fertigprodukten. Sie bestehen aus kurzen und mittleren Traubenzuckerketten.

Stärke

Sie schmeckt nicht süß und ist auch kein Zucker. Aber sie entsteht aus langen Ketten von Zuckermolekülen. Stärke ist ein Vorratsstoff der Pflanzen und dient auch uns Menschen als wichtigste Energiequelle. Weizen-, Reis-, Mais- oder Kartoffelstärke besteht aus geraden fadenartigen Molekülketten. Die Stärke von Hülsenfrüchten, wie beispielsweise Erbsen, Linsen oder Bohnen, ist dagegen aus vielfach verknäulten Molekülfäden konstruiert. Pilze können Stärkemoleküle durchaus in »Zuckerstücke« zerlegen und sich dann davon ernähren. Allerdings ist es für sie erheblich mühsamer, als wenn ihnen der Zucker »mundgerecht« angeboten wird. Insbesondere die Knäuel der Hülsenfruchtstärke bieten ihnen Widerstand. Darmpilze müssen sich schon sehr anstrengen, um aus dieser für sie ungenießbaren Stärkeart die begehrten Zuckermoleküle herauszulösen.

Nachdem sich sogar Drei-Sterne-Köche der lange verpönten Hülsenfrüchte und Kohlgemüse annehmen und phantasievolle Gourmetgerichte daraus zaubern, wird die ehemals deftige Hausmannskost auch daheim leicht und köstlich serviert.

Wichtig für die Wirkung auf pathogene Pilze ist vor allem die Kombination von Stärke und Ballaststoffen. Ein Teil der Stärke, die so genannte resistente Stärke, und die meisten Ballaststoffe sind Nahrung für eine gesunde Darmflora. Außerdem rutscht der Nahrungsbrei durch den hohen Gehalt an Ballaststoffen sehr schnell weiter. Die Pilze haben sozusagen das Nachsehen, denn sie können ihren Anteil an Zucker nicht schnell genug aus dem Essen herausfischen.

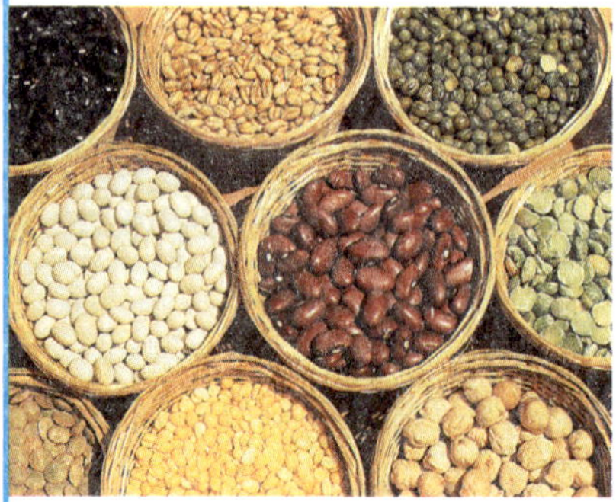

Mit pilzunfreundlichen Hülsenfrüchten decken Sie Ihren Kohlenhydrat- und Ballaststoffbedarf auf das Beste.

Schnelle Beförderung

- Ballaststoffe beschleunigen den Transport der Nahrung durch den Darm. Verfeinerte Speisen mit geringem Gehalt an Unverdaulichem benötigen bis zu 70 Stunden für den Weg durch den Körper. Dagegen ist ein Essen mit viel Ballast schon nach acht Stunden verwertet. Wird der Nahrungsbrei schnell abtransportiert, gelangen nur wenige schädliche Stoffwechselprodukte durch die Darmwand in den Körper.
- Ein guter Test, mit dem man das Verdauungstempo im eigenen Darm messen kann: Essen Sie eine große Portion Rote-Bete-Salat, und merken Sie sich die Uhrzeit. Wenn der Stuhl rötlich gefärbt ist, hat das Gemüse den Darm passiert.

Ballaststoffe – gut gegen Pilze

Wer sich ballaststoffreich ernährt, unterstützt die Wirkung der Medikamente bei einer Pilzbehandlung.

Grobe Kost macht fit

Den vielfältigen Wirkungen von Ballaststoffen kam die Wissenschaft erst vor knapp 20 Jahren auf die Spur. Zu Beginn des 20. Jahrhunderts galten die unverdaulichen Substanzen buchstäblich als überflüssiger Ballast, von dem man annahm, dass er den Organismus durch zusätzliche Verdauungsarbeit schwäche. Nicht zuletzt deshalb wertete man grobes dunkles Mehl und derbe Gemüsesorten wie Hülsenfrüchte und Kohl als Armeleuteessen ab.

Erst nachdem gegen Ende der 1970er Jahre englische Forscher einen Zusammenhang zwischen allzu verfeinerter Nahrung und Zivilisationskrankheiten gefunden hatten, nahmen sich auch die Ernährungsfachleute des Themas an. Sie stellten fest: Eine ballaststoffreiche Ernährung enthält weniger Fett, weniger Cholesterin, weniger gichtfördernde Purine – und weniger Energie, also Kalorien oder Joule. Kurz gesagt: Wer reichlich Ballaststoffe zu sich nimmt, isst vernünftig.

Wie Ballaststoffe auf Pilze wirken

Ein gut funktionierendes Immunsystem ist wichtig im Kampf gegen Pilze. Achten Sie auch deshalb besonders auf eine ballaststoffreiche, ausgewogene Ernährung.

Innerhalb einer Pilzbehandlung haben Ballaststoffe ganz besondere Vorteile: Pathogene Pilze können sie nicht verdauen, also auch nicht von ihnen profitieren. Die unverdaulichen Substanzen spielen für das gute Funktionieren des Darms eine zentrale Rolle.
Quellstoffe beispielsweise können im Darm Flüssigkeit aufnehmen und anschwellen. Sie machen die Menge des Nahrungsbreis größer. Vor allem aber binden sie beim Aufquellen schleimhautreizende, unverträgliche und eventuell auch giftige Stoffe im Darm.
Faserstoffe gehören zu einer zweiten wichtigen Ballaststoffgattung. Sie sorgen dafür, dass mehr Verdauungssäfte fließen und die Nahrungsreste schnellstens aus dem Körper befördert werden. Beide Funktionen der Ballaststoffe sind innerhalb einer Pilzbehandlung natürlich ausgesprochen erwünscht.

Wechselwirkungen

Gerade in den ersten Tagen der Behandlung ihrer Pilzinfektion geht es vielen Menschen schlecht, weil die durch Medikamente abgestorbenen Pilzzellen und deren Stoffwechselprodukte leichte, vergiftungsähnliche Zustände verursachen. Das kennen Mediziner auch von der Behandlung bakterieller Infektionen durch Antibiotika: Viele Patienten fühlen sich erst einmal matt und angegriffen. Wenn Sie mit dem Beginn Ihrer medizinischen Behandlung reichlich Ballaststoffe zu sich nehmen, binden diese die Problemstoffe im Darm, und Sie bekommen die kurzfristigen, aber unangenehmen Nebeneffekte der Therapie erheblich weniger zu spüren. Eine Ernährungsweise, die reich ist an unverdaulichen Bestandteilen, sorgt zusätzlich dafür, dass die Antipilzmedikamente besser wirken: Ballaststoffe tragen die Arzneimittel bis in jede Falte des Darms.

Beim Stichwort »Ballaststoffe« denken die meisten von uns vielleicht an Vollkornbrot und Weizenkleie. Tatsächlich sind die Schalenbestandteile der verschiedenen Getreidesorten sehr wirksam und gut verträglich. Der Anteil der Ballaststoffe im Gemüse ist wegen des hohen Wassergehalts der Pflanzen mit ein bis fünf Prozent Ballast recht gering, aber durch die günstige Zusammensetzung trotzdem sehr effektvoll. So massieren die großen Partikel von geraspeltem rohem Gemüse und Getreideschrot die Darmwand und fördern deren Durchblutung und Beweglichkeit. Ballaststoffe haben also neben ihren ernährungsbedingten Vorteilen auch eine mechanische Funktion.

Gründlich waschen reicht: Essen Sie Äpfel ungeschält, um nicht auf wertvolle Ballaststoffe zu verzichten!

Was dem Darm besonders gut tut

Wenn die Darmflora durch vernünftige Ernährung viele günstige Bakterienarten enthält, können Pilze sich nicht festsetzen und schon gar nicht in andere Organe herüberwandern. Essen Sie nur Lebensmittel, die neben Stärke auch viele Ballaststoffe liefern. Dann haben die Pilze auf jeden Fall das Nachsehen.

Darüber hinaus haben ballaststoffreiche Lebensmittel den Vorteil, dass sie über einen längeren Zeitraum hinweg sättigen. Denn sie sorgen dafür, dass die Nahrung von den Verdauungssäften nur ganz allmählich in einzelne Nährstoffe zerlegt und aufgenommen wird. Hülsenfrüchte wie Erbsen, Bohnen, Linsen, Sojabohnen und Kichererbsen liefern dem Darm fast doppelt so viel unverdauliche Fracht wie Vollkornbrot, nämlich bis zu 20 Prozent. Außerdem führen sie dem Körper zahlreiche wichtige Vitamine und Aufbaustoffe zu. Viele Landesküchen in Südamerika und Asien bauen auf sie als Grundnahrungsmittel.

Der lösliche Ballaststoff Inulin gehört – ähnlich wie Stärke – zum Energievorrat vieler Pflanzen wie Zwiebeln oder Knoblauch. Er ist Lieblingsnahrung der nützlichen Bifidusbakterien und kann in viele Gerichte gemischt werden. Inulin löst sich in Flüssigkeiten, Suppen, Sauermilchprodukten, es passt sich allen Geschmacksrichtungen an und macht magere Milchprodukte cremiger.

Neben dem Quellstoff Pektin und dem Faserstoff Zellulose enthalten Gemüse und Hülsenfrüchte unverdauliche Schleimstoffe, Pflanzengummiarten und Mehrfachzucker wie etwa Inulin. Zwar ist ihr Anteil gering, doch haben diese Substanzen große Vorzüge: Pathogene Pilze können ihnen nichts anhaben, den guten Darmbakterien dienen sie als Futter und verbessern die Darmflora. So sind nützliche Mikroben in der Lage, sich gut zu entwickeln und als gesunde Konkurrenz die Ausbreitung der krank machenden Pilze zu hemmen.

Die Darmschleimhaut

Ballaststoffe aus Getreide, Gemüse und Hülsenfrüchten sorgen für einen gesunden Darm. Bis zu 500 verschiedene Mikroorganismen besiedeln unsere Darmschleimhäute, und nur ganz wenige davon sind für uns schädlich. Die verschiedenen unverdaulichen Nahrungsbestandteile verhindern mit einem komplexen Mechanismus Fehlbesetzungen in diesem Bakterienrasen.

Zusätzlich regen sie die Durchblutung des Darms durch Dehnung und mechanische Reize an. So werden die Immunzellen in der Darmschleimhaut besonders gut mit Sauerstoff und Nahrung versorgt. Ist der Darm in Form, kann er Pilzinfektionen viel leichter abwehren.

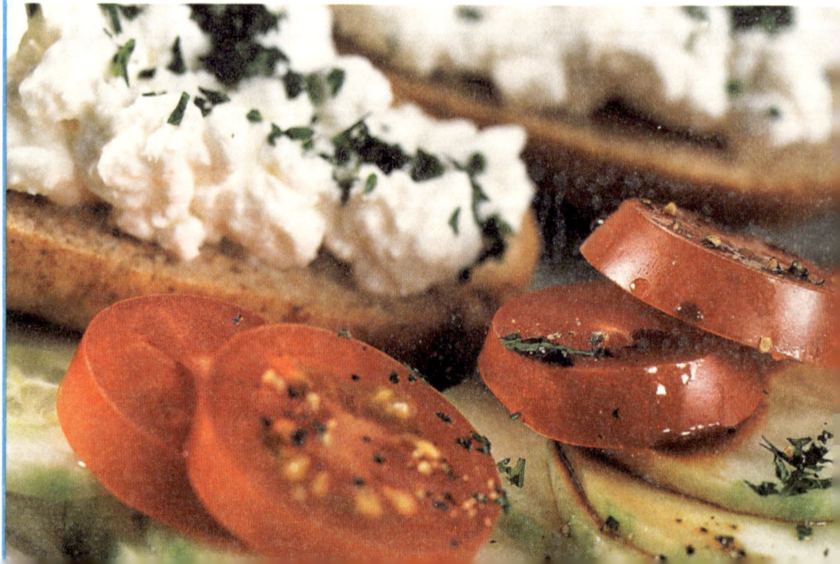

Vollkornbrot, Frischkäse und frisches Gemüse – ein idealer Antipilzsnack.

Die Darmflora

- Im Darm des Menschen siedeln Milliarden Bakterien. Sie leben mit uns in einer »Wohngemeinschaft«, von der wir als »Gastgeber« ebenso sehr profitieren wie sie. Der Bakterienrasen auf den Schleimhäuten des Dickdarms, Darmflora genannt, lebt von dem, was von unserer Nahrung für die dort lebenden Mikroben übrig bleibt, also von unverdaulichen Bestandteilen unserer Nahrung, den Ballaststoffen.
- Dreiviertel aller Körperzellen, die Abwehrstoffe bilden, haben ihren Platz im Lymphgewebe der Darmwand. Dieses riesige, hochaktive Organ aktiviert die Immunantwort für alle Schleimhäute des Körpers. Dabei spielen Milchsäurebakterien aus Lebensmitteln die Rolle eines Trainers. Sie halten unsere Abwehrmechanismen wach und aufmerksam. Sind z. B. die Abwehrzellen in der Darmschleimhaut alarmiert, sorgen sie durch biochemische Botschaften dafür, dass auch in den Harnwegen, Bronchien und Mundschleimhäuten Eindringlinge abgefangen werden können.

In Fertigprodukten, wie z. B. Suppen oder Joghurts, steht neuerdings Inulin in der Zutatenliste – selten ist aber mehr als eine Prise enthalten. Um seine Antipilzwirkung zu nutzen, sollte man davon jedoch ein bis zwei Teelöffel täglich konsumieren. Zu günstigen Preisen gibt es den nützlichen Ballaststoff derzeit nur im Versandhandel (Adresse siehe Seite 235).

Probiotisch

Als Probiotika bezeichnen Hersteller von Milchprodukten besondere Bakterienstämme, die bei der Herstellung von Joghurt und Sauermilchprodukten verwendet werden. Sie gelten als »pro-biotisch«, wörtlich übersetzt »lebensfreundlich«, weil sie den Weg durch das Verdauungssystem lebend überstehen und im Darm dazu beitragen sollen, die Abwehrkräfte zu stärken. Dazu ist bereits viel geforscht worden, doch bleibt es schwierig, in den Darm eines lebenden Menschen hineinzuschauen, und so steht der endgültige Beweis noch aus. Immerhin zeigen Studien am Menschen, dass der regelmäßige Verzehr von Lebensmitteln mit lebenden Laktobazillen einen messbaren Einfluss auf das Immunsystem hat. Dies ist auch der Grund, warum in der Joghurtwerbung seit neuerer Zeit so viel von der Darmflora die Rede ist. Ob allerdings die stark beworbenen Mikroben der Sauermilchfabrikanten wirklich nützlicher sind als andere, muss sich erst noch herausstellen. Von der EU beauftragte Wissenschaftler überprüfen zurzeit immerhin 300 Laktobazillusstämme. Sie wollen u. a. herausfinden, ob einige davon den Cholesterinspiegel senken oder einen besonderen Schutz gegen Krebs verleihen.

Laktasemangelsyndrom: Nehmen Sie es ernst, wenn Ihr Kind die Milch nicht mag, vielleicht verträgt es sie wirklich nicht! Bei einem großen Teil der Weltbevölkerung ist diese Mangelerscheinung übrigens angeboren, vor allem in Asien und Afrika.

Wenn Milch Bauchweh macht …

Wer unter Bauchdrücken, Blähungen, Koliken und Durchfall leidet, muss nicht unbedingt Darmpilze beherbergen. Es könnte ebenso gut sein, dass eine Verdauungsschwäche diese Beschwerden auslöst. Vor allem, wenn der Dünndarm nicht genügend von dem Enzym produziert, dass den Milchzucker aufspaltet (Fachbegriff: Laktasemangelsyndrom), rumort es im Bauch. Experten gehen davon aus, dass 5 bis 15 Prozent der erwachsenen Mittel- und Nordeuropäer an diesem Enzymmangel leiden und deshalb Milch und etliche Milchprodukte schlecht vertragen. Auch der in unseren Rezepten verwendete Milchzucker würde dann zu Beschwerden führen.

Nun könnte man milchhaltigen Produkten einfach aus dem Weg gehen und sich an eine milchfreie Diät halten. Doch das hat Nachteile: Menschen, die weder Milch trinken noch Käse essen, leiden öfter als andere unter Osteoporose (Knochenentkalkung). Der Grund: Milchprodukte sind nicht nur die beste Quelle für den knochenbildenden Mineralstoff Kalzium, sondern der enthaltene Milchzucker trägt auch dazu bei, dass der Körper das notwendige Kalzium gut verwerten kann. Der Ausweg: Essen Sie regelmäßig Naturjoghurt mit lebenden Kulturen. Gerade bei Menschen, die an Osteoporose leiden (Frauen in den Wechseljahren trifft es besonders häufig), besteht das

Problem oft auch darin, dass ihr Körper das Kalzium nicht in die Knochen einlagern kann. Diese werden dann brüchig, was in fortgeschrittenem Stadium der Krankheit zu Deformierungen der Wirbelsäule führen kann, dem so genannten Witwenbuckel. Diese Verwertungsstörung ist meist hormonanhängig und wird auch entsprechend behandelt, reichliche Kalziumzufuhr ist außerdem unerlässlich. Die meisten Menschen mit einem Mangel an dem milchzuckerabbauenden Enzym Laktase vertragen Joghurt ausgezeichnet, weil die enthaltenen Milchsäurebakterien Enzyme zum Abbau des Milchzuckers mitbringen. Außerdem sollten Menschen mit der Verdauungsschwäche für Milch (Laktasemangel) ihren Knochen zuliebe oft kalziumreiche pflanzliche Lebensmittel wie beipielsweise Sesamsaat (100 Gramm enthalten 800 Milligramm Kalzium), Ölsardinen (330 Milligramm Kalzium), Sojabohnen (200 Milligramm Kalzium) oder Kichererbsen (120 Milligramm Kalzium) einplanen.

Wer ballaststoffreich isst, sollte viel trinken. Nur dann können Quell- und Faserstoffe auch genügend Wasser aufnehmen, um ihre volle Wirkung zu tun.

Ballast zum Kaufen

Beim Kochen und Backen können Sie den Ballaststoffgehalt Ihrer Gerichte durch die Zugabe von Getreidekleie erhöhen. Sie finden im Lebensmittelregal zwei Sorten mit unterschiedlichen Eigenschaften: die unlösliche faserstoffreiche Weizenkleie und lösliche quellstoffreiche Haferkleieflocken. Probieren Sie, welche Sorte zu welchem Gericht am besten passt. Nicht aus Getreide, sondern aus Rüben stammen Ballaststoffflocken, die etwas langsamer aufquellen und sich in Eintöpfen und beim Backen gut verwenden lassen. Rübenballastflocken eignen sich besonders für Getreideallergiker und sind glutenfrei. Ganz gleich, welche Sorte Ihnen am besten schmeckt und bekommt – verwenden Sie jeweils nur ein, zwei Teelöffel in einem Gericht. Dann verändert sich der gewohnte Geschmack kaum, und der Körper kommt mit der anderen Zusammensetzung des Essens gut zurecht.

Für alle, die gern richtig gut essen: tolle Rezepte und erprobte Küchentricks, alle Basics über die besten Lebensmittel und den richtigen Einkauf.

Die Fitness-diät

Das schmeckt – nur den Pilzen nicht

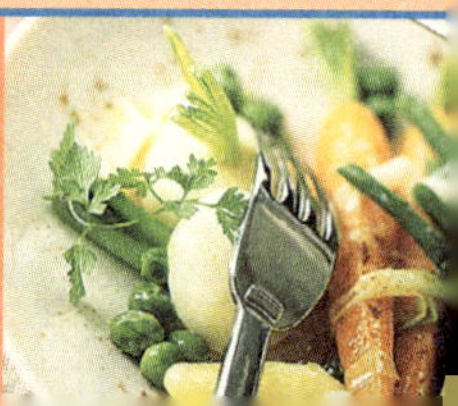

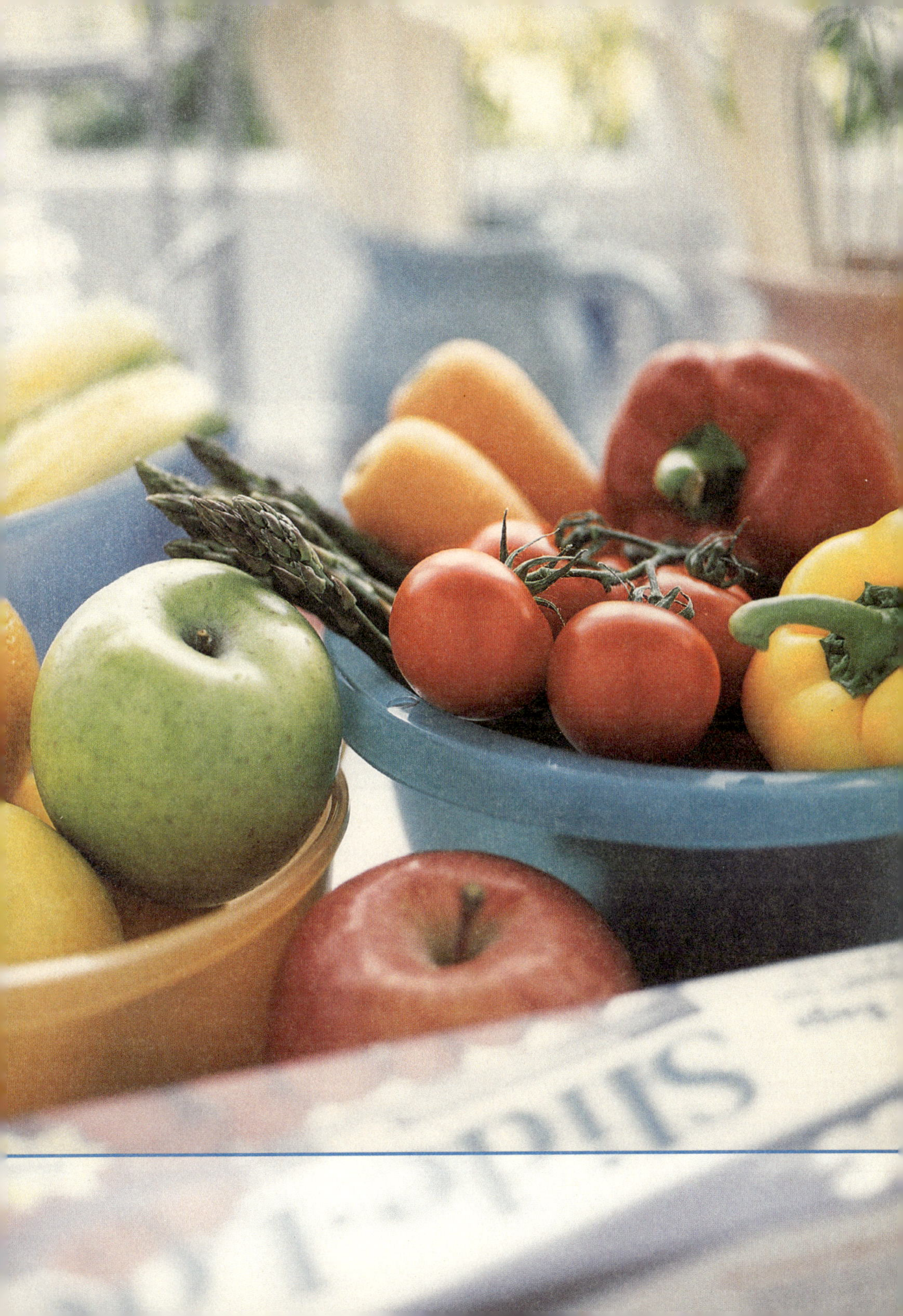

Viele dunkel aussehende Brötchensorten, die als Roggen-, Schrot-, Körner- oder Vollkornbrötchen über die Theke der Bäcker gehen, bestehen überwiegend aus weißem Weizenmehl. Sie enthalten nur geringe Mengen der namengebenden ballaststoffreichen dunklen Mehle, weil sie sonst viel flacher und so fest wie Brot geraten würden.

Gesundes Frühstück

An keiner anderen Mahlzeit halten wir so fest wie an unseren Frühstücksgewohnheiten. Der eine isst gern ein Brot mit Käse oder Wurst. Ein anderer liebt sein Frühstücksei zum Knäckebrot. Es gibt auch Menschen, die am liebsten täglich Kuchen zum Frühstück verspeisen. Mancher mag den Tag nicht ohne knusprige Brötchen mit Konfitüre oder Honig beginnen. Es ist sicher schwierig, lieb gewonnene Gepflogenheiten zu verändern. Doch geben Sie Ihrem Herzen einen Stoß!

Guter Start in den Tag

Die meisten von uns essen gern ein belegtes Brot. Es ist in Sekunden zubereitet und lässt sich morgens als Frühstück, in der Hektik des Arbeitstags und am Abend vor dem Fernseher bequem nebenher essen. Aber das ist auch gerade sein Nachteil. Wer sich immer nur schnell ein Brot macht, isst selbst dann, wenn er ein gutes Vollkornbrot auswählt, einseitig. Meistens sind Aufstrich und Belag fetthaltiger, als man denkt. Einige Vitamine und wichtige Pflanzenstoffe aus Gemüse und Obst fehlen ganz. Besser wäre es, wenn das Brot an die Stelle rücken würde, die es in den Ländern des Mittelmeerraums hat: Franzosen, Italiener, Spanier und Portugiesen essen es zu den Hauptmahlzeiten, allerdings anders als wir. Brot wird dort einfach gebrochen und als Beilage zu Gemüse, Fisch und Fleisch verzehrt.

Welche Brotsorte ist richtig?

Essen Sie nur Brote, die mit natürlichem Sauerteig gelockert werden und zu 100 Prozent aus Vollkornmehl oder -schrot bestehen. Dabei spielt es keine Rolle, ob der Teig fein oder grob ist und ob ganze Körner darin zu sehen sind oder nicht. Aber verzichten Sie auf sehr dunkel aussehende Brote, denn die werden häufig mit zucker- oder malzhaltigem Sirup nachgefärbt und wären deshalb für die Pilze eine erfreuliche Mahlzeit. Bei Phantasienamen fragen Sie sicherheitshalber genau nach, aus welchem Teig das Brot gebacken wurde. Falls die Verkäuferin keine sachliche Auskunft geben kann, bitten Sie sie, sich in der Backstube zu erkundigen. Kaufen Sie erst, wenn klar ist, aus welchen Zutaten das Brot besteht.

Abwechslung bringen gelegentlich Vollkornbrote aus Weizen oder Dinkel. Es gibt sie nicht bei jedem Bäcker, doch die Suche danach lohnt sich.

Am besten Sauerteig

Idealerweise nehmen Sie ausschließlich Sauerteigbrot aus Roggenschrot. Je deftiger und grobkörniger die Sorte, desto besser, denn dann sättigt es besonders nachhaltig. Das liegt vor allem an der respektablen Menge an Ballaststoffen. Die kernige Beschaffenheit von Roggenbroten zwingt außerdem zum gründlichen Kauen. Wegen der deftigen Struktur haben die Pilze Mühe, ihren Anteil aus dem Brot herauszulösen, deshalb ist Roggenvollkornbrot innerhalb der Diät von allen Brotsorten die günstigste. Wenn es Natursauerteig enthält, liefert es reichlich Vitamine der B-Gruppe und Mineralstoffe. Diese wichtigen Nährstoffe benötigt der Organismus dringend, um die körpereigene Immunabwehr in Gang zu halten. Es lohnt sich also, nach einem echten Vollkornsauerteigbrot Ausschau zu halten. Wird ein Brot nicht gründlich genug von Natursauerteig gelockert, bleibt viel Phytin darin zurück. Dieser Stoff behindert die Aufnahme von wichtigen Mineralstoffen wie Eisen, Magnesium, Kalzium und Zink.

Ein Müsli am Morgen ...

Egal, wie Ihre Frühstücksgewohnheiten bisher aussahen: Wir schlagen Ihnen für die ersten zwei bis drei Wochen Ihrer behandlungsbegleitenden Pilzdiät ein von uns speziell entwickeltes Müsli vor, von dem Sie sich einen Vorrat zusammenstellen können.

Was das Diätmüsli bringt

Wundern Sie sich nicht über die lange Zutatenliste. Die Kombination der verschiedenen Zutaten ist wichtig für die Wirksamkeit. Die Mischung liefert genügend Kohlenhydrate für einen energiegeladenen Start in den Tag. Das Beste daran: Sie bleiben nach dem Frühstück für lange Zeit satt und leistungsfähig, weil die Zutaten erst nach und nach aufgeschlossen werden und so dem Körper über lange Zeit Energie liefern. Außerdem steckt in diesem Müsli eine ausgeklügelte Kombination von unterschiedlich wirkenden Ballaststoffen. Speziell die enthaltenen Schleim- und Quellstoffe nehmen unliebsame Stoffwechselprodukte der Darmpilze auf und befördern sie schnellstens aus dem Körper. Die Kombination dieser Ballaststoffe mit dem für die Pilze unverdaulichen Milchzucker fördert außerdem die natürliche Besiedlung des Darms mit Mikroben, die uns bei der Verdauung und bei der Abwehr von Pilzen nützlich sind. Und weil ein solches Müsli auch den Zähnen etwas zu tun gibt, helfen vermehrter Speichelfluss und gut durchblutetes Zahnfleisch (zusätzlich zu den notwendigen Medikamenten), die Pilze aus der Mundhöhle zu verscheuchen.

Ein Müsli mit hohem Ballaststoffgehalt versorgt den Körper für lange Zeit mit Energie und hält den Darm fit.

Manche mögen's britisch

Wenn Sie sich trotz aller gesundheitlichen Vorzüge nicht mit der Vorstellung anfreunden können, den Tag mit einem Müsli zu beginnen, weil Sie kein rohes Getreide vertragen oder es Ihnen vor kalter Milch oder Joghurt am Morgen graut, wie wäre es mit dem »englischen Frühstück«? Der auf den Britischen Inseln immer noch sehr beliebte »Porridge« hat nicht viel gemein mit dem berüchtigten Haferschleim, der früher Kindern gern bei Magenverstimmungen aufgenötigt wurde, außer der Getreidesorte. Man kocht dazu grobe Hafergrütze mit Wasser und einer Prise Salz zu einem herzhaften Brei, der dann je nach Geschmack mit süßer oder saurer Sahne begossen wird.

Das Antipilzmüsli

Zutaten für 25–30 Portionen

75 g ungeschälte Mandelkerne • 75 g Cashewkerne • 50 g Sonnenblumenkerne • 75 g Kürbiskerne • 150 g geröstete Sojakerne
150 g Weizenkleie • 200 g Haferkleie • 150 g geschrotete Leinsaat
100 g Milchzucker • 250 g kernige Haferflocken • 100 g Roggenflocken • 150 g Gerstenflocken • 200 g Weizenflocken

Zubereitung

Mandeln, Cashew-, Sonnenblumen- und Kürbiskerne grob hacken und in eine große Schüssel geben. Sojakerne, Weizen- und Haferkleie, Leinsaat, Milchzucker und alle Flocken zufügen.
Alle Zutaten gut durchmischen und in fest schließende Dosen oder Gefrierbeutel füllen. Das Müsli kühl und dunkel aufheben, damit es nicht an Nährstoffen verliert oder gar ranzig wird.

Das Müsli gibt es inzwischen auch fertig gemischt im Reformhaus. Es enthält anstelle von Zucker Milchzucker, den die Pilze nicht mögen, der aber für eine gesunde Darmflora sorgt.

Tipps zum selbst gemischten Müsli

- Falls kein kühler Raum vorhanden ist, lagern Sie größere Müslivorräte im Gemüsefach des Kühlschranks. Eine Portion für die nächsten drei, vier Tage sollten Sie bei Zimmertemperatur aufheben, weil das Müsli dann aromatischer schmeckt.
- Kaufen Sie Müslizutaten entweder im Reformhaus, im Naturkostladen oder von einem Markenhersteller im Supermarkt – auch wenn das etwas teurer ist. Nüsse und Samen können Mykotoxine (Pilzgifte) enthalten, wenn sie unsachgemäß behandelt wurden. Angesehene Hersteller und Bioorganisationen kontrollieren auf Pilzgifte und garantieren »saubere« Ware.
- Falls Sie Unverträglichkeiten gegen eine der Nuss- oder Getreidesorten oder gegen Milchzucker haben, können Sie die betreffende Zutat weglassen.

Damit der Darm nicht revoltiert: Beginnen Sie langsam, ganze oder geschrotete Getreide in Ihren Speiseplan einzubauen, wenn Sie bisher ausgemahlene Mehle bevorzugt haben. Ihr Verdauungssystem stellt sich langsam um auf die ungewohnte Mehrarbeit.

- Essen Sie Ihr Müsli möglichst täglich mit Sauermilchprodukten wie Naturjoghurt, Buttermilch, Quark, Dickmilch oder Kefir. Wer keine Lust zum Selbermischen hat, kann das Müsli auch fertig kaufen. Süßen können Sie das Müsli ganz nach Geschmack mit Flüssigsüßstoff.

Hauptgerichte & Co.

Getreide – die gesunden Körner

Roggen, Weizen, Hafer, Gerste & Co. haben sich in den letzten Jahren einen Platz in unseren Kochtöpfen erobert und bewiesen, dass Körnerkost wirklich vorzüglich schmecken kann. Für die Ernährung bei Pilzerkrankungen sind Vollkorngetreide deshalb so interessant, weil sie reichlich Kohlenhydrate enthalten, die für unsere tägliche Leistungsfähigkeit so wichtig sind. Darüber hinaus massieren die groben Schalenpartikel des Getreides die Darmwand quasi und regen sie zu gesunder Beweglichkeit (Peristaltik) an.

Die Vorzüge aufs Korn genommen

Getreide war für die Menschen immer schon echtes Überlebensmittel. Vollkorn hilft, Übergewicht und Diabetes mellitus zu vermeiden, denn die enthaltenen Ballaststoffe füllen den Magen und regulieren übergroßen Appetit. Die Nährstoffe werden langsam und kontinuierlich aufgenommen, deshalb gibt es keine großen Schwankungen beim Blutzucker. Bei Magenschleimhautdefekten binden und neutralisieren Getreidegerichte überschüssige Magensäure und helfen so, die Schäden zu heilen. Und nicht zuletzt: Vollkornballaststoffe kräftigen die Darmschleimhaut und verkürzen die Passagezeit des Nahrungsbreis.

Weizen, Dinkel und Grünkern

Alle drei stammen aus derselben Familie. Dinkel ist eine alte Weizensorte, die der moderne ertragreiche Weizen erst am Anfang des 20. Jahrhunderts verdrängt hat. Heute besinnt man sich wieder vermehrt auf Dinkel, denn diese robuste alte Sorte gedeiht weitgehend ohne Pflanzenschutzmittel. Die zartgrünen aromatischen Körner des Grünkerns stammen ebenfalls von der Dinkelpflanze. Der Unterschied: Grünkern wird vor der Reife geerntet und in Spezialanlagen geröstet und getrocknet. Deshalb ist er für viele Menschen, die Weizen nicht gut vertragen, günstig.

Roggen

Er ist unser wichtigstes Brotgetreide. Soll aus Roggenmehl Brot werden, reicht Hefe allein zur Lockerung des Teigs nicht aus. Nur mit Sauerteig aus wilden Hefen, Essig- und Milchsäurebakterien wird das Brot locker. Für eine ausgewogene Diät ist Roggen sehr günstig.

Gerichte mit gekochten Roggenkörnern schmecken sehr kräftig und aromatisch.

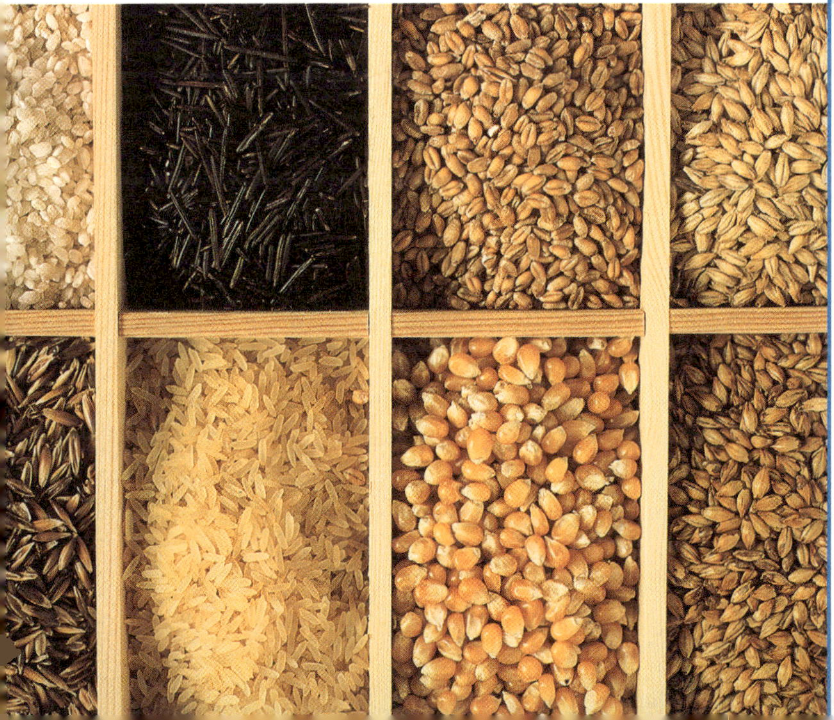

Bietet geschmackliche Abwechslung und jede Menge Gesundheit, besonders auch für Pilzpatienten: Getreide.

Aufbewahrung von Getreide

Ganze Getreidekörner sind durch kühle, trockene und luftige Lagerung mehrere Jahre lang haltbar. Achtung: Schimmelpilze und Hefen lieben Wärme und lassen sich auf den Körnern nieder. Bei feuchter Witterung kann es passieren, dass unverpackte Körner auskeimen und schimmeln.

Auch für die Schönheit gut: Haferkleie, mit etwas Milch oder Sahne verrührt, ergibt ein sanftes und preiswertes Peeling, das besonders für trockene Haut geeignet ist.

Für Menschen mit einer Hefeunverträglichkeit sind auch Sauerteigbrote nicht zu empfehlen. Aber innerhalb einer abwehrstärkenden Ernährungsweise sollte Roggen möglichst oft auf den Tisch kommen, denn das herzhafte Getreide besitzt einen besonders hohen Anteil an Eisen, Kalium, Phosphor, Magnesium, Fluor und Ballaststoffen. Roggenkörner erkennt man leicht an der graugrünen Farbe und ihrer länglichen, schmalen Form.

Hafer

Mit seinem Fettgehalt von fast zehn Prozent und seinem angenehmen nussähnlichen Geschmack ist Hafer nicht nur als Kraftfutter für Mensch und Tier, sondern auch von alters her als Kranken- und Säuglingskost bekannt. Seine Schleimstoffe gelten als magen- und darmfreundlich. Die Haferkleie besitzt einen weiteren Vorteil: Sie nimmt auf dem Weg durch den Darm die Stoffwechselprodukte auf und hilft, sie schnell herauszutransportieren. Unangenehme Nebeneffekte einer Pilzinfektion im Darm kann Hafer also mildern.
Heute kommt meistens Nackt- oder Sprießkornhafer in den Handel. Diese besondere Züchtung hat keine Spelzen und muss deshalb nicht geschält oder enthülst werden. Dabei würden die Körner verletzt, das Fett könnte austreten und ranzig werden. Sprießkornhafer ist also haltbarer und sogar noch keimfähig, wenn man ihn kauft.

Buchweizen

Obwohl Buchweizen ein Knöterichgewächs ist, botanisch also gar nicht zu den Getreidearten zählt, enthält er doch ganz ähnliche Inhaltsstoffe. Er liefert hauptsächlich Kohlenhydrate und Ballaststoffe. In den kantigen graubraunen Körnern stecken knapp zehn Prozent hochwertiges Eiweiß, mit dem die Pilze im Darm nichts anfangen können. Die Proteinqualität übertrifft die aller anderen Getreidearten. Das bedeutet: Auch ohne Milchprodukte und Eier könnte man von Buchweizen allein eine ganze Weile leben und müsste keinen Eiweißmangel befürchten. Überdurchschnittlich viel Vitamin E steckt außerdem in dem unscheinbaren Korn. Buchweizen ist frei von Gluten (Klebereiweiß), ein Eiweißbestandteil, den einige Menschen nicht vertragen; sie leiden an Zöliakie. Beim Backen muss wegen des fehlenden Glutens Roggen- oder Weizenmehl dazugegeben werden, da sonst der Teig nicht aufgeht.

Im Jahr 2800 v. Chr. ließ der chinesische Kaiser Shen-Nung Hirse in die Liste der fünf heiligen Nahrungspflanzen aufnehmen, die an hohen Festtagen verehrt wurden.

Hirse

Hirse hat – nach dem Hafer – von allen Getreidearten die größte Menge an wichtigen Inhaltsstoffen zu bieten: In ihr stecken zwischen 5 und 15 Prozent Eiweiß, Vitamine der B-Gruppe, etwas Beta-Karotin und Vitamin C. Vor allem ist Hirse eine fabelhafte Quelle für alle wichtigen Mineralstoffe und Spurenelemente. Die gelben Körnchen liefern reichlich das zahn- und knochenfreundliche Fluor. Aber: Hirse niemals roh essen, denn sie enthält eiweißschädigende Enzyme, die erst durch Kochen oder Rösten unschädlich gemacht werden. Das Eiweiß der Hirse ist nicht sehr hochwertig. Eine Kombination mit Milchprodukten, Eiern oder Hülsenfrüchten wertet es auf. Wer bei derselben Mahlzeit eine Vitamin-C-haltige Frucht oder Salat mit Paprikaschoten, Kohl oder Zitronensaft isst, hilft dem Körper, das Eisen aus der Hirse besser zu nutzen.

Gar- und Quellzeiten auf einen Blick

Sorte	Einweichen (Stunden)	Garzeit (Minuten)
Weizen	8–12	50–60
Dinkel	8–12	50
Grünkern	2–12	40
Roggen	8–12	60
Gerste	6–12	40
Hafer	2	30
Buchweizen	Nein	20
Hirse	Nein	20
Quinoa	Nein	12–15

Weizen, Roggen, Hafer – die kennt jeder. Probieren Sie auch einmal die Unbekannteren wie Quinoa, Hirse und Buchweizen: Die viel kürzeren Garzeiten sind praktisch, wenn es schnell gehen soll.

Gerste

Sie gehört zu den Spelzgetreiden, die durch Schleifen von ihrer harten Hülle befreit werden. Aus geschälten Gerstenkörnern entstehen durch Polieren Graupen. Dadurch gehen eiweiß-, vitamin- und mineralstoffreiche Randschichten verloren. Ebenso wie Hafer ist auch Gerste bei einem empfindlichen Magen und Darm günstig. Vegetarier kombinieren sie für eine gute Eiweißversorgung mit Hülsenfrüchten.

Reis

Reis ist eine der ältesten Kulturpflanzen der Erde. Er enthält sehr viel Kohlenhydrate in leicht verdaulicher Form. Günstig ist auch sein hoher Anteil an Mineralstoffen, vor allem an Kalium, das für den Stoffwechsel wichtig ist. Man unterscheidet zwischen weißem und braunem oder Vollreis. Weißer Reis ist geschält und lange haltbar, enthält aber kaum noch Vitamine und Mineralstoffe. Die stecken nämlich in dem entfernten äußeren Häutchen und dem Keim, die der braune

Reis noch hat. Dieser schmeckt viel würziger und hat einen höheren gesundheitlichen Wert. Allerdings hat er eine längere Garzeit und wird schnell ranzig durch das in der Außenhaut enthaltene Fett.

Quinoa

Der südamerikanische Name der hellen runden Körner wird »Kienwa« ausgesprochen. Bemerkenswert an dem Korn ist sein Nährwert: 16 Prozent hochwertiges Eiweiß, sieben Prozent Fett und 64 Prozent Stärke. Daneben enthält es viele Vitamine, Ballast- und Mineralstoffe. Die runden Körnchen kann man wie Reis kochen: Pro Tasse Körner benötigen Sie zwei Tassen Flüssigkeit. Die gegarten Körner schmecken nussig mit einer etwas bitteren Note.

Ein Tipp zur Erleichterung: Weichen Sie das Getreide über Nacht ein, dann können Sie es während des Frühstücks ankochen. Bis zum Abend ist es im geschlossenen Topf auf der abgestellten Kochstelle perfekt nachgequollen.

Hinweise fürs Getreidekochen

Alle Getreidesorten vor dem Verwenden in ein Sieb geben und unter fließendem Wasser gründlich abspülen. Damit entfernen Sie schon eine Menge der auf den Körnern natürlicherweise vorhandenen wilden Hefen. Weichen Sie die Körner ein, dann quellen sie vollständig auf, sind leichter verdaulich und schneller gar. Aber stellen Sie die Körner zum Quellen nicht in die warme Küche, sonst finden die überall vorhandenen Hefe- und Schimmelpilze gleich ein gemütliches Plätzchen darin und vermehren sich gewaltig. Körner zum Quellen immer kalt stellen. Nicht alle Getreidesorten müssen unbedingt vor dem Kochen quellen. Garen Sie sie am besten im geschlossenen Topf bei geringer Hitze. Körner schmecken besonders gut, wenn sie auf der abgeschalteten Kochstelle noch eine Weile nachquellen können. Dann sind sie auch besser verdaulich. Gekochtes Getreide hält sich im Kühlschrank mindestens vier bis fünf Tage lang frisch, wenn Sie es nach dem Kochen schnell abkühlen und gleich in eine gut schließende Vorratsdose verpacken.

Vollkornpfannkuchen schmecken gut mit Zimt oder Vanille gewürzt und mit Quark oder Mascarpone gefüllt. Für eine herzhafte Version würzen Sie den Teig mit viel frischen Kräutern.

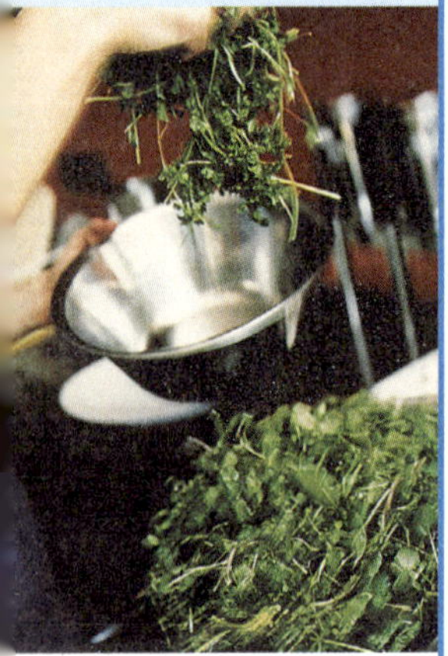

Frische Kräuter geben geschmacklichen Pep und sind gesund.

Vollkornpfannkuchen

Zutaten für 1 Portion

1 gehäufter EL Vollkornmehl • 80–100 ml Milch • 1 Ei • 1 Prise Salz
je 1 Prise Backpulver und Vitamin C (Askorbinsäure) • Öl zum Braten

Zubereitung

Mehl, Milch, Ei, Salz, Backpulver und Vitamin C gründlich verquirlen. Etwa 30 Minuten zum Quellen stehen lassen. In einer beschichteten Pfanne etwas Öl erhitzen. Den Teig hineingießen und die Pfanne so schwenken, dass er zu einer dünnen Schicht in der Pfanne verläuft. Den Pfannkuchen auf beiden Seiten hellbraun braten und bis zum Umwenden mit Deckel backen.

Dieses Grundrezept für Vollkornpfannkuchen lässt sich mit Weizenvollkorn-, Gersten-, Roggen- oder Buchweizenmehl bzw. Mischungen daraus zubereiten.

Gefüllte Gersteneierkuchen

Zutaten für 2 Portionen

100 g Gerstenmehl • 1/4 l Milch • 2 Eier • Salz • je 1 Prise Natron und Vitamin C • 4 EL Öl zum Braten • 2 EL kernige Haferflocken • 2 Tomaten • 2 hart gekochte Eier • 1 Bund Basilikum
200 g körniger Frischkäse • schwarzer Pfeffer aus der Mühle

Zubereitung

Für die Eierkuchen Gerstenmehl, Milch, Eier, 1 Prise Salz, Natron und Vitamin C verquirlen. 30 Minuten quellen lassen. In einer beschichteten Pfanne jeweils 1 Esslöffel Öl erhitzen. So viel Teig hineingeben, dass der Boden dünn bedeckt ist. Mit Haferflocken bestreuen, wenden und fertig braten. Auf diese Weise weiterarbeiten, bis der Teig

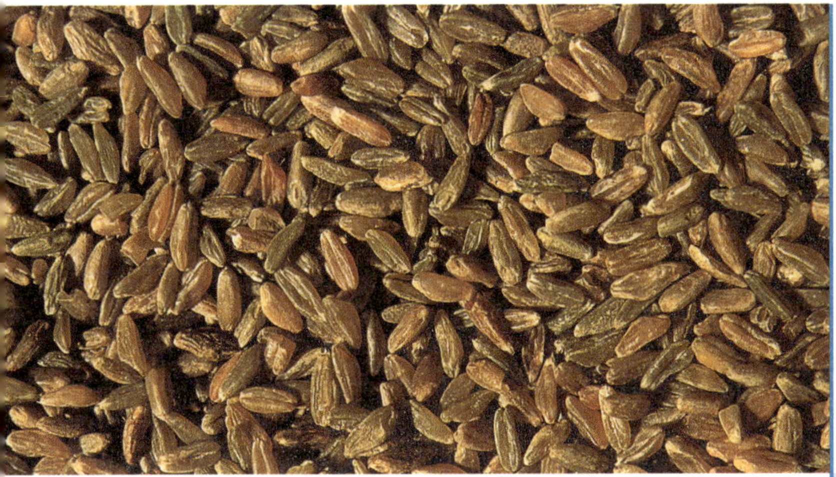

Grünkern ist das unreif geerntete Korn des Dinkels und enthält reichlich Magnesium, Eisen, Zink und Mangan.

verbraucht ist. Tomaten waschen, entkernen und würfeln. Eier und Basilikum hacken und mit dem Frischkäse vermischen. Mit Salz und Pfeffer kräftig würzen. Tomatenwürfel untermischen und die Masse auf den Eierkuchen verteilen.

Grünkernbuletten

Selbst ausgemachte Fleischesser mögen diese vegetarischen Buletten. Sie sind saftig, würzig und schmecken auch kalt vorzüglich.

Zutaten für 8 Stück

250 g Grünkernschrot • 400 ml Brühe • 2 große Eier • 2 EL Sojamehl • 100 g Schmelzkäse • 1 Knoblauchzehe • 2 EL Haferflocken
Öl zum Braten

Zubereitung

Grünkernschrot in die kalte Brühe geben und langsam zum Kochen bringen. Unter Rühren bei kleiner Hitze zu einem dicken Brei kochen, abkühlen lassen. Eier, Sojamehl, Schmelzkäse, zerdrückten Knoblauch mit dem Grünkernbrei verkneten. Buletten formen und in Haferflocken wenden. In Öl bei mittlerer Hitze etwa 20 Minuten lang braten.

Würze auf der Fensterbank: Stellen Sie sich ein paar Kräutertöpfe in Reichweite auf den Balkon oder in die Küche – kaum ein Gericht kommt ohne ein wenig Petersilie, Estragon, Kerbel oder Schnittlauch aus.

Weizencurry mit Gemüse

Zutaten für 4 Portionen
125 g Weizenkörner • Salz • 1 Lorbeerblatt • 2 Knoblauchzehen
1 Bund Lauchzwiebeln • 2 Paprikaschoten • 500 g Zucchini
40 g Butter oder Margarine • 1–2 EL Curry • 1/4 l Brühe
150 g Crème fraîche

Zubereitung
Weizen über Nacht in reichlich Wasser einweichen. Körner mit Salz, Lorbeerblatt und 1 Knoblauchzehe etwa 1 Stunde bei geringer Hitze weich kochen. Weizen abgießen und abtropfen lassen. Knoblauchzehe und Lorbeerblatt entfernen. Lauchzwiebeln, Paprikaschoten und Zucchini waschen, putzen und klein schneiden. Fett in einer großen tiefen Pfanne erhitzen, das Gemüse darin 5 Minuten dünsten und salzen. Zweite Knoblauchzehe zerdrücken und kurz mitbraten. Mit Curry bestäuben und unter Wenden kurz weiterschmoren. Brühe dazugießen. Weizen und Crème fraîche zufügen und bei mittlerer Hitze in der offenen Pfanne schmoren, bis die Sauce cremig geworden ist.

Gratinierte Kräuterhirse

Zutaten für 4 Portionen
150 g Hirse • 300 ml Brühe • 3 Eier • 3 Tomaten • 2 EL gehackte gemischte Kräuter nach Wahl • 50 g Crème fraîche
3 EL geriebener Käse • Salz, Pfeffer aus der Mühle • 1 EL Butter

Zubereitung
Hirse mit Brühe zum Kochen bringen. Im geschlossenen Topf bei geringer Hitze 20 Minuten lang ausquellen lassen. Auf der Kochstelle etwas abkühlen lassen. Die Körner mit Eiern, klein geschnittenen To-

maten, Kräutern, Crème fraîche und 1 Esslöffel Käse (z. B. Gouda) verrühren. Mit Salz und frisch gemahlenem Pfeffer abschmecken. Die Mischung in eine flache gefettete Form füllen, glatt streichen und mit Butterflöckchen belegen. In den auf 200 °C (Gas Stufe 3–4/Umluft 180 °C) vorgeheizten Backofen schieben und in etwa 25 Minuten hellbraun backen. Mit dem restlichen Käse bestreuen und weiterbacken, bis der Käse zerflossen ist. Vor dem Servieren zusätzlich mit frischen gehackten Kräutern nach Wahl (beispielsweise Petersilie, Kerbel oder Salbei) garnieren.

Tipp: Reste von gekochtem Buchweizen mit geriebenem Käse und eventuell tiefgekühltem Spinat mischen, zu flachen Klößen formen, in Ei und Haferflocken wenden und braten.

Buchweizenkascha

Zutaten für 4 Portionen

150 g Buchweizen (ganze Körner) • 2 EL Sonnenblumenöl
3/4 l Brühe • 2 EL gehackte Petersilie • Salz, Pfeffer aus der Mühle

Zubereitung

Buchweizen in heißem Sonnenblumenöl anrösten, bis er zu duften beginnt. Die heiße Brühe dazugießen und umrühren. Den Buchweizen aufkochen, im geschlossenen Topf bei geringer Hitze 15 Minuten lang garen. Auf der abgeschalteten Kochstelle 10 Minuten quellen lassen. Petersilie untermischen und den Buchweizen mit Salz und Pfeffer nachwürzen.

Buchweizenkascha schmeckt übrigens mit 1 Esslöffel saurer Sahne oder Crème fraîche besonders gut.

Hirserisotto

Zutaten für 4 Portionen

2 Bund Suppengrün • 2 Fleischtomaten • 2 El Öl • 200 g Hirse
1/2 l Brühe • 1 EL Butter oder Margarine • 2 EL Crème fraîche

Zubereitung

Suppengrün putzen und fein würfeln. Tomaten waschen und klein schneiden. Suppengrün und Tomaten in Öl andünsten. Hirse zufügen und mit Brühe aufgießen. Im geschlossenen Topf bei geringer Hitze 20 Minuten lang garen. Auf der abgeschalteten Kochstelle für weitere 10 Minuten quellen lassen. Butter oder Margarine untermischen. Auf jede Portion 1 großzügigen Klecks Crème fraîche geben.

Geschmorter Weizen eignet sich auch gut als Füllung für halbierte Auberginen, Gemüsezwiebeln, Paprika oder Zucchini, die mit Käse bestreut im Ofen überbacken werden.

Geschmorter Weizen

Zutaten für 4 Portionen

150 g Weizenkörner • Salz • 1 Bund Suppengrün • 2 EL Sonnenblumenöl • 150 ml Brühe • 100 g Crème fraîche • Pfeffer aus der Mühle

Zubereitung

Weizen im Sieb waschen und in 2 Liter kaltem Wasser über Nacht einweichen. Mit dem Einweichwasser und 1/2 Teelöffel Salz zum Kochen bringen. Die Körner bei geringer Hitze im geschlossenen Topf 45 Minuten lang garen. Auf der abgeschalteten Kochstelle für weitere 30 Minuten quellen lassen. Inzwischen das Suppengrün putzen, waschen und fein würfeln. In heißem Öl in einer großen Pfanne für 5 Minuten dünsten. Weizen auf einem Sieb abtropfen lassen und zum Gemüse geben. Mit Brühe ablöschen. Crème fraîche unterrühren. In der offenen Pfanne bei mittlerer Hitze schmoren, bis die Flüssigkeit fast verdampft ist. Mit Salz und Pfeffer nachwürzen.

Vom Korn zum Mehl

Weil Mehl nicht gleich Mehl ist, sollten Sie die für eine Diät geeigneten Sorten kennen. In Reformhäusern und Naturkostläden können sich die Kunden ihre Getreidekörner frisch mahlen lassen und unter bis zu zehn Mehlsorten wählen. Auch in Supermärkten gibt es viel Auswahl. Dunkle kleiehaltige Sorten sind günstig für eine ausgewogene Ernährung, denn sie enthalten mehr Ballaststoffe, Vitamine und Mineralstoffe als weißes Mehl.

Das richtige Mehl verwenden

Eine Typennummer auf der Mehltüte gibt Auskunft über die Backeigenschaften und den gesundheitlichen Wert eines Mehls. Unsere üblichen Kuchenmehle haben auf der Packung die Angabe »Type 405« oder »Type 550«. Müllereifachleute nennen solche weißen Mehle niedrig ausgemahlen. Nur der rein weiße Teil des Korns, der so genannte Mehlkörper, ist darin enthalten. Nehmen Sie stattdessen Vollkornmehl zum Kochen und Backen, denn es hat nicht nur einen höheren Nährwert, sondern ist auch – dank der enthaltenen Ballaststoffe – für den Darm gut. Auf der Verpackung steht beim Vollkornmehl – im Gegensatz zu allen anderen Mehlsorten – keine Typenzahl, denn der Müller zerkleinert das komplette Korn zu Mehl.
Ähnliches gilt für Roggenmehle: Auch hier steht eine niedrige Typenzahl für feines Mehl und eine höhere für empfehlenswertes Mehl mit größerem Schalenanteil. Verunreinigungen, wie beispielsweise die schwärzlichen hochgiftigen Mutterkornpilze, aber auch Steinchen, Staub oder Ungeziefer, entfernt ein guter Müller vor dem Mahlen. Deshalb gilt: Wer auf hygienisch saubere Ware Wert legt, greift am besten zu Markenvollkornmehl.

Frisch gemahlenes Vollkornmehl nicht lange aufheben: Durch Luftsauerstoff, Licht und die beim Mahlen entstehende Reibungswärme zersetzen sich wichtige Inhaltsstoffe schnell. Getreide am besten portionsweise mahlen und gleich verwenden.

Mehlsorten

Doppelgriffiges Mehl

Diese Spezialsorte ist in der Körnung etwas gröber als Haushaltsmehl, jedoch genauso weiß und arm an Ballaststoffen.

Instantmehl

Durch ein Spezialverfahren wird weißes Mehl rieselfähig gemacht und klumpt nicht beim Einrühren in Saucen oder Flüssigkeiten.

Spätzlemehl

Angeboten wird diese Spezialität aus weißem Mehl hauptsächlich im süddeutschen Raum und in großen Supermärkten.

Weizenmehl Type 1700

Es ist eigentlich kein Mehl, sondern ein recht grobkörniger Schrot, also zum Kuchenbacken nicht geeignet. An der hohen Typenzahl erkennt man schon den großen Anteil an ballaststoffreichen Randschichten des Korns. Im Vitamin- und Mineralstoffgehalt kommt die Type 1700 dem Vollkornmehl recht nahe.

Vollkornmehl

Innerhalb einer die Pilzbehandlung begleitenden Diät ist Grahammehl ausgesprochen empfehlenswert.

Es ist die einzige Mehlsorte, die keine Typenzahl ausweisen muss, denn in diesem Mehl sind sämtliche Bestandteile des Korns und damit alle gesunden Vitamine, Mineralien und Ballaststoffe enthalten.

Grahammehl

Dieses Mehl enthält alle Bestandteile des Vollkornmehls, wird jedoch auf spezielle Weise vermahlen und liegt in der Beschaffenheit etwa zwischen dem feinen Vollkornmehl und dem groben Weizenschrot der Type 1700.

Selbst gemahlen

Wer wegen des frischen nussigen Aromas sein Vollkornmehl gern selbst mahlt, hat bei Getreidemühlen die Qual der Wahl. Wenn Sie für sich allein kochen, benötigen Sie meist nur eine handbetriebene

Tipps zum Aufbewahren von Mehl

- **Vollkornmehl ist aufgrund seines Fettgehalts (Keimöl) nur wenige Monate lang haltbar. Beachten Sie das Mindesthaltbarkeitsdatum, und kaufen Sie besser nicht zu große Mengen auf einmal. Lagern Sie die Tüten kühl und trocken: Kommt das Mehl mit Wärme und Feuchtigkeit in Kontakt, kann es verderben.**
- **Wärme begünstigt die Entwicklung von Ungeziefer (Mehlmotten und -würmer). Ihre Vorräte an Nüssen sollten Sie separat lagern, denn Nusskerne ziehen ebenfalls Ungeziefer an, das sich im Mehl festsetzen kann.**
- **Vollkornmehl sollte nicht luftdicht in Plastiktüten oder -dosen aufgehoben werden; besser eignen sich Papiertüten oder locker schließende Porzellandosen.**

Mühle, die bis zu 50 Gramm Mehl oder Schrot pro Minute schafft. Elektrogeräte mahlen dagegen bis zu 120 Gramm Getreide pro Minute und lohnen sich nur, wenn alle in der Familie an der Pilzdiät teilnehmen und jemand regelmäßig hefefreies Brot (Rezept Seite 218) backen möchte. Falls Sie zusätzlich Nüsse oder Samen, wie z. B. Leinsamen oder Mohn, in der Mühle schroten wollen, achten Sie auf das Mahlwerk. Nur Mühlen mit Stahl- oder Keramikmahlwerk zerkleinern Ölsaaten, ohne Schaden zu nehmen.

Schon einmal Mehlwürmer oder Motten in den Vorräten entdeckt? Es gibt auch eine giftfreie Mottenfalle, die die Plagegeister mit ungefährlichen Duftstoffen an sich zieht.

Gemüse tut gut!

Das ist weithin bekannt: Im Gemüse stecken jede Menge Vitamine und Mineralstoffe. Das Spektrum an Vitaminen ist mindestens so groß wie bei Früchten, die ja als besonders vitaminreich gelten. Allein die üppigen Nährstoffe wären schon ein Grund für Pilzpatienten, mög-

Vor allem Zwiebeln, Artischocken und Löwenzahn unterstützen durch ihre speziellen Ballaststoffe die nützlichen Bakterien in der Darmflora und stärken so die Abwehrkräfte gegen Pilzinfektionen.

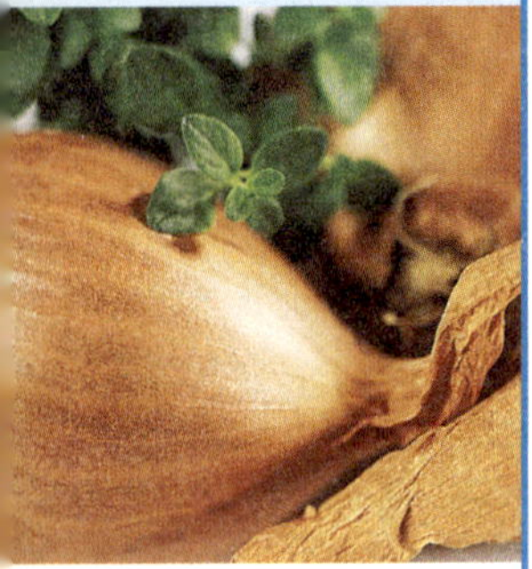

Zwiebeln sind natürliche Pilzfeinde.

lichst viel Frisches in Grün, Gelb und Rot auf den Tisch zu bringen: Das Immunsystem ist durch den Befall der Parasiten oft schwer belastet und wird durch die Gemüsenährstoffe optimal versorgt und zur Regeneration angeregt. Außerdem enthalten viele Gemüse, wenn sie roh gegessen werden, weitere wichtige Wirkstoffe.

Gesund, heilsam und schmackhaft

Für Pilzerkrankte ist die Familie der Liliengewächse besonders wichtig. Ihre Mitglieder Knoblauch, Zwiebel, Porree und Schnittlauch weisen nämlich Stoffe auf – so genannte Phytozide –, die gegen pathogene Pilze wirken. Von den genannten Gemüsen haben Porree und Schnittlauch die geringste Wirkung und Knoblauch bei weitem die stärkste. Insbesondere der Knoblauchwirkstoff Allizin hilft dem Körper, sich erfolgreich gegen die Angriffe von Pilzen zu wehren. Ähnliches gilt auch für Rettich, Meerrettich und Kresse. Sie wirken durch ihre Senföle sogar gegen hartnäckige Pilzinfektionen. Wen wundert es da, dass sich schon die Erbauer der ägyptischen Pyramiden mit Rohkost aus Rettichen und Zwiebeln stärkten.

Wie viele Knoblauchzehen, Zwiebeln und Rettiche Sie innerhalb der Behandlung Ihrer Pilzerkrankung täglich in den Salat geben oder in Ihrem Gemüse mitkochen sollten, wollen wir Ihnen nicht vorschreiben. In den folgenden Rezepten haben wir diese Gemüse reichlich verwendet. Aber natürlich so, dass das Essen eben auch zum Vergnügen wird. Probieren Sie ruhig Ihre eigenen persönlichen Kompositionen. Wenn Sie den starken Duft von Knoblauch, Zwiebel und Rettich partout nicht ausstehen können, halten Sie sich an andere Gemüsesorten. Auch dann tun Sie eine Menge für Ihr Wohlbefinden. Paprikaschoten beispielsweise sind enorm reich an Vitamin C, das unserem Immunsystem bei der Arbeit hilft. Spezielle Bitterstoffe, die im Endiviensalat, Chicorée und sogar im Kopfsalat enthalten sind, wirken leicht beruhigend auf das Nervensystem. Bitterstoffe aus Löwenzahn und Artischocke helfen der Leber bei ihrer Entgiftungsarbeit – ein Effekt, der bei Pilzinfektionen sehr willkommen ist. Über die in den letzten Jahren bekannt gewordenen immunwirksamen Inhaltsstoffe der Kohlgemüse staunen Forscher in aller Welt.

Köstliche Dips aus Joghurt oder Frischkäse mit Gewürzen und bunter Kräutervielfalt bringen Abwechslung und machen die Rohkostplatte zu einem noch größeren Genuss.

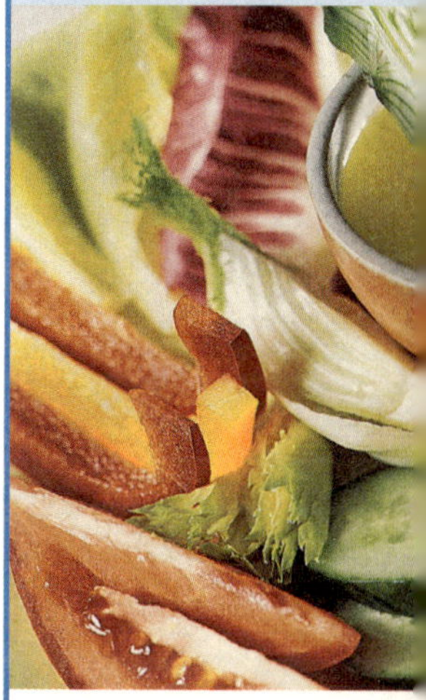

Bei frischem Gemüse dürfen Sie maßlos sein!

Roh oder gekocht?

Es macht für den Körper durchaus einen Unterschied, ob Gemüse als Rohkost oder – fein zerkleinert – gekocht auf den Tisch kommt. Weitaus wertvoller als gekochter Gemüsebrei ist grob geraspelte Rohkost, denn die Zellstruktur roher Gemüse stimuliert die Darmschleimhaut. Daher: sooft wie möglich rohes Gemüse essen, mindestens jedoch einmal am Tag.

Salate nach Saison

Pilzpatienten können sich im Sommer üppige Portionen Blattsalat schmecken lassen. In der kalten Jahreszeit sind Rohkostsalate aus Wintergemüsen günstiger. Besonders gut schmecken geraspelte oder fein geschnittene rohe Karotten, Sellerie, Fenchel, Porree, Weiß- oder Rotkohl. In diesen deftigen und preisgünstigen Gemüsesorten stecken reichlich Ballaststoffe. Außerdem enthalten sie – im Vergleich zu Blattsalaten, die aus dem Treibhaus kommen – mehr anregende ätherische Öle und ein Vielfaches an Vitaminen.

Löwenzahnsalat

Zutaten für 2 Portionen

150 g Löwenzahn (gekauft oder selbst gesammelt) • 1 gekochte Kartoffel • Salz, Pfeffer aus der Mühle • 2 EL Zitronensaft
1 Eigelb • 1–2 TL zuckerfreier Senf • 3–4 EL Öl • flüssiger Süßstoff

Zubereitung
Löwenzahn putzen und in mundgerechte Stücke zupfen. Die Blätter waschen und trocknen. Kartoffel fein würfeln. Salz und Pfeffer mit frisch gepresstem Zitronensaft verrühren. Eigelb und Senf zufügen. Das Öl mit einem Schneebesen tropfenweise unterschlagen. Mit Süßstoff abschmecken. Löwenzahn und Kartoffelwürfel mit der Sauce übergießen. Gut durchmischen und auf 2 Tellern anrichten.

Brunnenkressesalat

Zutaten für 2 Portionen
150 g Mozzarella • 100 g Brunnenkresse • 200 g Staudensellerie 2 EL Weißweinessig • Salz, Pfeffer aus der Mühle • 1/2 TL zuckerfreier Senf • flüssiger Süßstoff • 1 EL Kürbiskernöl • 3–4 EL Keimöl

Zubereitung
Mozzarella abtropfen lassen und in dünne Scheiben schneiden. Kresse putzen, waschen und ebenfalls abtropfen lassen. Sellerie putzen und in hauchdünne Scheiben schneiden. Essig mit Salz und Pfeffer in einer Schüssel verrühren. Senf und 1 Spritzer Süßstoff zufügen. Die Öle tropfenweise unterschlagen. Die Salatzutaten mit der Salatsauce mischen und sofort servieren.

Tipp Zum Mischen des Salats sollte man immer eine große Schüssel verwenden, damit alle Zutaten gleichmäßig mit Dressing überzogen werden.

Wenn Sie den Löwenzahn für den Salat selbst suchen wollen, achten Sie darauf, ihn nicht auf gedüngten Weiden oder an Straßenrändern zu sammeln!

Kresse

Die kleinen Blättchen der Gartenkresse und die größeren runden Blätter der Brunnenkresse sind durch ihre Senföle wirkungsvolle Helfer gegen Pilzinfektionen im Darm. Außerdem stärken Kräuter die Abwehrkräfte.

Rote-Bete-Salat mit Meerrettich

Zutaten für 4 Portionen

600 g Rote Bete • 2–3 EL Rotweinessig • Salz, Pfeffer aus der Mühle
flüssiger Süßstoff • 4 EL Keimöl • 1 Stück Meerrettichwurzel
100 g Schlagsahne

Zubereitung

Die Rote-Bete-Knollen schälen und waschen. In der Küchenmaschine oder auf dem Gemüsehobel raspeln und in eine Schüssel geben. Essig mit Salz, Pfeffer und etwas Süßstoff würzen. Öl unterschlagen und über das geraspelte Gemüse geben. Die Meerrettichwurzel dick schälen und fein reiben. Sahne steif schlagen und mit Meerrettich, Salz und Süßstoff pikant abschmecken. Die Rote-Bete-Rohkost mit je 1 dicken Klecks Meerrettichsahne auf Tellern anrichten.

Tipp Schwefelhaltige Substanzen aus dem Meerrettich verscheuchen Darmpilze. Die ätherischen Öle der scharfen Wurzel lassen außerdem die Verdauungssäfte reichlich fließen und fördern so die Durchblutung der Schleimhäute. Auch das hilft gegen Infektionen.

Wenn Sie einen Gartenteich haben, können Sie pikante Brunnenkresse leicht selbst züchten: Säen Sie die Samen am Rand aus – die dunkelgrünen Blättchen sind übrigens sehr dekorativ!

Kohlrabi-Karotten-Rohkost

Zutaten für 3 Portionen

1–2 Kohlrabi • 300 g Karotten • 100 g Schlagsahne • 1/2 Zitrone
flüssiger Süßstoff • Salz, Pfeffer • 2 EL Haselnussblättchen

Zubereitung

Gemüse schälen, putzen und grob raspeln. Sahne mit Zitronensaft, Süßstoff, Salz und Pfeffer in eine Schüssel geben und mit einem Schneebesen aufschlagen. Salatzutaten auf einer Platte anrichten und mit der Sauce übergießen. Mit Haselnussblättchen bestreuen.

Rohkostsalate können Sie auch vorbereiten. Einfach das geraspelte Gemüse mit etwas Zitronensaft vermischen und mit Folie bedeckt für einige Stunden in den Kühlschrank stellen.

Sellerierohkost

Zutaten für 3 Portionen

500 g Knollensellerie • 150 g Naturjoghurt mit lebenden Kulturen
3 EL Schlagsahne • 1/2 Zitrone • flüssiger Süßstoff
Salz, Pfeffer aus der Mühle • 1 EL Haselnussöl • 2 EL Kürbiskerne

Zubereitung

Knollensellerie gründlich schälen und grob raspeln. Joghurt mit Schlagsahne, Zitronensaft, Süßstoff, Salz und frisch gemahlenem Pfeffer in eine Schüssel geben und mit einem Schneebesen aufschlagen. Öl untermischen. Den Sellerie auf einer Platte anrichten und mit der Sauce übergießen. Mit Kürbiskernen bestreuen.

Gemischter Wintersalat

Zutaten für 4 Portionen

1 Endiviensalat • 1 Bund Brunnenkresse • 150 g weiße Bohnen aus der Dose • 1 Stück frische Ingwerwurzel • 1 Bund Petersilie
1 Bund Schnittlauch • 1 Bund Kerbel • 1 EL zuckerfreie Mayonnaise
200 g Naturjoghurt mit lebenden Kulturen • 2–3 EL Öl
2 EL Zitronensaft • flüssiger Süßstoff • Salz, Pfeffer aus der Mühle

Zubereitung

Endiviensalat und Kresse putzen. Blätter waschen und trocknen. Weiße Bohnen abgießen. Ingwerwurzel schälen. Petersilie, Schnittlauch und Kerbel waschen, trocknen und fein hacken. Mayonnaise gründlich mit Joghurt, Kräutern und Öl verrühren. Mit zerdrückter Ingwerwurzel, Zitronensaft, Süßstoff, Salz und Pfeffer würzen. Salat, Kresse und Bohnen in einer Schüssel mischen und die Joghurtsauce darüber geben.

Bohnensalat mit körnigem Frischkäse

Zutaten für 4 Portionen

750 g breite grüne Bohnen • Salz • 1 unbehandelte Zitrone
1/2 TL zuckerfreier Senf • Pfeffer aus der Mühle • 5 EL Olivenöl
2 Lauchzwiebeln • 1 Bund Petersilie • 200 g körniger Frischkäse
grober Pfeffer aus der Mühle

Zubereitung

Bohnen putzen, waschen, in Stücke schneiden. In 1 Liter kochendes Salzwasser geben, für 10 Minuten kochen. In Eiswasser abschrecken, abtropfen lassen und in eine Schüssel geben. Von der Zitrone 2 Scheiben abschneiden, vom Rest den Saft auspressen und mit Senf, Salz, Pfeffer und Öl verrühren. Lauchzwiebeln in dünne Ringe schneiden. Petersilie grob hacken. Sauce, Petersilie und Zwiebeln mit den Bohnen vermischen. Mit Zitronenscheiben anrichten. Auf jede Portion 1 großen Esslöffel Frischkäse geben und mit Pfeffer bestreuen.

Tipp: Salat, der nicht sofort verwendet wird, gehört ins Gemüsefach des Kühlschranks. In eine innen mit Wasser benetzte Plastiktüte stecken oder den Salat in ein feuchtes Küchentuch einschlagen: So bleibt er je nach Sorte zwei bis vier Tage lang frisch und knackig.

Grüne Salatmischung mit Avocado

Zutaten für 4 Portionen

1 Eichblattsalat • 1 kleine Gurke • 2 weiche Avocados • 2–3 EL Essig
Salz, Pfeffer aus der Mühle • 1 EL Keimöl • 1/2 Kästchen Kresse

Zubereitung

Eichblattsalat putzen, waschen, abtropfen lassen und in mundgerechte Stücke zupfen. Gurke schälen, längs halbieren und in Scheiben schneiden. Avocados schälen, 1 Frucht würfeln. Die zweite für die Sauce fein pürieren, mit Essig, Salz, Pfeffer und Öl verrühren. Eichblattsalat, Gurke und Avocadowürfel auf Tellern fächerförmig anrichten. Avocadosauce darauf geben, Kresse darüber verteilen.

Sauerkraut

- Fachleute haben bewiesen, dass regelmäßiger Sauerkrautgenuss die Bildung von Krebs erregenden Stoffen im Darm bremst. Die Milchsäure des Sauerkrauts scheint an diesem positiven Effekt beteiligt zu sein. Sie lässt im Darm eine gesunde Bakterienflora sprießen und schafft damit auch eine vorzügliche Basis für die Abwehr von Pilzen.
- Die im Sauerkraut ebenfalls reichlich enthaltenen Ballaststoffe sorgen überdies für einen reibungslosen Abtransport unbekömmlicher Stoffwechselprodukte der unerwünschten Darmbewohner.

Tipp: Eine Mischung aus Joghurt und Crème fraîche oder Sahnequark macht das griechische Tsatsiki noch feiner.

Tsatsiki – Gurkensalat mit Joghurt

Zutaten für 4 Portionen

500 g Naturjoghurt mit lebenden Kulturen • 2–3 Knoblauchzehen
Salz, Pfeffer aus der Mühle • 1 Salatgurke

Zubereitung

Joghurt mit den zerdrückten Knoblauchzehen, Salz und frisch gemahlenem Pfeffer gründlich verrühren. Gurke schälen und grob raspeln oder in kleine Würfel schneiden. Joghurt und Gurke mischen, kurz durchziehen lassen.

Bohnengemüse

Zutaten für 4 Portionen

600 g Schnittbohnen • 500 g Fleischtomaten • 1 Zwiebel
2–3 Knoblauchzehen • 2–3 EL Öl • 1 TL getrockneter Thymian
Salz, Pfeffer aus der Mühle • 3 EL Brühe

Zubereitung
Bohnen putzen und schräg in 2 Zentimeter breite Stücke schneiden. Tomaten klein schneiden. Zwiebel und Knoblauch schälen und fein würfeln. Öl in einem Topf erhitzen. Zwiebel- und Knoblauchwürfel darin glasig dünsten. Bohnen, Tomatenwürfel und Thymian zufügen, mit Salz und Pfeffer würzen. Die Brühe dazugeben. Das Gemüse im geschlossenen Topf für 10 bis 15 Minuten bei geringer Hitze schmoren.

Geschmortes Sauerkraut

Zutaten für 6 Portionen
400 g Zwiebeln • 2 EL Gänse- oder Butterschmalz • 1 kg frisches Sauerkraut • 150 ml Fleischbrühe • 2 Lorbeerblätter • 3 Wacholderbeeren • 3 Pfefferkörner • 1 Kartoffel • Salz • flüssiger Süßstoff

Zubereitung
Zwiebeln abziehen und in Scheiben schneiden. Schmalz erhitzen und die Zwiebeln darin weich und glasig dünsten. Sauerkraut zufügen und unter Wenden kurz weiterdünsten. Brühe zugießen. Lorbeer, zerdrückte Wacholderbeeren und Pfefferkörner dazugeben. Kraut im geschlossenen Topf nach Geschmack für 20 bis 40 Minuten bei mittlerer Hitze schmoren. Kartoffel schälen, roh in das Kraut reiben, durchrühren und einmal aufkochen, damit die Flüssigkeit gebunden wird. Sauerkraut mit Salz und etwas Süßstoff abschmecken.

Vitaminbombe: Essen Sie Sauerkraut öfter auch einmal roh als Salat, oder mischen Sie einen Teil fein gehacktes rohes Sauerkraut zum Schluss unter das gegarte Kraut – so bleiben die wertvollen Inhaltsstoffe besser erhalten.

Rotkohl

Zutaten für 4 Portionen
1 kg Rotkohl • 3 Zwiebeln • 50 g Gänseschmalz oder 3 EL Öl
2 unbehandelte Zitronen • 2 Lorbeerblätter • 2 Nelken
3 Pimentkörner • Salz • 1/8 l Brühe • flüssiger Süßstoff • 1 Prise Zimt

Zubereitung

Rotkohl hobeln oder fein schneiden. Zwiebeln abziehen, würfeln, in heißem Schmalz oder Öl in einem Topf hell andünsten. Den Rotkohl und den Saft von 1 Zitrone zufügen. Die Schale der Zitrone hauchdünn abschälen und ebenfalls dazugeben. Das Gemüse mit Lorbeer, Nelken, Piment und Salz abschmecken, die Brühe darüber gießen. Den Kohl zugedeckt bei milder Hitze 1 Stunde lang dünsten. Mit Salz, dem restlichen Zitronensaft und Süßstoff nachwürzen. 1 Prise Zimt rundet den Geschmack ab.

Tipp Rotkohl können Sie bereits am Vortag zubereiten, denn er lässt sich ohne große Nährstoffverluste gut aufwärmen.

Für Schmorgurken gilt noch die alte Regel, die Sie bei Salatgurken wegen neuer Züchtungen nicht mehr beachten müssen: Probieren Sie vor der Zubereitung ein Stückchen vom Ende, denn manchmal sind die Gurken bitter.

Gurkengemüse

Zutaten für 4 Portionen

1 kg Schmorgurken (ersatzweise Salatgurken) • 3 Zwiebeln 1 Knoblauchzehe • 2 EL Butter • 3 EL Brühe • Salz, Pfeffer aus der Mühle • 1/2 Zitrone • 100 g Crème fraîche • 1 Bund Dill

Zubereitung

Gurken von der Blüte zum Stielansatz mit einem Sparschäler schälen. Der Länge nach halbieren, mit einem Löffel entkernen und in gleichmäßige Streifen schneiden. Zwiebeln und Knoblauch abziehen, würfeln und in heißer Butter glasig dünsten. Die Gurken zufügen und kurz mitdünsten. Die Brühe dazugießen und alles 2 bis 3 Minuten lang garen. Mit Salz, Pfeffer und Zitronensaft abschmecken. Im geschlossenen Topf für weitere 10 Minuten schmoren. Crème fraîche und fein geschnittenen Dill unterrühren. Wenn Ihnen Crème fraîche zu fett ist, können Sie sie durch saure Sahne ersetzen. Achtung: Das Gericht darf dann aber nicht mehr kochen, sonst bilden sich Flöckchen.

Tipp Auch das Küchenkraut Borretsch mit seiner fruchtig-zwiebelähnlichen Note passt gut zu Gurkengemüse. Die hübschen lavendelblauen Blüten können Sie als Dekoration verwenden und mitessen.

Erbsen mit Minze

Zutaten für 4 Portionen

400 g tiefgekühlte Erbsen • 1 Zwiebel • 1 EL Öl • 2 EL Brühe
50 g Crème fraîche • etwas abgeriebene Zitronenschale
Salz, Pfeffer aus der Mühle • 1/2 Bund Minze

Zubereitung

Erbsen auftauen lassen. Zwiebel schälen, würfeln und in heißem Öl glasig dünsten. Erbsen, Brühe und Crème fraîche zufügen und 5 Minuten lang bei geringer Hitze garen. Mit Zitronenschale, Salz und Pfeffer würzen. Mit fein gehackter Minze bestreut servieren.

Kohlrabi mit Joghurt

Zutaten für 4 Portionen

4–5 Kohlrabi • 2 EL Keimöl • 150 ml Brühe • Salz, Pfeffer aus der Mühle • flüssiger Süßstoff • 150 g Naturjoghurt mit lebenden Kulturen • 1 Hand voll Kerbel oder Petersilie

Zubereitung

Kohlrabi schälen, holzige Teile entfernen. Das Gemüse klein schneiden. Öl in einem Topf erhitzen und die Kohlrabi darin andünsten. Die Brühe zufügen. Mit Salz, Pfeffer und wenig Süßstoff würzen. Im geschlossenen Topf für 10 Minuten garen. Anschließend den Joghurt zum Gemüse geben und kurz erhitzen. Nicht kochen. Das Ganze mit gehacktem Kerbel oder Petersilie servieren.

Zwiebeln sind gut gegen Pilze. Deshalb sollten Sie das aromatische Gemüse oft roh im Salat essen. Aber beim Vorbereiten die Zwiebeln nicht lange zerkleinert herumstehen lassen, sonst zersetzen sich die Wirkstoffe.

Die beliebten mehrstöckigen Keimgeräte sind mit ihren Sieben nicht immer sehr hygienisch. Reinigen Sie sie nach jedem Gebrauch äußerst penibel mit heißem Wasser und einer Bürste, und lassen Sie das Gerät an der Luft gründlich trocknen.

Keimlinge und Sprossen

Sprossen gelten als gesund und vitaminreich, doch der Nährstoffgehalt liegt nicht viel höher als bei den meisten Gemüsesorten.

Es stimmt zwar, dass sich beim Keimen der Vitamin-C-Gehalt der Samenkörner verdoppelt bis verfünffacht, aber die Samenkörner enthalten so wenig von dem Vitamin, dass selbst der Anstieg nicht reicht, um Keimlinge so Vitamin-C-reich zu machen wie etwa Kohl oder Paprikaschoten.

Das B-Vitamin Thiamin und der schützende Farbstoff Beta-Karotin nehmen beim Sprießen sogar ab.

Guter Boden für Pilze

Leider tummeln sich auf allen Sprossensorten erhebliche Mengen von Pilzen. Wen wundert es, denn Wärme und Feuchtigkeit, die der Keim zum Gedeihen braucht, lassen auch die Pilze sprießen. Die Parasiten wachsen oft noch besser als die Keimlinge selbst und werden dann mit dem Salat höchst lebendig konsumiert. Menschen mit bereits geschädigtem Immunsystem können sich auf diese Weise schnell wieder mit pathogenen Pilzen infizieren. Im ungünstigsten Fall können sich im häuslichen Keimgerät ansehnliche Mengen Pilzgift bilden.

Fazit: Keimlinge gehören nicht in eine Pilzdiät.

Ausnahme – Kresse

Sie enthält Senföle, mit denen sie beim Auskeimen die Pilze in Schach hält. Trotzdem sollten Sie die kleinen Kressebeete nach dem Kauf in den Kühlschrank stellen.

Noch besser: Sie säen selbst Ihre Kresse aus, die Sie dann gleich erntefrisch verbrauchen können. Das funktioniert sehr einfach, denn Kressesamen keimen in Rekordgeschwindigkeit ohne Erde auf feucht gehaltenem Küchenpapier.

Geschmorte Schalotten

Zutaten für 4 Portionen

600 g Schalotten • 2 EL Olivenöl • 600 ml Rinder- oder Kalbsfond (auch aus dem Glas) • 1 unbehandelte Zitrone • Salz
Pfeffer aus der Mühle • 2 EL Butter

Zubereitung

Schalotten schälen: Die Zwiebelchen in kochendem Wasser einmal aufwallen lassen, abgießen, mit kaltem Wasser abschrecken und den Wurzelansatz abschneiden. Die Schalotten von der Spitze her aus der Schale drücken. Olivenöl in einem weiten Topf erhitzen. Den Fond zufügen. Mit etwas Zitronensaft und -schale, Salz und Pfeffer aus der Mühle würzen. Schalotten hinzugeben. Im geschlossenen Topf bei geringer Hitze 20 Minuten lang schmoren. Deckel abnehmen und bei starker Hitze kochen, bis der Fond zur Hälfte eingedampft ist. Die Butter zufügen, das Gemüse durchschwenken und sofort servieren.
Tipp Schalotten, die vornehmen Schwestern der Zwiebel, stellen eine vorzügliche Beilage zu allen Braten vom Rind, Kalb oder Lamm dar.

Karottengemüse

Zutaten für 4 Portionen

750 g Karotten • 2 Zwiebeln • 20 g Butter • abgeriebene Schale von 1 unbehandelten Zitrone • Salz, Pfeffer aus der Mühle
100 ml Brühe • 1 Kästchen Kresse

Zubereitung

Karotten schälen, waschen und in dünne Scheiben schneiden. Zwiebeln abziehen und würfeln. Butter in einem Topf erhitzen, Zwiebelwürfel darin andünsten. Karotten und Zitronenschale dazugeben.

Neben Kresse und der traditionellen Petersilie passen auch eine Reihe anderer Kräuter gut zu Karotten. Besonders raffiniert schmecken Zitronenmelisse, Liebstöckel und Bohnenkraut.

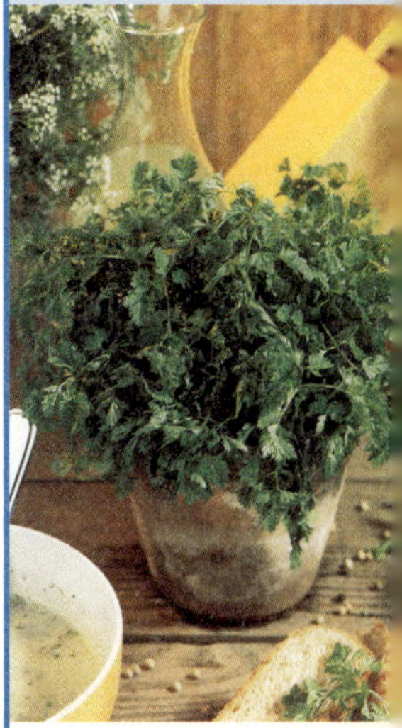

Frische Kräuter – immer ein Genuss! Viele Sorten lassen sich problemlos auf der Fensterbank ziehen.

Zugedeckt 5 Minuten lang dünsten. Sparsam salzen und pfeffern. Brühe zugießen. Das Gemüse zugedeckt für weitere 15 Minuten bei mittlerer Hitze dünsten. Mit Kresse bestreut servieren.

Rote-Bete-Gemüse

Zutaten für 4 Portionen

2 Zwiebeln • 1 Knoblauchzehe • 3 EL Keimöl • 1 kg Rote Bete
Salz, Pfeffer aus der Mühle • etwas flüssiger Süßstoff • 250 ml Brühe
2 EL Weinessig • 1 Lorbeerblatt • 1 Stück frische Meerrettichwurzel

Zubereitung

Zwiebeln und Knoblauch abziehen und fein würfeln. Keimöl in einem Topf erhitzen. Zwiebeln und Knoblauch darin andünsten. Die Rote-Bete-Knollen schälen und waschen. In der Küchenmaschine oder auf dem Gemüsehobel raspeln und zu Zwiebeln und Knoblauch in den Topf geben. Mit Salz, Pfeffer und Süßstoff würzen. Brühe, Essig und Lorbeerblatt dazugeben, Topf zudecken, das Gemüse 1 Stunde lang bei geringer Hitze schmoren. Mit Salz, Pfeffer und frisch geriebenem Meerrettich abschmecken.

Wirsinggemüse passt gut zu Eierkuchen oder zu gebratenem Fisch, weil er milder ist als andere Kohlsorten.

Wirsinggemüse

Zutaten für 4 Portionen

1 kleiner Wirsingkohl • Salz • 200 g Doppelrahmfrischkäse
100 ml Brühe • Pfeffer aus der Mühle

Zubereitung

Wirsing putzen, waschen und in grobe Streifen oder Rauten schneiden. In kochendes Salzwasser legen, einmal aufkochen, auf ein Sieb geben und in eiskaltes Wasser tauchen. Abtropfen lassen und leicht ausdrücken. Wirsing mit Frischkäse und Brühe in einem Topf durchmischen und 5 Minuten schmoren. Mit Salz und Pfeffer würzen.

Tipp Wirsing als besonders gesundes und vielseitiges Wintergemüse kann man übrigens auch gut als Rohkost essen, wobei seine zahlreichen Vitamine und Mineralstoffe weitaus besser erhalten bleiben. Probieren Sie doch einmal die Kombination von feinen Wirsingstreifen mit gehobeltem Rettich und geraspelten Karotten in einer Kräuter-Joghurt-Marinade.

Zucchini mit Nuss-Quark-Füllung

Zutaten für 4 Portionen

4 Zucchini • Salz • 3 Zwiebeln • 4 EL Keimöl • 1 TL Haferkleieflocken
1 EL geriebene Haselnüsse oder Mandeln • je 3 EL Milch und Schlagsahne • Pfeffer aus der Mühle • 2 Eiweiße • 100 g Magerquark
1 EL geriebener Käse • Fett für die Form

Zubereitung

Zucchini waschen, längs halbieren und mit einem Löffel aushöhlen. Zucchinihälften für 5 Minuten in kochendes Salzwasser geben. Zwiebeln abziehen und würfeln. 2 Esslöffel Keimöl in einem Topf erhitzen. Zwiebeln und das ausgelöste Zucchinifleisch dazugeben, bei schwacher Hitze 5 Minuten lang dünsten. Haferkleieflocken und geriebene Nüsse darüber stäuben. Milch und Schlagsahne unterrühren, mit Salz und frisch gemahlenem Pfeffer würzen, für weitere 5 Minuten garen. Eiweiß steif schlagen. Quark und Eischnee unter die Gemüsemischung heben. Die Zucchinihälften mit der Mischung füllen, den Käse (z. B. Gouda) darüber streuen, mit dem restlichen Öl beträufeln. In den auf 175 bis 200 °C (Gas Stufe 2–3/Umluft 150–180 °C) vorgeheizten Backofen schieben und in etwa 20 Minuten goldgelb überbacken.

Zu den Zucchini mit Nuss-Quark-Füllung passt frische Tomatensauce ausgesprochen gut.

Gefüllte Zwiebeln

Zutaten für 4 Portionen

4 große Zwiebeln • 200 g Rinderhack • 1 EL Magerquark
1 Ei • je 1 EL Haferflocken, Weizenkleie und Haferkleie
1 TL zuckerfreier Senf • 1 EL Crème fraîche • 1 TL Paprikapulver
Salz, Pfeffer aus der Mühle • 50 g Öl • 300 ml Hühnerbrühe

Zubereitung

Zwiebeln abziehen und aushöhlen. Das Innere beiseite legen. Hackfleisch mit Magerquark, Ei, Haferflocken, Weizen- und Haferkleie, Senf sowie Crème fraîche in eine Schüssel geben. Paprikapulver, Salz und Pfeffer zufügen, alles gut durchkneten. 4 kleine Teigkugeln formen, die Zwiebeln damit füllen. Öl in einer Auflaufform erhitzen, Zwiebeln hineinsetzen, mit der Brühe übergießen. Die ausgelösten Zwiebelstücke zufügen. Die Form in den auf 175 bis 200 °C (Gas Stufe 2–3/Umluft 150–180 °C) vorgeheizten Backofen schieben und 40 bis 60 Minuten lang garen.

Schwarzwurzeln sind ein sehr zarter Genuss und erinnern mitten im Winter an die Spargelfreuden des Frühlings.

Schwarzwurzeln

Zutaten für 4 Portionen

800 g Schwarzwurzeln • Salz • 3 Zwiebeln • 3 EL Öl • 100 ml Brühe
150 g Crème fraîche • Muskat • Pfeffer aus der Mühle • einige Blättchen Zitronenmelisse

Zubereitung

Schwarzwurzeln gründlich waschen. In Salzwasser 20 Minuten lang kochen, mit kaltem Wasser übergießen und die Schalen ablösen. Zwiebeln abziehen, würfeln und in Öl andünsten. Brühe dazugießen und für 3 Minuten weiterkochen. Crème fraîche einrühren. Mit Muskat,

Salz und Pfeffer würzen. Alles mit dem Pürierstab fein zerkleinern und aufschäumen. Die Schwarzwurzeln in die Sauce geben, kurz erwärmen, aber nicht kochen. Mit gehackter Zitronenmelisse garnieren.

Auberginenmus ist eine griechische Spezialität und passt sehr gut zu Roggenbrot und Pellkartoffeln.

Auberginenmus

Zutaten für 4 Portionen

500 g Auberginen • 2 Zwiebeln • 3 Knoblauchzehen
6 EL Olivenöl • Salz, Pfeffer aus der Mühle

Zubereitung

Die Auberginen mit einer Gabel mehrfach einstechen. Im vorgeheizten Backofen bei 200 °C (Gas Stufe 3–4/Umluft: 180 °C) backen, bis die Früchte weich sind. Das Fruchtfleisch herauslösen. Fruchtfleisch in der Küchenmaschine pürieren und in eine Schüssel geben. Abgezogene Zwiebeln fein hacken, Knoblauchzehen zerdrücken. Zusammen mit dem Öl zum Auberginenpüree geben und verrühren. Mit Salz und Pfeffer abschmecken. Das Mus für 1 bis 2 Stunden kalt stellen und als Dip servieren.

Gebratene Auberginen

Zutaten für 6 Portionen

300 g Auberginen • Salz • 6 EL Olivenöl • 2–3 Knoblauchzehen
1 EL frische Majoran- oder Thymianblättchen • etwas Weißweinessig

Zubereitung

Auberginen in dicke Scheiben schneiden, mit Salz bestreuen und einige Minuten lang »schwitzen« lassen. Die austretende Feuchtigkeit mit Küchenpapier abtupfen. Olivenöl in einer Pfanne erhitzen. Die Scheiben portionsweise darin braun braten. Zum Abtropfen auf Küchenpapier legen. Knoblauch schälen, in hauchdünne Scheiben schneiden und zusammen mit Majoran- oder Thymianblättchen bei mittlerer Hitze kurz anbraten. Bei Tisch die heißen Auberginenscheiben mit Essig beträufeln und mit der Knoblauchmischung bestreuen.

Eingelegte Zucchini

Zutaten für 4 Portionen

500 g Zucchini • 2 TL Salz • 1/8 l Weißweinessig • 1/8 l Brühe
1/2 unbehandelte Zitrone • 2 Knoblauchzehen • 1 Bund Petersilie
6 EL Olivenöl

Zubereitung

Zucchini in Scheiben schneiden. Mit Salz bestreuen, für einige Minuten »schwitzen« lassen und abspülen. Essig mit der Brühe aufkochen und die Zucchinischeiben 2 bis 3 Minuten lang darin kochen. Abgießen und abtropfen lassen. Für die Marinade Zitrone auspressen und die Schale hauchdünn abreiben. Den Saft mit durchgepresstem Knoblauch, Zitronenschale, gehackter Petersilie und Öl verrühren. Marinade auf die noch warmen Zucchinischeiben geben, vermischen, 1 Stunde lang ziehen lassen.

Eingelegte Zucchini passen gut zu gekochten Eiern, gebratenem Fleisch oder zu Grünkernbuletten. Sie halten sich im Kühlschrank bis zu vier Tage lang frisch.

Speisepilze

Wer gegen Pilze im Körper kämpft, hat vielleicht keinen Appetit mehr auf die großen Vettern der kleinen Schmarotzer – auch wenn sie nur entfernte Mitglieder der riesigen Familie der Pilze sind. Wenn Sie Champignons, Austernpilze & Co. aus Ihrem Speiseplan streichen, müssen Sie keine Nachteile befürchten. Weder Zucht- noch Wildpilze bieten unentbehrliche Nährstoffe, die andere Gemüsesorten nicht liefern. Im Gegenteil, denn Pilze bestehen fast nur aus Wasser, einer speziellen Art von Ballaststoffen und einer kleinen Portion Proteine. Vitamine sind in Zuchtpilzen eher rar.

Hülsenfrüchte – kein Pilzfutter

Mit Erbsen, Bohnen und Linsen decken Sie Ihren Kohlenhydrat- und Ballaststoffbedarf auf das Beste. Dabei haben Pilze das Nachsehen, weil sie die verzweigten Stärkestränge der Hülsenfrüchte nur mit Schwierigkeiten aufknacken können. Die folgenden Rezepte bringen gesunde Abwechslung in die Antipilzdiät.

Hier noch ein paar Tipps für die Zubereitung: Lassen Sie die trockenen Samen in reichlich Wasser für einige Stunden quellen, und gießen Sie das Einweichwasser weg: So werden die in allen Hülsenfrüchten enthaltenen unbekömmlichen Stoffe entfernt.

Kochen Sie die Hülsenfrüchte bei geringer Hitze, dann quellen sie am besten aus und sind gut verträglich. Großzügiges Würzen mit Thymian, Bohnenkraut, Rosmarin, Fenchel, Kümmel oder Ingwer hilft zusätzlich beim Verdauen.

Falls Sie wenig Zeit zum Kochen haben: Nehmen Sie ruhig eine Dose mit vorgegarten Hülsenfrüchten. Die Konservenindustrie gart das Gemüse meist genauso schonend und ohne Nährstoffverluste.

Linsen mit Spinat

Zutaten für 2 Portionen

150 g rote Linsen • 2 Schalotten • 1 rote Paprikaschote • Salz
150 g tiefgekühlter Spinat • 1 Zwiebel • 1 Knoblauchzehe
2 EL Sonnenblumenöl • etwas Apfelessig

Zubereitung

Linsen mit abgezogenen Schalotten und der entkernten und in Streifen geschnittenen Paprikaschote 10 Minuten lang in kochendes Salzwasser geben. Spinat langsam auftauen lassen. Zwiebel und Knoblauch abziehen und fein würfeln. Beides in heißem Öl in einem Topf goldgelb andünsten. Linsen und Spinat dazugeben, 5 Minuten lang zugedeckt bei geringer Hitze durchziehen lassen, gut umrühren. Mit Salz würzen, mit etwas Apfelessig abschmecken.

Die in Süddeutschland verächtlich »Saubohnen« genannten Hülsenfrüchte waren im Westfälischen so beliebt, dass der Stoßseufzer (ursprünglich natürlich in Platt) überliefert ist: »Liebe Dicke-Bohnen-Zeit – Bauch, werd' mir noch mal so weit!«

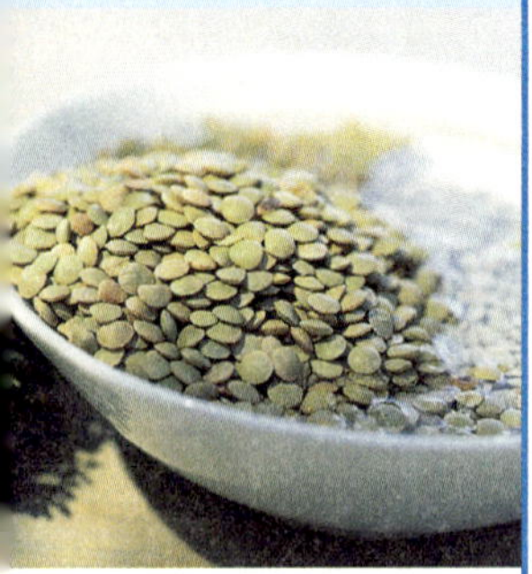

Linsen schmecken gut und sind ausgesprochen nahrhaft.

Dicke Bohnen mit Kräutern

Zutaten für 4 Portionen

400 g dicke Bohnen (tiefgekühlt oder aus dem Glas)
100 g Zwiebeln • 2 EL Keimöl • 1 TL Provencekräuter
100 ml Brühe • 2 EL Crème fraîche • Salz, Pfeffer aus der Mühle
4 Fleischtomaten

Zubereitung

Tiefgekühlte Bohnen auftauen und nach Packungsanweisung garen. Konservenbohnen abtropfen lassen. Zwiebeln abziehen und würfeln. Keimöl in einer Pfanne erhitzen. Zwiebeln darin glasig dünsten. Provencekräuter, Brühe, Crème fraîche und Bohnen zufügen, mit Salz und frisch gemahlenem Pfeffer abschmecken, im geschlossenen Topf für 5 Minuten bei geringer Hitze kochen lassen. Tomaten waschen, würfeln und zu den Bohnen geben. Das Gericht noch 5 Minuten lang zugedeckt durchziehen lassen.

Linsen mit Senfsauce

Zutaten für 6 Portionen

1 große Dose Linsen • 2 Zwiebeln • 2 EL Keimöl • 2 EL Crème fraîche
1–2 TL zuckerfreier Senf • Salz, Pfeffer aus der Mühle
flüssiger Süßstoff • 1 EL gehackter Dill

Zubereitung

Linsen auf einem Sieb abtropfen lassen. Zwiebeln abziehen und fein würfeln. In heißem Keimöl glasig dünsten. Crème fraîche, Senf, Salz und frisch gemahlenen Pfeffer hinzufügen. Mit 1 Spritzer Süßstoff abrunden. Linsen in der Senfsauce erwärmen. Mit frischem Dill bestreut servieren.

Bohneneintopf mit Haferschrot

Zutaten für 4 Portionen

150 g weiße Bohnen • 600 ml Fleisch- oder Gemüsebrühe
3 Knoblauchzehen • Salz, Pfeffer aus der Mühle • 25 g Haferschrot
300 g rote und gelbe Paprikaschoten • 2 Stangen Porree
3 EL Keimöl • 1 EL mildes Paprikapulver

Zubereitung

Bohnen mit Wasser bedeckt über Nacht einweichen. Abgießen, mit Brühe bedecken und zum Kochen bringen. Nicht abgezogene Knoblauchzehen zufügen. Die Bohnen im geschlossenen Topf bei schwacher Hitze etwa 1 Stunde lang garen. Knoblauchzehen herausnehmen, das weiche Innere herausdrücken und wieder zu den Bohnen geben. Die Suppe mit Salz und frisch gemahlenem Pfeffer kräftig würzen. Haferschrot zu den Bohnen geben, aufkochen und die Sup-

Tipp: Falls der Bohneneintopf mit Haferschrot etwas zu dick gerät, können Sie noch etwas Wasser oder Brühe zugießen.

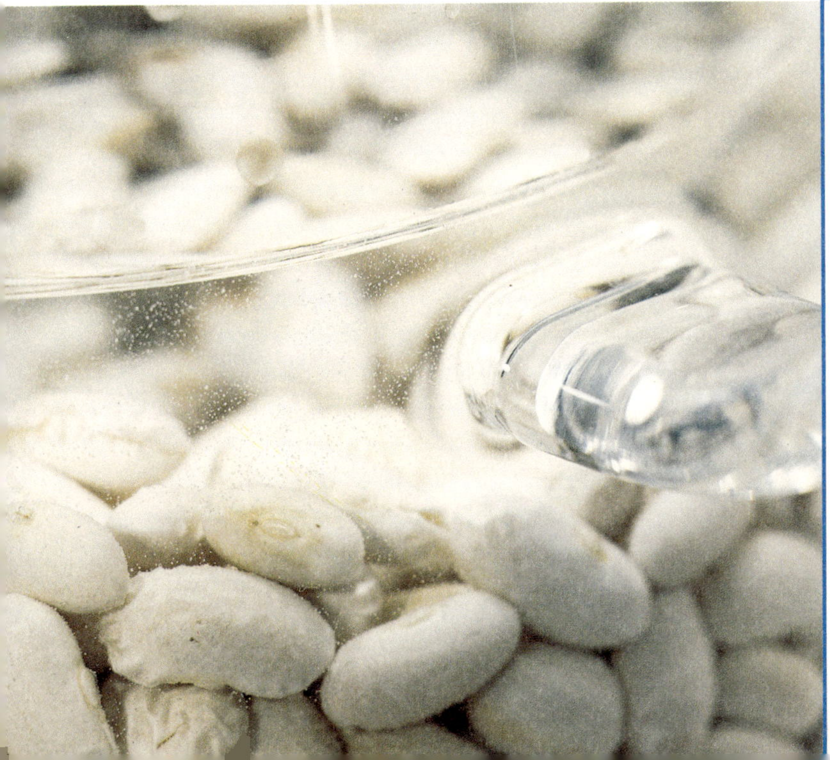

Das Einweichen der Bohnen verkürzt ihre Garzeit beträchtlich und macht sie bekömmlicher.

pe zugedeckt etwa 20 Minuten lang garen. Paprikaschoten und Porree waschen, putzen und klein schneiden. Das Gemüse in heißem Keimöl kräftig anbraten. Vom Herd nehmen, Paprikapulver darüber stäuben, gut umrühren und zur Suppe geben. Die Suppe mit Salz und Pfeffer abschmecken.

Hülsenfrüchte wie etwa Erbsen ernähren weltweit Millionen von Menschen, vor allem, weil sie wertvolles pflanzliches Eiweiß, reichlich gut sättigende Kohlenhydrate und bis zu 20 Prozent Ballaststoffe enthalten.

Erbsensuppe mit Sesam

Zutaten für 4 Portionen

200 g grüne Trockenerbsen • etwa 1/2 l Fleisch- oder Gemüsebrühe • 150 g Zwiebeln • 500 g Kartoffeln • 1 Bund Suppengrün Salz, Pfeffer aus der Mühle • 2 Knoblauchzehen • 50 g Sesamsaat 2 EL Keimöl • 1 Bund Petersilie

Zubereitung

Die Erbsen über Nacht in kaltem Wasser einweichen. Abgießen und mit Brühe bedeckt aufsetzen. Zwiebeln abziehen, Kartoffeln schälen und würfeln. Suppengrün putzen und klein schneiden. Erbsen zugedeckt bei schwacher Hitze für 40 Minuten garen. 1 Esslöffel Zwiebeln, die Kartoffeln und das Suppengrün zufügen und für weitere 20 Minuten kochen. Mit Salz und Pfeffer abschmecken. Die restlichen Zwiebeln und den Knoblauch fein hacken. Mit dem Sesam bei schwacher bis mittlerer Hitze im erhitzten Öl etwa 5 Minuten braten und dabei häufig umrühren. Die Suppe in tiefe Teller füllen, mit der Sesammischung und fein gehackter Petersilie bestreut servieren.

Weiße Bohnen mit Tomaten und Zwiebeln

Zutaten für 6 Portionen

1 große Dose weiße Bohnen • 2 Zwiebeln • 1–2 Knoblauchzehen 250 g Tomaten • 3 EL Olivenöl • Salz, Pfeffer aus der Mühle

Zubereitung

Die weißen Bohnen auf einem Sieb abtropfen lassen. Zwiebeln und Knoblauch abziehen und fein würfeln. Tomaten entkernen und würfeln. Olivenöl in einem Topf erhitzen. Zwiebel- und Knoblauchwürfel darin glasig dünsten. Tomaten und abgetropfte Bohnen dazugeben. Alles 5 Minuten lang durchschmoren. Mit Salz und frisch gemahlenem Pfeffer abschmecken.

Unzählige Bohnenvariationen kennt die texanische und mexikanische Küche: püriert, gebraten, gebacken, als Füllung – feuriges Chili und milde Maiszubereitungen gehören fast immer dazu.

Linsensuppe

Zutaten für 4 Portionen

300 g Linsen • Salz • 3 Zwiebeln • 2 Knoblauchzehen • 1 Stück Ingwerwurzel (etwa 50 g) • 1 Bund glatte Petersilie • 150 g Sellerieknolle • 200 g Karotten • 3 EL Olivenöl • 3/4 l Fleisch- oder Geflügelbrühe • 1–2 EL Weißweinessig oder Zitronensaft • Pfeffer aus der Mühle • 100 g Schafskäse

Zubereitung

Die Linsen für einige Stunden in kaltem Wasser einweichen. Abtropfen lassen und in reichlich Salzwasser in etwa 15 Minuten garen. Auf ein Sieb geben. Zwiebeln und Knoblauch abziehen, Ingwer schälen und fein würfeln oder im Blitzhacker zerkleinern. Petersilie grob hacken. Sellerie und Karotten schälen und in feine Stifte schneiden. Das Öl in einem Topf erhitzen und das vorbereitete Gemüse darin für 5 Minuten bei geringer Hitze dünsten. Linsen und Brühe dazugeben. Die Suppe etwa 20 Minuten lang bei schwacher Hitze garen, bis die Linsen gar, aber noch nicht aufgeplatzt sind. Mit Essig oder Zitronensaft, Salz und reichlich Pfeffer abschmecken. Den Schafskäse würfeln und beim Servieren auf die Suppe geben.

Tipp Die Suppe schmeckt auch sehr gut mit in Streifen geschnittenem Eierkuchen vom Vortag.

Das Linsengemüse passt gut zu gekochtem Getreide oder ungeschältem braunem Reis.

Linsengemüse mit Hüttenkäse

Zutaten für 2 Portionen

1 große Dose Linsen • 1 Zwiebel • 2 Knoblauchzehen • 1 Paprikaschote • 50 g Butter • 1–2 TL Curry • 100 g Hüttenkäse
eventuell Salz und Pfeffer aus der Mühle

Zubereitung

Linsen auf einem Sieb abgießen. Zwiebel und Knoblauch abziehen und fein würfeln. Paprikaschote entkernen und in schmale Streifen schneiden. In einem Topf in heißer Butter 3 Minuten lang andünsten. Mit Curry überstäuben, die abgetropften Linsen dazugeben, alles gut umrühren. Den Hüttenkäse unterheben, eventuell salzen und pfeffern.

Weiße Bohnen mit Sardellen

Zutaten für 6 Portionen

500 g getrocknete weiße Bohnen • 2 TL getrockneter Thymian
1 Lorbeerblatt • 250 g Zwiebeln • 2 Knoblauchzehen • 100 ml Olivenöl • 4 Sardellenfilets • 700 g Tomaten • Salz, Pfeffer aus der Mühle • 1 EL Kapern

Zubereitung

Bohnen über Nacht in kaltem Wasser einweichen. Abgießen und mit kaltem Wasser bedeckt zum Kochen bringen. Thymian und Lorbeer zufügen und für ca. 1 Stunde kochen. Inzwischen Zwiebeln und Knoblauch abziehen, würfeln und in heißem Öl dünsten. Klein geschnittene Sardellen und gewürfelte Tomaten kurz mitschmoren. Bohnen abgießen und abtropfen lassen. Zur Gemüse-Sardellen-Mischung in den Topf geben, mit Salz und Pfeffer abschmecken. Alles gut umrühren, noch für 10 Minuten ziehen lassen. Mit Kapern bestreut servieren.

Klassisches Erbsenpüree

Zutaten für 4 Portionen

300 g Trockenerbsen • 1 Gewürzzwiebel • 1 Lorbeerblatt
3 Gewürznelken • 1/4 TL getrockneter Majoran • 1/2 TL getrockneter Thymian • 40 g Butter • 2 Eigelbe • Muskat • Salz, Pfeffer aus der Mühle

Zubereitung

Erbsen über Nacht in kaltem Wasser einweichen. Zwiebel abziehen und Lorbeerblatt mit den Nelken darauf feststecken. Abgetropfte Erbsen, Zwiebel, Majoran und Thymian in einen großen Topf geben. Mit kaltem Wasser bedecken, nach dem Aufkochen für 1 Stunde bei geringer Hitze kochen. Erbsen abtropfen lassen und mit dem Pürierstab oder im Mixer fein pürieren. Kalte Butter stückchenweise einrühren und die Eigelbe zufügen. Das Püree warm halten, aber nicht mehr kochen lassen. Mit Muskat, Salz und Pfeffer abschmecken.

Tipp Erbsenpüree ist eine sättigende Beilage zu Fleisch- oder Wildgerichten, zu Vollkornpfannkuchen und gebratenen Auberginen.

Tipp: Weiße Bohnen mit Sardellen schmecken gut zu gekochten Kartoffeln oder Getreide. Sollten Ihnen die Sardellenfilets zu salzig sein, können Sie es auch mit anderen eingelegten Fischfilets ausprobieren oder die Sardellen vorher gründlich wässern.

Kichererbsen-Sesam-Creme

Zutaten für 4 Portionen

300 g gekochte Kichererbsen (auch aus der Dose) • 3–5 Knoblauchzehen • 1 Zitrone • Salz, Pfeffer aus der Mühle • 4 EL Sesampaste (aus der Dose) • 150 ml Olivenöl • Cayennepfeffer • 500 g Gemüse zum Dippen (z. B. Staudensellerie, Karotten, Gurken)

Zubereitung

Die abgetropften Kichererbsen mit den abgezogenen Knoblauchzehen, dem Zitronensaft, Salz, frisch gemahlenem Pfeffer und 4 Esslöffeln vom Kochwasser der Kichererbsen pürieren. Die Sesampaste und

5 Esslöffel Öl unter das Püree mixen. Mit Salz nachwürzen. Die Creme auf flachen Tellern anrichten. Obenauf eine kleine Ölschliere gießen und etwas Cayennepfeffer darüber streuen. Mit Gemüsestücken zum Dippen anrichten.

Tipp Zur Kichererbsen-Sesam-Creme passen Pellkartoffeln oder Roggenschrotbrot. Man kann die Creme auch mit Kartoffelchips als köstlichen Partyimbiss servieren.

Kichererbsen verwenden Sie besser aus der Dose, denn sie brauchen sonst zwölf Stunden Einweichzeit und nochmal drei Stunden Garzeit – also nichts für eine schnelle Mahlzeit!

Kichererbseneintopf mit Lamm

Zutaten für 4 Portionen

1 kg Lammfleisch • 250 g Karotten • 250 g Zwiebeln
3 EL Olivenöl • Salz • 1 Lorbeerblatt • 2 Knoblauchzehen
1 Zweig Rosmarin • 1/2 l Fleischbrühe • 1 große Dose gekochte Kichererbsen • Pfeffer aus der Mühle • 1 Bund Petersilie
Schale von 1 unbehandelten Zitrone

Zubereitung

Das Fleisch in mundgerechte Stücke schneiden, Sehnen dabei entfernen. Karotten schälen und würfeln. Zwiebeln abziehen und vierteln. In der Pfanne 2 Esslöffel Öl erhitzen und das Fleisch darin bei mittlerer Hitze rundherum hellbraun anbraten. Salzen. Lorbeerblatt, 1 zerdrückte Knoblauchzehe und Rosmarin zugeben und kurz anschmoren. Mit Brühe ablöschen. 1 Liter heißes Wasser zufügen. Das Fleisch im geschlossenen Topf bei milder Hitze etwa 50 Minuten lang kochen. Inzwischen die vorbereiteten Karotten und Zwiebeln im restlichen Öl anbraten und dann zum Fleisch geben. Die abgetropften Kichererbsen zufügen und für weitere 20 Minuten kochen. Den fertigen Eintopf mit Salz und Pfeffer abschmecken. Petersilie hacken. Zitronenschale fein abreiben. Beides mit einer fein gehackten Knoblauchzehe mischen und separat zum Eintopf servieren.

Kartoffeln – die tollen Knollen

In den 1960er Jahren waren die braunen Knollen verfemt. Ernährungsexperten glorifizierten eiweißreiche tierische Lebensmittel als Schlankmacher und förderten das Ammenmärchen, Kartoffeln machten dick. Dabei sind Kartoffeln im Gegensatz zu vielen tierischen Nahrungsmitteln echte »Light«-Produkte. Sie liefern wenig Kalorien, kein Fett und sättigen trotzdem angenehm und für lange Zeit. Ihr Eiweiß ist so hochwertig, dass es in Kombination mit Milch oder Eiern den Wert von Fleisch bei weitem übertrifft. Die enthaltenen Ballaststoffe machen die stärkereichen Knollen zu einem günstigen Lebensmittel. Außerdem sind Kartoffeln im Gegensatz zu Vollkorngerichten sehr leicht verdaulich, und es gibt gegen sie seltener Allergien als gegen Getreide. Kartoffeln liefern Vitamin C, ansehnliche Mengen von B-Vitaminen und viel Kalium.

Lagern Sie Kartoffeln dunkel, und kaufen Sie lichtgeschützte Ware in Papierbeuteln oder aus abgedunkelten Behältnissen.

Kartoffel-Käse-Auflauf

Zutaten für 4 Portionen

600 g Kartoffeln • Salz, Pfeffer aus der Mühle
100 g geriebener Emmentaler • 2 Knoblauchzehen
40 g Butter oder Margarine • 250 ml Milch • 250 g Schlagsahne
1 EL Weizenkleie

Zubereitung

Kartoffeln schälen, der Länge nach halbieren, mit der Küchenmaschine in 2 bis 3 Millimeter dicke Scheiben schneiden. Salz und Pfeffer darüber geben, mit 50 Gramm Käse mischen. Knoblauchzehen abziehen und zerdrücken. Eine große flache Auflaufform mit etwas Fett ausstreichen und die Hälfte der Kartoffelscheiben hineinschichten. Milch und Sahne mit Knoblauch und Kleie mischen. Die Kartoffeln damit gleichmäßig bedecken. Die restlichen Kartoffelscheiben einschichten und das verbliebene Milch-Sahne-Gemisch darüber gießen. Den restlichen Käse darüber streuen, die restliche Butter in Flöckchen aufsetzen. Im auf 200 °C (Gas Stufe 3–4/Umluft 180 °C) vorgeheizten Backofen in etwa 1 Stunde goldbraun backen.

Herzoginkartoffeln

Zutaten für 6 Portionen

750 g Kartoffeln • Salz • 3 Eigelbe • 1 Ei • 2 EL Haferkleieflocken 2–4 EL Milch • 30 g Butter oder Margarine • frisch geriebene Muskatnuss

Zubereitung

Kartoffeln schälen, in kochendem Salzwasser garen, abgießen. Gut abdämpfen und durch die Kartoffelpresse drücken. Mit 2 Eigelben, dem ganzen Ei, Haferkleieflocken und Milch zu einem dicken Brei verrühren. 20 Gramm Butter oder Margarine und etwas frisch geriebene Muskatnuss dazugeben. Gut durchmengen. Das Püree in einen Spritzbeutel mit Sterntülle füllen und regelmäßige Rosetten auf ein gut gefettetes Backblech spritzen. Die Püreehäufchen mit dem restlichen Eigelb bestreichen. Im vorgeheizten Backofen bei 200 °C (Gas Stufe 3–4/Umluft 180 °C) goldbraun überbacken.

Kleine grüne Stellen an den Kartoffeln (sie enthalten den Giftstoff Solanin) sollten Sie abschneiden, grüne Exemplare wegwerfen.

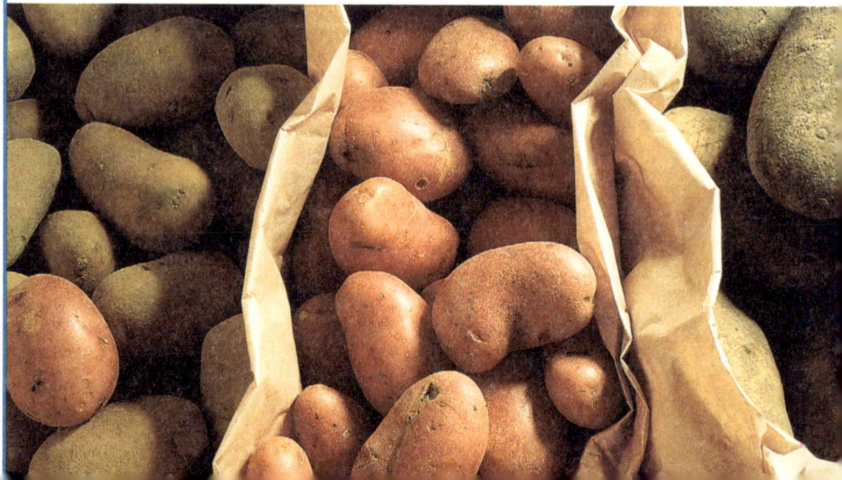

Nach dem Einkauf sollte man die Knollen möglichst kühl, trocken und dunkel lagern.

Fächerkartoffeln mit Knoblauch

Zutaten für 4 Portionen

1,5 kg ovale Kartoffeln • 2 Knoblauchzehen • 50 g flüssige Butter oder Margarine • Salz, Pfeffer aus der Mühle • je 1 kleiner Zweig frischer Rosmarin und Thymian • 50 g geriebener Käse

Zubereitung

Neue Kartoffeln schaben, ältere Kartoffeln schälen und waschen. Die Kartoffeln auf einer Seite in dichten Abständen gleichmäßig so tief einschneiden, dass sie unten gerade noch zusammenhängen. Die Kartoffeln gut abtrocknen. Knoblauchzehen abziehen, zerdrücken und mit der Hälfte der flüssigen Butter oder Margarine mischen. Kartoffeln damit rundherum bestreichen. Mit den Einschnitten nach oben nebeneinander in eine ofenfeste Form legen. Mit Salz, Pfeffer und fein gehacktem Rosmarin und Thymian bestreuen. In den vorgeheizten Backofen schieben und bei 220 °C (Gas Stufe 4–5/Umluft 200 °C) etwa 40 Minuten lang backen. Mit dem restlichen flüssigen Fett bestreichen und mit Käse bestreuen. In weiteren 15 bis 20 Minuten goldbraun backen.

Aus Fächerkartoffeln wird mit einem Quarkdip oder würzigen Pesto ein vegetarisches Hauptgericht.

Kartoffelpfannkuchen

Zutaten für 4 Portionen

750 g Kartoffeln • 3 Zwiebeln • 3 Eier • 2 EL Haferkleieflocken
Salz, Pfeffer aus der Mühle • Sonnenblumenöl zum Braten

Zubereitung

Kartoffeln und Zwiebeln abziehen und fein reiben. Mit den Eiern und Haferkleieflocken gründlich mischen. Mit Salz und frisch gemahlenem Pfeffer würzen. In einer beschichteten Pfanne wenig Sonnenblumenöl erhitzen. Für jeden Pfannkuchen jeweils 1 Esslöffel Kartoffelmasse hineingeben, rund auseinander streichen und von beiden Seiten goldbraun braten.

Kräuterkartoffeln

Sehr fein und noch vitaminreicher werden die Kräuterkartoffeln, wenn Sie auch eine Lage in Streifen geschnittenen und kurz gedünsteten Fenchel oder Lauch mit einschichten.

Zutaten für 6 Portionen

2 Zwiebeln • 40 g Butter oder Margarine • 1 Bund Petersilie
1 Bund Thymian • 2 Bund Schnittlauch • 800 g mehlig kochende Kartoffeln • 2 TL Weizenkleie • Salz, Pfeffer aus der Mühle
400–500 ml Brühe • 50 g frisch geriebener Parmesankäse

Zubereitung

Zwiebeln abziehen und würfeln, eine flache Auflaufform mit etwas Butter oder Margarine einfetten, die Zwiebeln auf dem Boden verteilen. Alle Kräuter waschen, putzen und hacken. Kartoffeln schälen, waschen, trocknen und der Länge nach halbieren. In 2 bis 3 Millimeter dicke Scheiben schneiden und abwechselnd mit den Kräutern und der Weizenkleie in die Auflaufform schichten. Mit Salz und Pfeffer würzen. Mit Brühe gut bedecken. Parmesan darüber streuen, Butterflöckchen obenauf setzen. Die Auflaufform in den auf 200 °C (Gas Stufe 3–4/Umluft 180 °C) vorgeheizten Backofen schieben. So lange garen, bis alle Brühe aufgesogen und das Gratin goldbraun überbacken ist.

Kartoffelnudeln mit Leinsamen

Zutaten für 4 Portionen

500 g gekochte Kartoffeln • 2 EL geschroteter Leinsamen • 2 Eier
100 g Hirseflocken • Salz, Pfeffer aus der Mühle • 1 Prise Muskatnuss • 2–3 EL Vollkornmehl • 3 EL Keimöl

Zubereitung

Die Kartoffeln durch eine Kartoffelpresse drücken und mit Leinsamen, Eiern und Hirseflocken verkneten. Mit Salz, Pfeffer und frisch geriebener Muskatnuss abschmecken. Den Kartoffelteig dritteln. Aus jedem Teil eine etwa 2 Zentimeter dicke gleichmäßige Rolle formen. Von jeder Rolle 3 bis 4 Zentimeter lange Stücke abschneiden. Mit Mehl bestäuben und fingerförmige kurze Rollen formen, die am Ende spitz zulaufen. Wer mag, kann auch flache Plätzchen formen. Keimöl in einer Pfanne erhitzen. Die Kartoffelnudeln darin rundherum goldbraun braten.

Tipp Zu den Kartoffelnudeln schmeckt gemischter Salat oder Linsengemüse besonders gut.

Kartoffelnudeln sind durch Eier, Hirseflocken und Leinsamen so ausgewogen in den Nährstoffen, dass sie – mit einem frischen Salat dazu – ein gehaltvolles Hauptgericht ergeben.

Kartoffelwürfel mit Sonnenblumenkernen

Zutaten für 4 Portionen

750 g Kartoffeln • 100 ml Sonnenblumenöl • Salz, Pfeffer aus der Mühle • 2 EL Sonnenblumenkerne

Zubereitung

Geschälte Kartoffeln waschen, in etwa 1 Zentimeter große Würfel schneiden. Sonnenblumenöl in einer Pfanne erhitzen. Kartoffelwürfel zufügen, bei mittlerer Hitze 10 Minuten lang unter gelegentlichem Wenden goldbraun braten. Die Würfel mit dem Schaumlöffel aus der Pfanne heben und warm stellen. Das Fett abgießen. Die Sonnenblumenkerne in der heißen Pfanne unter häufigem Wenden leicht bräunen. Kartoffelwürfel zufügen, durchschwenken, salzen, pfeffern und sofort servieren.

Tipp Zu diesen Kartoffelwürfeln passt Spinat, der auf italienische Art mit etwas Sahne, Knoblauch, Muskat und Parmesan gewürzt wird, ganz ausgezeichnet.

Zutaten für lockeres Kartoffelpüree nicht mit den Quirlen des Handrührers oder dem Pürierstab zerkleinern, sondern mit einem Kartoffelstampfer oder einer -presse. Der Brei wird nämlich zäh und glasig, wenn durch zu kräftiges Schlagen die Kartoffelstärke austritt.

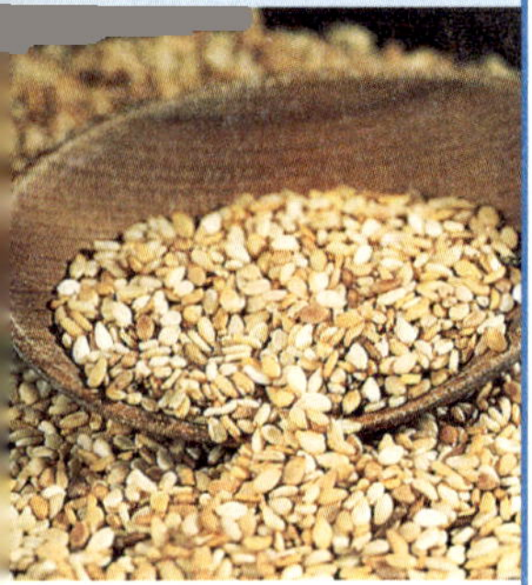

Sesam schmeckt angenehm nussig und ist sehr gesund. Aber Vorsicht: Er wird relativ schnell ranzig!

Kartoffelpüree mit Sesam

Zutaten für 4 Portionen

1 kg Kartoffeln • Salz • 300 ml Milch • 1 Prise Muskatnuss
2 EL Öl • 2 EL Sesamsaat • 2 TL Haferkleieflocken • 1 EL Weizenkleie

Zubereitung

Geschälte Kartoffeln in kochendem Salzwasser 25 Minuten lang garen. Milch mit Muskat erhitzen. Öl in der Pfanne erhitzen. Sesamsaat und 1 Prise Salz unterrühren. Die Samen bei mittlerer Hitze bräunen, warm stellen. Die gekochten, noch heißen Kartoffeln zerdrücken oder durch eine Kartoffelpresse drücken. Heiße Milch, Haferkleieflocken und Weizenkleie untermischen. Das Püree mit Salz abschmecken. Mit geröstetem Sesam bestreut servieren.

Kartoffelkrapfen

Zutaten für 4 Portionen

500 g mehlig kochende Kartoffeln • Salz • 100 ml Milch
30 g Butter oder Margarine • Pfeffer aus der Mühle • 1 Prise Muskatnuss • 50 g Weizenvollkornmehl • 4 Eier • Öl zum Ausbacken

Zubereitung

Kartoffeln schälen, in Salzwasser für etwa 20 Minuten kochen, abgießen. Milch mit Butter, Salz, Pfeffer und Muskat aufkochen. Mehl auf einmal hineinschütten, rühren und aufkochen, bis sich die Masse zu einem Kloß verbunden hat. Eier nach und nach unterrühren. Kartoffeln durch eine Presse drücken und dazumischen. Von der Masse mit einem Esslöffel ovale Klöße abstechen und portionsweise im heißen Fett schwimmend goldbraun ausbacken. Auf Küchenkrepp abtropfen lassen und mit etwas Salz bestreut servieren.

Bratkartoffeln mit Hüttenkäse

Zutaten für 4 Portionen

750 g gekochte Kartoffeln (am besten Pellkartoffeln) • 2 Zwiebeln
6 EL Öl • Salz, Pfeffer aus der Mühle • 2 Knoblauchzehen
400 g körniger Frischkäse • 2 Kästchen Kresse

Zubereitung

Kartoffeln eventuell pellen und in Scheiben schneiden. Zwiebeln abziehen und fein würfeln. Öl in einer großen Pfanne erhitzen. Kartoffelscheiben hineingeben, salzen und pfeffern. Zwiebeln und zerdrückte Knoblauchzehen darauf verteilen. Die Kartoffeln ohne Deckel bei mittlerer Hitze braten und erst wenden, wenn die Scheiben unten goldbraun sind. Die Kartoffeln mit Hüttenkäse und reichlich frischer Kresse anrichten.

Gekochte abgekühlte Kartoffeln enthalten viel resistente Stärke. Das ist ein Ballaststoff, der die nützlichen Bakterien der Darmflora fördert.

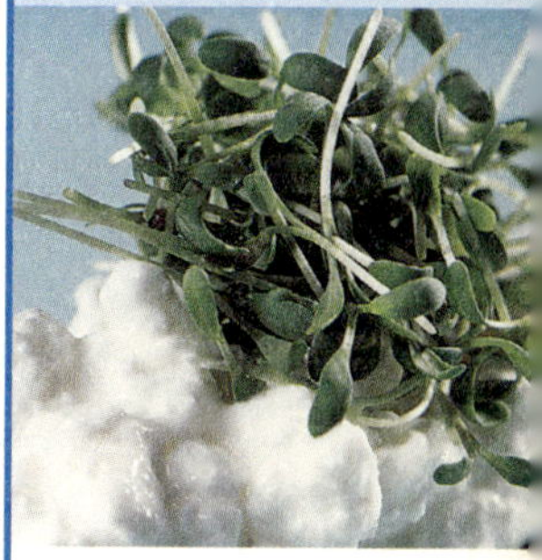

Die leichte Schärfe der Kresse ergänzt sich wunderbar mit der Cremigkeit von Frischkäse.

Scharfer Kartoffelauflauf mit Anchovis

Zutaten für 6 Portionen

750 g Tomaten • 2 Gemüsezwiebeln • 3 Knoblauchzehen
3 Anchovis • 6 EL Olivenöl • 1 kg Kartoffeln • Salz • Cayennepfeffer
Fett für die Form

Zubereitung

Tomaten waschen und hacken. Zwiebeln und Knoblauch abziehen. Zwiebeln in feine Streifen schneiden. Aus Anchovis, dem durchgepressten Knoblauch und 2 Esslöffeln Olivenöl im Mörser oder mit dem Blitzhacker eine glatte Paste zubereiten. Kartoffeln schälen und in dünne Scheiben schneiden. Das restliche Öl in einer Pfanne erhitzen und Zwiebeln darin weich dünsten. Die Tomaten dazugeben, salzen und für einige Minuten offen schmoren. Die Sauce mit Cayennepfeffer scharf abschmecken. Eine ofenfeste Form einfetten. Ein Drittel der Tomaten-Zwiebel-Sauce, die Hälfte der Kartoffelscheiben und die Hälfte der Anchovispaste darauf geben. Alles noch einmal wiederholen und mit der Tomaten-Zwiebel-Sauce abschließen. Form in den auf 200 °C (Gas Stufe 3–4/Umluft 180 °C) vorgeheizten Backofen schieben. Den Auflauf in 45 bis 60 Minuten goldbraun backen.

Sollte der Teig für die Kartoffel-Hafer-Plätzchen zu weich geraten sein, können Sie so lange Haferkleie unterrühren, bis sich der Teig gut formen lässt.

Kartoffel-Hafer-Plätzchen

Zutaten für 6 Portionen

1,5 kg mehlig kochende Kartoffeln • Salz • 250 ml Milch • 50 g Butter oder Margarine • frisch geriebene Muskatnuss • 2 Eier
200 g kernige Haferflocken • 3 EL Weizenkleie • Öl zum Braten

Zubereitung

Kartoffeln schälen, klein schneiden und mit wenig Wasser und etwas Salz gar kochen. Abgießen, abdämpfen lassen und zerstampfen oder durchpressen. Milch erhitzen und nach und nach unter den Kartoffelbrei rühren. Butter oder Margarine zufügen und mit Salz und Muskat abschmecken. Die Eier, 3 Esslöffel Haferflocken und 1 Esslöffel Weizenkleie unter den Kartoffelbrei mischen. Plätzchen formen und in den restlichen Haferflocken und der Weizenkleie wenden. Öl erhitzen und die Plätzchen darin goldbraun braten.

Kräuterrösti mit Käse

Zutaten für 2 Portionen

400 g Kartoffeln • 1/2 Bund glatte Petersilie • 1/2 Bund Schnittlauch
1 Prise getrockneter Thymian • Salz • 1–2 EL Sonnenblumenöl
1 EL gehackte Cashewkerne • 50 g geriebener Käse
grober Pfeffer aus der Mühle

Zubereitung

Kartoffeln schälen, grob raspeln und kurz auf einem Sieb abtropfen lassen. Mit gehackter Petersilie und Schnittlauchröllchen mischen. Den Thymian zerreiben und unterrühren, leicht salzen. Öl in einer großen Pfanne erhitzen, Kartoffelmischung portionsweise hineingeben. Mit einem Löffelrücken festdrücken und knusprig braun braten. Die Rösti mit Hilfe eines flachen Topfdeckels wenden und die Unterseite bräunen. Die Oberseite mit Cashewkernen und Käse bestreuen und einen Deckel auflegen. Nach etwa 1 Minute, wenn der Käse geschmolzen ist, die Rösti mit grobem Pfeffer bestreut servieren.

Kartoffelnocken mit Knoblauchquark

Zutaten für 4 Portionen

1 kg mehlig kochende Kartoffeln • Salz • 400 g Magerquark
3 EL Schlagsahne • 3 EL Milch • 2 Knoblauchzehen • 2 Eigelbe
1 Ei • 60 g ungehärtete Margarine • 100 g feines Vollkornmehl
1 Prise Muskatnuss • 2 EL Kürbiskernöl

Zubereitung

Die Kartoffeln schälen und in Salzwasser garen. Inzwischen den Quark mit Sahne, Milch, zerdrücktem Knoblauch und Salz cremig rühren. Die fertigen Kartoffeln abgießen, gut abdämpfen und durch die Kartoffelpresse drücken. Sofort mit den Eigelben und dem ganzen Ei vermengen. Margarine, Vollkornmehl, Salz und etwas Muskat zufügen und vermengen. Mit einem Löffel Nocken (ovale Klößchen) abstechen und in leicht siedendem Salzwasser garen, bis sie auf der Oberfläche schwimmen. Die Nocken mit einem Schaumlöffel aus dem Topf heben, gründlich abtropfen lassen, auf eine vorgewärmte Platte geben. Mit leicht erwärmtem Kürbiskernöl übergießen und mit dem Knoblauchquark anrichten.

Kürbiskernöl hat einen hohen gesundheitlichen Wert und schmeckt nussig-würzig. Die beste Qualität kommt aus dem österreichischen Burgenland.

Mageres Fleisch ist bei allen Schlachttieren etwa gleich gesund. Es sind die unterschiedlichen Fette, die sich ungünstig auswirken können.

Fleisch – ein Muss?

Ob Sie Fleisch essen wollen oder lieber vegetarisch leben, bleibt Ihre persönliche Entscheidung. Ginge es nur darum, den Pilzen die Nahrungsgrundlage zu entziehen, könnte man sogar eine 100-prozentige Fleischdiät empfehlen.

Doch solch eine Diät hätte gravierende gesundheitliche Nachteile und würde das Allgemeinbefinden derart stören, dass Ihr Körper die Pilze vielleicht nicht mehr bekämpfen könnte.

Gesunder Fleischgenuss

Innerhalb einer ausgewogenen Ernährung sind Fleischgerichte sicherlich kein Muss. Aber wer bisher Fleisch gegessen hat, kann dies auch weiterhin tun. Mageres Fleisch liefert günstige Nährstoffe, die dem Pilzpatienten helfen können, leichter mit der Infektion fertig zu werden. Im Durchschnitt enthält schieres Fleisch etwa 20 Prozent hochwertiges Eiweiß.

Noch wichtiger ist das Eisen. Dieses oft knappe Mineral benötigt der Körper für die Blutbildung und kann es aus Fleisch besonders gut aufnehmen. Schweinefleisch und Geflügel liefern etwas weniger Eisen als Rindfleisch, was an der helleren Fleischfarbe deutlich zu sehen ist. Schweinefleisch enthält dafür reichlich B-Vitamine, vor allem das wichtige Vitamin B12, und ist damit für gestresste Pilzpatienten eine sehr gute Vitaminquelle. Auch mageres Rindfleisch hat seine Vorteile. Rumpsteak beispielsweise liefert nur eine mittlere Menge Kalorien und erheblich weniger Cholesterin als Eier oder Lammfleisch. Es enthält sogar weniger von dem Problemstoff als Geflügel. Übrigens löst Fleisch nur sehr selten Allergien aus. Allergische Reaktionen auf Kuhmilch, Hühnereiweiß, Getreide, Obst und Fisch sind dagegen erheblich häufiger.

Für Menschen mit gestörtem Fettstoffwechsel ist fettes Rindfleisch allerdings problematisch, denn Rinderfett ist sehr hart, fast talgartig, und besteht zu mehr als der Hälfte aus den ungünstigen gesättigten Fettsäuren. Für alle Übrigen gilt: Wenn Sie nur zwei- oder dreimal pro Woche Fleisch essen, nehmen Sie ruhig die Sorte, die Ihnen am besten schmeckt. Schneiden Sie sichtbares Fett auf dem Teller ab, entfetten Sie Saucen und Brühen gründlich, und bringen Sie ansonsten reichlich rohes und gekochtes Gemüse, Getreide und Hülsenfrüchte auf den Tisch.

Kaufen Sie Ihr Rindfleisch am besten in einem guten Fachgeschäft, damit Sie einigermaßen sicher über den Herkunftsort sein können.

BSE – und kein Ende

Durch die moderne Massentierhaltung können wir aus einem reichlichen und im Vergleich zu früheren Zeiten sehr billigen Fleischangebot auswählen. Doch Geschmack und gesundheitlicher Wert haben durch die hemmungslose industrielle Produktion von Tieren als reine Fleischlieferanten Schaden genommen. Die Rinderseuche BSE entstand Anfang der 1980er Jahre in England, weil Tiermäster ihren Kühen anstelle von Gras und anderem Pflanzenfutter Tiermehl aus Schafskadavern verfüttert hatten. Diese Krankheit lehrt uns Verbraucher das Fürchten: Bis Ende 2000 waren es in Großbritannien insgesamt 180 000 Fälle. In Deutschland sind bisher 128 erkrankte Tiere registriert worden.
Noch schlimmer: BSE ist – obwohl hin und wieder noch das Gegenteil behauptet wird – auf den Menschen übertragbar. Heute muss jeder um seine Gesundheit bangen, wenn er Innereien und frisches Fleisch von einem Rind isst, dessen genaue Herkunft er nicht kennt. Wer sein Steak mit Appetit genießen möchte, kauft am besten in einem guten Fachgeschäft und lässt sich vom Metzger ausführlich informieren, ob die Tiere aus der Umgebung stammen und der Tierzüchter vertrauenswürdig ist.

Chemie im Fleisch

Wer sich vor Rückständen von Tierarzneimitteln fürchtet, ist mit Lammfleisch am besten bedient. Schafe werden nicht in Intensivmast gehalten, sondern kommen auf die Weide. Bei Schwein und Huhn greifen die Mäster wohl am häufigsten zu verbotenen Medikamenten. Aber auch Kälber sind vielfach mit Antibiotika gepäppelt. Erwischt werden solche Mäster selten, denn der analytische Nachweis ist oft nicht möglich, und flächendeckende gründliche Routinekontrollen gibt es bisher nicht.
Allerdings behaupten einige Lebensmittelüberwacher, sie hätten das Problem inzwischen im Griff und kein Übeltäter könne mehr durch das Netz der Kontrollen schlüpfen.

Fleisch sollte man nicht täglich, sondern lieber im Wechsel mit Fisch und vegetarischen Mahlzeiten einplanen.

Lockere Buletten

Zutaten für 4 Stück
1 große Zwiebel • 1 Knoblauchzehe • 1 TL Majoran • 3 EL Öl
250 g Hackfleisch (auch von Pute oder Huhn) • 1 Ei • 1 EL Magerquark • 1 TL zuckerfreier Senf • je 1 EL Haferflocken, Haferkleie und Weizenkleie • 1 EL Crème fraîche • Salz, Pfeffer aus der Mühle

Zubereitung
Zwiebel abziehen und würfeln, Knoblauchzehe abziehen und zerdrücken. Alles mit Majoran vermischen, bei schwacher Hitze in 1 Esslöffel Öl andünsten, bis die Zwiebelwürfel glasig sind. Hackfleisch mit Ei, Quark, Senf, Haferflocken, Hafer- und Weizenkleie in eine Schüssel geben. Die angedünstete Zwiebelmischung, Crème fraîche, Salz und Pfeffer zufügen und alles sorgfältig durchmengen. Mit feuchten Händen 4 Buletten formen. Die Fleischplätzchen zuerst in heißem Öl kurz bei hoher Temperatur anbraten, dann bei geringer Hitze 15 Minuten lang weiterbraten, zwischendurch gelegentlich wenden.

Tipp Sie können aus dem Fleischteig für die Buletten auch einen Hackbraten formen. Legen Sie den geformten Laib in einen Bräter, gießen Sie etwas Wasser dazu, und garen Sie ihn im auf 220 °C vorgeheizten Backofen (Gas Stufe 4–5/Umluft 200 °C) in etwa 30 Minuten. Mit einem Löffelrücken darauf drücken, um zu prüfen, ob der Braten gar ist: Fühlt sich der Hackbraten noch elastisch an, muss er zurück in den Backofen.

Zwiebeln und Tomaten binden die würzige Sauce des Fleischragouts. Dann sind Mehl oder Saucenbinder überflüssig, und die Sauce bekommt einen intensiven Geschmack.

Fleischragout

Zutaten für 4 Portionen

750 g mageres Puten- oder Schweinefleisch • 4 Tomaten
2 Knoblauchzehen • 1 kg kleine Zwiebeln • 3 EL Olivenöl
1 Lorbeerblatt • 1/4 l Fleischbrühe • Salz, Pfeffer aus der Mühle

Zubereitung

Das Fleisch in Würfel schneiden. Die Tomaten waschen und in kleine Stückchen schneiden. Die Knoblauchzehen abziehen, fein hacken, die Zwiebeln abziehen und grob zerschneiden. Das Öl in einem Topf erhitzen und die Fleischwürfel darin anbraten. Tomatenstücke, Knoblauch, Zwiebeln und Lorbeerblatt hinzufügen. Topf schließen und das Fleisch bei geringer Hitze 20 Minuten lang durchschmoren. Brühe zugießen. Salzen und pfeffern. Für 1 bis 2 Stunden bei sehr kleiner Hitze schmoren. Mit Salz und Pfeffer nachwürzen.

Schweinekoteletts mit Senfcreme

Zutaten für 2 Portionen

2 Stielkoteletts à 200 g • Salz, Pfeffer aus der Mühle • 1 EL Öl
2 Zwiebeln • 20 g Butter • 4 EL Brühe • 3 EL Schlagsahne
1 EL Senf • 1 EL Kapern

Zubereitung

Koteletts mit Salz und Pfeffer würzen. Von jeder Seite 8 Minuten lang in heißem Öl bei starker Hitze anbraten. Für 5 Minuten bei schwacher Hitze weiterbraten. Herausnehmen und zugedeckt warm halten. Zwiebeln abziehen, würfeln und in Butter glasig dünsten. Brühe und Sahne dazugeben. Bei starker Hitze cremig einkochen lassen. Senf zufügen und mit Salz nachwürzen. Koteletts mit der Sauce und den Kapern anrichten.

Schweinerückensteaks mit Zwiebelpüree

Zutaten für 3 Portionen

250 g Zwiebeln • 2 EL Öl • 1 TL Senf • 150 ml Milch • Salz
3 Schweinerückensteaks à 200 g • Pfeffer aus der Mühle
20 g Butterschmalz • 1 Bund Schnittlauch

Zum Rinderfilet schmecken Kräuter- oder Zitronenbutter, gemischter Salat und Kartoffeln.

Zubereitung

Zwiebeln abziehen und fein würfeln. In heißem Öl glasig andünsten. Senf und Milch dazugeben und 15 bis 20 Minuten lang im geschlossenen Topf schmoren. Sparsam salzen und mit dem Pürierstab fein pürieren. Steaks salzen, pfeffern und in heißem Butterschmalz von jeder Seite 4 Minuten lang braten. Die Pfanne vom Herd nehmen und die Steaks darin für 5 Minuten ruhen lassen. Die Steaks mit dem Zwiebelpüree anrichten und mit Schnittlauchröllchen bestreuen.

Rinderfilet in Folie

Zutaten für 3 Portionen

2 EL Öl • 450 g Rinderfilet • 1 Knoblauchzehe • Salz, Pfeffer aus der Mühle • 5 Scheiben fetter Speck • je 1 Zweig Thymian und Rosmarin
2–3 EL Crème fraîche

Zubereitung

Ein Stück Aluminiumfolie auf der Arbeitsfläche ausbreiten und mit Öl bestreichen. Rinderfilet mit zerdrücktem Knoblauch einreiben, salzen und pfeffern. Die Speckscheiben auf die Aluminiumfolie legen, Rinderfilet darauf geben. Mit Thymian und Rosmarin belegen. Die Aluminiumfolie fest verschließen. Das Paket in den auf 220 °C vorgeheizten Backofen schieben (Gas Stufe 4–5/Umluft 200 °C) und das Fleisch in 25 bis 30 Minuten garen. Herausnehmen und das Fleisch in der ungeöffneten Folie 10 Minuten lang ruhen lassen. Das Rinderfilet in Scheiben schneiden und anrichten.

Tipp Zu dem zarten Fleisch, das durch das schonende Garen in Folie seinen Eigengeschmack behält, passen am besten zarte, junge Gemüse wie Fenchel, Brokkoli, Kohlrabi oder Zuckererbsen. Man sollte sie nur knapp gar werden lassen, damit sie ihren knackigen Biss behalten, mit Kräutersalz und Pfeffer würzen und mit etwas Butter verfeinern.

Die Rouladen schmecken gut zu Kartoffelnudeln mit Leinsamen. Bei der Zubereitung soll nur noch ein geringer Bodensatz an Flüssigkeit da sein.

Rindsrouladen

Zutaten für 4 Portionen

2 große Karotten • Salz • 4 Scheiben Rouladenfleisch à etwa 180 g (aus der Keule) • Pfeffer aus der Mühle • 1 EL Senf
1 Knoblauchzehe • 4 Zwiebeln • 30 g Butterschmalz • 3 Tomaten
350 ml Rinderfond oder -brühe • 2 EL Crème fraîche

Zubereitung

Karotten schälen, der Länge nach halbieren und in kochendem Salzwasser 10 Minuten lang garen. Rouladenfleisch salzen, pfeffern und mit Senf einstreichen. Knoblauch und Zwiebeln abziehen, hacken und auf dem Fleisch verteilen. Auf jede Roulade eine Karottenhälfte legen. Die Rouladen aufrollen, mit Küchengarn binden. Butterschmalz in einem Bräter erhitzen und die Rouladen darin anbraten. Wenn sie

Zum Roastbeef schmecken gebackene Kartoffeln mit saurer Sahne und ein gemischter Salat sehr gut.

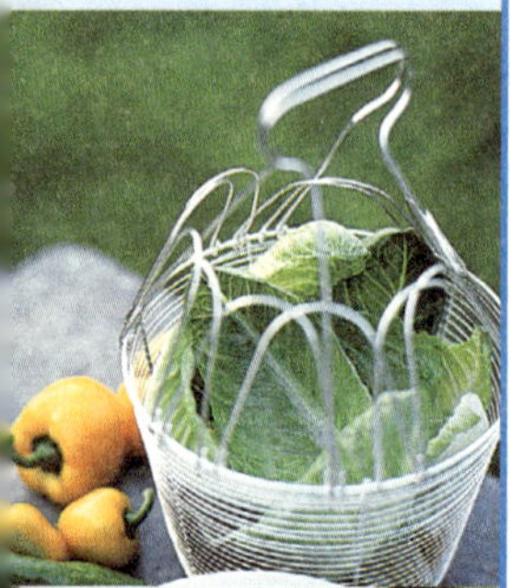

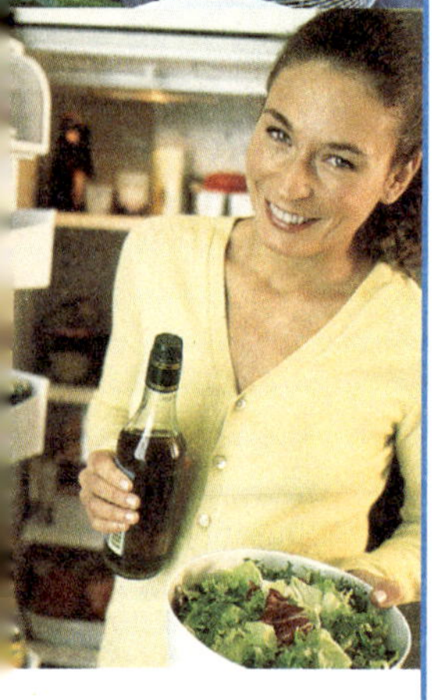

Qualität, die man schmeckt: hochwertige Öle.

gut gebräunt sind, die Hitze reduzieren und die klein geschnittenen Tomaten zugeben. Mit Fond oder Brühe ablöschen und kräftig einkochen lassen. Den Topf schließen und die Rouladen bei kleinster Hitze 60 bis 70 Minuten lang schmoren. Das Fleisch aus der Sauce heben. Küchengarn abnehmen und die Rouladen warm stellen. Die Bratenflüssigkeit – falls nötig – etwas einkochen lassen. Mit Crème fraîche verrühren und mit Salz und Pfeffer nachwürzen. Als Beilage passen übrigens Wirsing oder Rotkohl gut.

Roastbeef in Salzteig

Zutaten für 6 Portionen

3 Tassen Mehl (Sorte unwichtig) • 2 Tassen grobkörniges Salz
5 EL Öl • 1,5 kg Roastbeef • Pfeffer aus der Mühle • 1 Knoblauchzehe

Zubereitung

Mehl und Salz mit etwas Wasser zu einem festen Teig verkneten. Für 20 Minuten ruhen lassen. Den Backofen auf 240 °C vorheizen (Gas Stufe 5–6/Umluft 220 °C). Die Saftpfanne des Backofens mit Öl einpinseln. Den Salzteig etwa 1 Zentimeter dick ausrollen. Das Roastbeef pfeffern, mit zerdrücktem Knoblauch einreiben und in den Teig einwickeln. Teigenden über dem Braten verschließen, zusammendrücken. Mehrfach mit einer Gabel einstechen, damit der Dampf gut entweichen kann. Das Paket auf die Saftpfanne legen, im vorgeheizten Ofen 45 Minuten lang garen. Die Temperatur auf 180 °C (Gas Stufe 2–3/Umluft 160 °C) zurückschalten und für weitere 15 Minuten garen. Dann aus dem Backofen holen, einige Minuten lang ruhen lassen. Salzkruste entfernen und den Braten auf eine vorgewärmte Platte geben.

Tipp Dieses feine Gericht eignet sich besonders gut als Hauptgang eines Festmenüs.

Putenpfeffersteak

Zutaten für 1 Portion

je 1/2 TL weiße und schwarze Pfefferkörner • 1 Putensteak (etwa 150 g) • 1 EL Sonnenblumenöl • Salz • 1 EL Crème fraîche

Zubereitung

Weiße und schwarze Pfefferkörner im Mörser grob zerstoßen, eine Arbeitsfläche damit bestreuen, das gewaschene und abgetupfte Putensteak darauf legen und den Pfeffer mit den Händen kräftig andrücken, damit er haften bleibt. Fleisch wenden und die zweite Steakseite genauso mit einer Pfefferkruste versehen. Das Sonnenblumenöl in einer Pfanne erhitzen. Das Steak darin bei starker Hitze 2 Minuten lang braten. Die Hitze reduzieren. Steak vorsichtig wenden, damit der Pfeffer dabei nicht abfällt. Für weitere 3 bis 5 Minuten braten. Steak aus der Pfanne heben und warm stellen. Den Bratensatz mit 1 Esslöffel Wasser ablöschen. Die Crème fraîche unterrühren und kurz aufkochen. Das Steak je nach Geschmack salzen und mit der Sauce appetitlich anrichten.

Putenfleisch ist kalorienarm und gut bekömmlich. Außerdem liefert es reichlich hochwertiges Eiweiß, einige wichtige Vitamine und Spurenelemente.

Müssen es kaltgepresste Öle sein?

- **Welches Öl besser ist, richtet sich nach dem Verwendungszweck: Je höher der Gehalt an ungesättigten Fettsäuren, desto hitzeempfindlicher ist das Öl.**
- **Hochwertige kaltgepresste Öle wie Oliven-, Sonnenblumen- und Nussöle gehören in den Salat und sind überhaupt für kalte Gerichte und Vorspeisen ideal.**
- **Es wäre unvernünftig, kostbare kaltgepresste Öle zum Braten oder Frittieren zu verwenden. Sie verbrennen sehr schnell – und dabei können sogar schädliche Substanzen entstehen.**

Fleisch richtig aufheben

Stellen Sie Ihren Kühlschrank auf eine niedrige Temperatur, wenn Sie Fleisch darin aufheben. Es verdirbt nämlich bei 5 °C doppelt so schnell, bei 10 °C fünfmal und bei 20 °C zehnmal so schnell wie bei 0 °C. Rindfleisch können Sie bei 0 bis 1 °C für etwa zwei Wochen im Kühlschrank aufheben.

Zu Lammkoteletts passen geschmortes Gemüse oder eine große Schüssel gemischter Salat.

Putensteaks mit Spiegelei

Zutaten für 4 Portionen

1 EL Öl • 4 kleine Putensteaks à 150 g • Salz, Pfeffer aus der Mühle
4 Eier • 30 g Butter oder Margarine • 4 Salatblätter

Zubereitung

Öl in einer Pfanne erhitzen, die Steaks bei starker Hitze 3 Minuten lang von jeder Seite braten. Mit Salz und Pfeffer würzen. Unter Aluminiumfolie warm halten. Inzwischen die Eier in einer zweiten Pfanne in heißem Fett zu Spiegeleiern braten. Die Steaks auf vorgewärmten Tellern mit je 1 Spiegelei und Salatblatt anrichten.

Gegrillte Lammkoteletts

Zutaten für 2 Portionen

2 Knoblauchzehen • 1 Lorbeerblatt • 1 Zweig Rosmarin
1 EL grüner Pfeffer • 4 EL Olivenöl • 4 Lammkoteletts • Salz

Zubereitung

Knoblauchzehen abziehen und fein hacken. Lorbeerblatt und abgezupfte Rosmarinblätter fein hacken, den grünen Pfeffer zerdrücken. Alles gründlich mit dem Olivenöl verrühren. Die Lammkoteletts mit der Marinade bestreichen und für 30 Minuten zugedeckt stehen lassen. Die Koteletts aus der Marinade nehmen, abtropfen lassen. Auf den vorgeheizten Grill legen und auf jeder Seite 3 bis 4 Minuten lang grillen. Salzen und sofort servieren.

Wer Kokos nicht mag, kann die Flocken für das Fleischcurry durch gehackte Haselnusskerne ersetzen.

Fleischcurry mit Kokosraspeln

Zutaten für 4 Portionen

750 g Lamm- oder Schweinefleisch • 500 g Tomaten
200 g Zwiebeln • 2 Knoblauchzehen • 3 EL Sonnenblumenöl
Salz • 1–2 EL Curry • 300 ml Fleischbrühe • 1/2 Zitrone
2 EL Kokosraspel

Zubereitung

Das Fleisch in Würfel schneiden. Tomaten waschen, Zwiebeln und Knoblauchzehen abziehen, alles fein würfeln. Öl in einem Topf erhitzen, die Fleischwürfel darin braun anbraten. Klein geschnittene Tomaten, Zwiebeln und Knoblauch zufügen und andünsten. Mit Salz würzen, Curry darunter rühren, bis die Mischung Farbe annimmt. Brühe dazugießen und 30 Minuten lang bei geringer Hitze schmoren lassen. Mit Salz und Zitronensaft abschmecken. Kokosraspel einstreuen und für 3 Minuten ziehen lassen, bis die Sauce gebunden ist. Sofort servieren.

Fisch – immer eine gute Alternative

Wunderbar, wenn Sie gern Fischgerichte essen. Denn für den pilzgeschädigten Organismus bietet Fisch mit seinen gesunden Inhaltsstoffen viele Vorteile.
Salzwasserfische und Meeresfrüchte sind mager und eiweißreich. Hering, Lachs und Makrele helfen, Herz- und Gefäßkrankheiten vorzubeugen. Außerdem gehören Salzwasserfische zu den wenigen Le-

bensmitteln, die reichlich Jod liefern. Der maritime Mineralstoff ist unentbehrlich für die Funktion der Schilddrüse. Seelachs und Schellfisch gehören mit über 200 Mikrogramm pro 100 Gramm zu den Spitzenlieferanten.

Viele Meeresfische sind außerdem eine sehr gute Quelle für Selen. Dieses Spurenelement spielt im Körper vermutlich die Rolle eines vielseitigen Helfers gegen verschiedene Zivilisationskrankheiten. Es gilt als eine Schutzsubstanz des Immunsystems. Auch beim zahn- und knochenfreundlichen Spurenelement Fluor liegen Meeresfische weit vorn.

Gute Vitaminquellen sind Fische außerdem. Sehr interessant sind hier vitaminähnliche Substanzen (Ubiquinone), von denen Forscher in Japan und den USA heute vermuten, dass sie günstig auf das Immunsystem wirken und Allergien dämpfen können.

Übrigens: Meeresfische sind ideal für die Diät bei Pilzinfektionen. Süßwasserfische bieten bei weitem nicht so viel Omega-3-Fettsäuren, Jod und Selen.

Freitags Fisch: Die alte Sitte ist ziemlich aus der Mode gekommen, aber immer noch finden Sie an diesem Wochentag ein besonders reichhaltiges Angebot an frischem Meer- und Süßwasserfisch bei Ihrem Händler.

Wer Fisch nicht mag …

… den überzeugen allerdings auch die besten Argumente nicht. Immerhin verabscheuen ihn etwa 20 Prozent der Deutschen. Falls Sie auch dazugehören, ist es gut, wenn Sie Ihren Jodbedarf wenigstens notdürftig mit jodiertem Speisesalz decken, beim Kochen hochwertige pflanzliche Öle verwenden und möglichst oft mit frischem Knoblauch würzen.

Wenn Sie doch noch einen Versuch wagen wollen: Probieren Sie es einmal mit frischem Thunfisch, den die meisten nur in Öl eingelegt oder naturell als Konserve kennen. Das dunkelrote, feste Fleisch des Fischs eignet sich ausgezeichnet für gegrillte oder gebratene Steaks und schmeckt ausgesprochen »un-fischig«.

Fischkoteletts in Senfsauce

Zutaten für 4 Portionen

4 Fischkoteletts à etwa 200 g • 1 EL Öl • Salz, Pfeffer aus der Mühle
3 EL Senf • 150 g Crème fraîche • etwas Zitronensaft

Zubereitung

Fisch waschen, trockentupfen, mit Öl bestreichen, salzen und pfeffern. Mit 1 Esslöffel Senf bestreichen. Fischstücke auf den Rost des vorgeheizten Grills legen und von jeder Seite für 5 Minuten grillen. Crème fraîche erwärmen und den restlichen Senf zufügen. Mit Zitronensaft, Salz und Pfeffer abschmecken. Die Sauce zum Fisch servieren.

Fisch sollten Sie nicht panieren oder in einer mehlhaltigen Sauce servieren – sonst gehen seine Vorteile für die Diät wieder verloren!

Fischfilet in der Eihülle

Zutaten für 2 Portionen

2 Kabeljau-, Seelachs- oder Rotbarschfilets à etwa 160 g • Salz
Pfeffer aus der Mühle • 1 EL Haferkleieflocken • 1 Ei
1 EL Crème fraîche • 30 g Butter oder Margarine

Zubereitung

Fischfilets waschen, abtrocknen, mit Salz und Pfeffer würzen und in Haferkleieflocken wenden. Ei mit Crème fraîche verrühren und die Fischfilets darin wenden. Butter oder Margarine in der Pfanne erhitzen und die Fischstücke darin von jeder Seite für 3 Minuten braten.

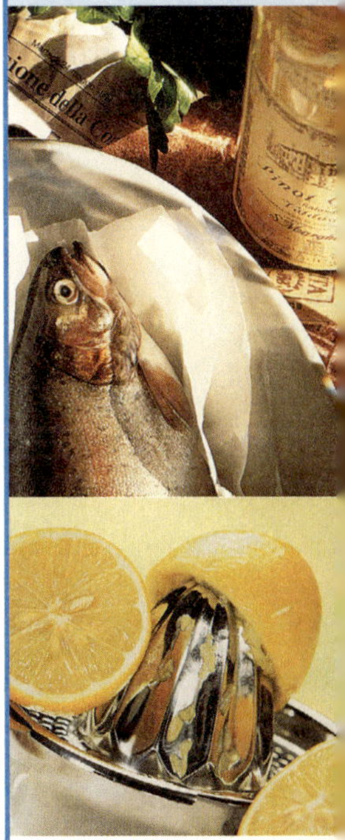

Ein geschmacklich harmonisches Paar: Fisch und Zitrone.

Gedünsteter Fisch mit Gemüse

Zutaten für 3 Portionen

300 g Zwiebeln • 500 g Kartoffeln • 200 g Karotten • 2 Tomaten
30 g Butter oder Margarine • 3 Fischfilets à etwa 200 g • Salz
Pfeffer aus der Mühle • 2 Lorbeerblätter • 1/2 l Gemüsebrühe

Zubereitung

Zwiebeln abziehen und in Scheiben schneiden. Kartoffeln und Karotten putzen, waschen und in feine Würfel schneiden. Tomaten vierteln. Fett in einem Bräter erhitzen. Zwiebeln, Kartoffeln und Karotten darin für 10 Minuten bei geringer Hitze braten. Die Fischscheiben auf das Gemüse legen, salzen und pfeffern. Die beiden Lorbeerblätter zufügen. Brühe in den Bräter gießen. Zugedeckt bei geringer Hitze etwa 30 Minuten lang garen. Im Bräter servieren.

Sie können den Fischauflauf auch mit anderen Gemüsen variieren, wenn Sie den etwas »medizinischen« Geschmack von Fenchel nicht mögen.

Thunfischschnitzel

Zutaten für 2 Portionen

2 Thunfischsteaks à etwa 200 g • 1 Knoblauchzehe • 2 EL Olivenöl
Salz, Pfeffer aus der Mühle • 4 EL Zitronensaft • 2 EL Crème fraîche
1/2 Bund Petersilie

Zubereitung

Fisch kalt abspülen und trocknen. Knoblauch abziehen, zerdrücken und in heißem Öl andünsten. Den Fisch leicht salzen und pfeffern, mit etwas Zitronensaft beträufeln, von jeder Seite 6 bis 8 Minuten lang in der Pfanne braten. Herausnehmen und warm stellen. Den restlichen Zitronensaft in der Pfanne erwärmen. Salz, Pfeffer und Crème fraîche unterrühren. Den Fisch mit der Sauce und mit gehackter Petersilie servieren.

Fischauflauf mit Fenchel

Zutaten für 2 Portionen

4 dünne Fischfilets à 150 g • 2 EL Zitronensaft • Salz, Pfeffer aus der Mühle • 2 Fenchelknollen • 30 g Butter oder Margarine
2 EL Crème fraîche

Zubereitung

Fisch mit etwas Zitronensaft beträufeln, mit Salz und frisch gemahlenem Pfeffer würzen. Fenchel waschen, in hauchdünne Streifen schneiden und für 2 Minuten in kochendes Wasser geben. Herausnehmen und abtropfen lassen. Fischfilets in eine gefettete ofenfeste Form legen und mit Fenchel bedecken. Salzen und pfeffern. Fettflöckchen obenauf geben und den restlichen Zitronensaft darüber träufeln. Den Fisch im vorgeheizten Backofen bei 200 °C (Gas Stufe 3–4/Umluft 180 °C) etwa 25 Minuten lang garen. Die Garflüssigkeit abgießen, mit Crème fraîche verrühren und mit Salz abschmecken. Die Sauce auf vorgewärmte Teller geben. Filets und Fenchel darauf anrichten und sofort servieren.

Gegrillte Heringe

Zutaten für 2 Portionen

4 küchenfertige Heringe (etwa 600 g) • Salz, Pfeffer aus der Mühle
2 EL Öl • 2 EL Zitronensaft

Zubereitung

Heringe waschen, trocknen, sparsam salzen und pfeffern. Mit Öl einpinseln und im vorgeheizten Grill von jeder Seite 5 Minuten lang grillen. Die Fische auf eine vorgewärmte Platte legen, mit Zitronensaft beträufeln und sofort servieren.

Zu den gegrillten Heringen schmecken Tsatsiki (Seite 136) und geröstetes Roggenmischbrot oder Kartoffelpüree mit Sesam (Seite 160).

Makrelen auf Porreegemüse

Zutaten für 2 Portionen

2 Makrelen à 375 g • 1/4 l Brühe • 1 Prise getrockneter Estragon
400 g Porree • 20 g Butter oder Margarine • 2 EL Crème fraîche
Salz, Pfeffer aus der Mühle • 1 EL gehackter Dill

Zubereitung

Die ausgenommenen Makrelen säubern. Brühe mit Estragon zum Kochen bringen. Die Fische hineingeben und im geschlossenen Topf etwa 15 Minuten lang dünsten, dabei einmal wenden. Porree putzen, waschen und in feine Streifen schneiden. In einer Pfanne in heißem Fett andünsten. Crème fraîche einrühren, mit Salz und Pfeffer würzen, 3 bis 5 Minuten lang im geschlossenen Topf schmoren. Die Makrelen auf dem Gemüse anrichten und mit frischem und gehacktem Dill bestreut servieren.

Spinat schmeckt sehr gut als Beilage zu Lachsgerichten – probieren Sie auch mal gedünsteten Mangold als köstliche Alternative.

Lachsröllchen

Zutaten für 2 Portionen

2 EL Sahnequark • 1 EL Crème fraîche • 1 EL frisch geriebener Meerrettich • flüssiger Süßstoff • Salz, Pfeffer aus der Mühle
200 g Räucherlachs in dünnen Scheiben • 1/2 Zitrone

Zubereitung

In einer Schüssel Quark, Crème fraîche und Meerrettich verrühren. Mit Süßstoff, Salz und Pfeffer würzen. Lachsscheiben mit der Meerrettichfüllung bestreichen und vorsichtig aufrollen. Auf einer Servierplatte mit Zitronenscheiben anrichten. Raffiniert dazu sind gebutterte Pumpernickeltaler.

Überbackene Sardinen

Zutaten für 4 Portionen

700 g küchenfertige Sardinen • 2 unbehandelte Zitronen
Fett für die Form • 1 TL getrockneter Thymian • Salz, Pfeffer aus der Mühle • 200 ml Brühe • 2 EL Olivenöl • 2 EL Haferflocken
2 EL gehackte Petersilie

Zubereitung

Die Sardinen waschen und gut trocknen. Mit dem Saft einer Zitrone beträufeln. Die zweite Zitrone in Scheiben schneiden und auf den Boden einer gefetteten flachen Form legen. Mit zerriebenem Thymian bestreuen. Sardinen darauf legen, großzügig mit Salz und Pfeffer würzen. Brühe und Öl darüber gießen. Die Fische mit Haferflocken und Petersilie bestreuen. Im vorgeheizten Backofen bei 200 °C (Gas Stufe 3–4/Umluft 180 °C) etwa 30 Minuten lang garen. Zwischendurch eventuell Flüssigkeit nachgießen.

Fisch braucht milde Hitze, sonst kann er trocken und zäh werden. Die Kochflüssigkeit soll nur leicht sieden.

Gegrillter Thunfisch

Zutaten für 2 Portionen

2 Scheiben Thunfisch à 180 g • 2 EL Zitronensaft • 3 EL Olivenöl
Salz, Pfeffer aus der Mühle • Provencekräuter

Zubereitung

Thunfisch abspülen und abtrocknen. Den Grill vorheizen. Den Fisch mit 1 Esslöffel Zitronensaft beträufeln und mit Öl bestreichen. Salzen, pfeffern und mit den Provencekräutern würzen. Den Thunfisch 6 bis 7 Minuten lang von jeder Seite grillen, noch etwas Zitrone darüber träufeln und sofort servieren.

Forelle blau mit Ingwerbutter

Zutaten für 4 Portionen

4 küchenfertige Bach- oder Seeforellen • 2 Zwiebeln • 1 Karotte
100 g Sellerieknolle • 1 Stück Ingwerwurzel (etwa 40 g)
400 ml Weißweinessig • 1 Lorbeerblatt • 1 Nelke
1 Süßstofftablette • Salz, Pfeffer aus der Mühle • 100 g Butter
1 unbehandelte Zitrone

Zur Forelle passen Pellkartoffeln und Chicoréesalat, die den zarten Geschmack des Fischfilets nicht mit starken Aromen überdecken.

Zubereitung
Forellen innen und außen kalt abspülen. Darauf achten, dass die Schleimschicht auf der Haut nicht weggewaschen wird. Sie gibt dem Fisch später den blauen Schimmer. Zwiebeln abziehen und in Scheiben schneiden. Karotte, Sellerie und die Hälfte der Ingwerwurzel putzen und fein würfeln. In einem ovalen Topf den Essig mit 1 1/2 Liter Wasser mischen. Zwiebeln, Gemüse- und Ingwerwürfel, Lorbeerblatt, Nelke und Süßstoff zufügen. Mit Salz und Pfeffer kräftig würzen, aufkochen und für 5 Minuten ziehen lassen. Die Forellen in den Sud legen und 8 bis 10 Minuten lang bei kleinster Hitze ziehen, aber nicht kochen lassen. Die Temperatur ist richtig, wenn winzige Blasen langsam an die Oberfläche steigen. Der Sud darf nicht sprudeln! Die Butter zerlassen. Die restliche Ingwerwurzel schälen und durch die Knoblauchpresse in die Butter drücken. Aufschäumen lassen, mit Salz und etwas abgeriebener Zitronenschale würzen. Die fertigen Forellen aus dem Kochsud heben und auf einer vorgewärmten Platte mit Zitronenspalten anrichten. Die heiße Ingwerbutter dazu servieren.

Tipp Bach- und Seeforellen unterscheidet man auch noch in Regenbogen-, Gebirgs- und Lachsforellen. Die Seeforellen sind nur als Jungtiere schmackhaft, Lachsforellen haben rosafarbenes, besonders feines Fleisch. Gebirgsforellen gehören zu den Bachforellen und werden von Feinschmeckern am höchsten geschätzt. Regenbogenforellen kommen vor allem aus Zuchtteichen.

Hühnereier

Eier gehören zu den empfehlenswerten Lebensmitteln. Zum einen, weil sie wegen ihrer emulgierenden und lockernden Eigenschaften beim Kochen und Backen kaum zu ersetzen sind. Zum anderen – und dies ist für eine vollwertige Ernährung bei Pilzinfekten wichtig – bieten sie dem Körper das hochwertigste Protein. Die Grundbausteine des Eierproteins, die Aminosäuren, sind für den Körper in der Zusammensetzung günstiger als die jedes anderen Nahrungsmittels, ausgenommen Muttermilch.

Daher hat man Eier zur Messlatte für den Wert von Nahrungseiweiß (Protein) gemacht: Das Hühnerei bekam die Kennzahl 100, Rindfleisch liegt nur bei 92 und Kuhmilch bei 90. Eier sind außerdem eine vorzügliche Quelle für die Mineralstoffe Kalzium und Eisen und dazu noch reich an den Vitaminen A, D, E und der Gruppe der B-Vitamine.

Ballaststoffreiche Ernährung ist bei hohem Blutfettspiegel wichtiger, als cholesterinhaltige Lebensmittel zu meiden.

Eier und Cholesterin

Viele Menschen meinen inzwischen – dank einer unsachlich geführten Debatte in den Medien –, Eier seien grundsätzlich schädlich. Tatsächlich ist der Dotter recht fetthaltig und enthält reichlich Cholesterin. Ein mittelgroßes Ei von 60 Gramm Gewicht (früher Gewichtsklasse 3, heute Größe M) liefert etwa 270 Milligramm des Fettbegleitstoffs. Doch selbst bei gefährdeten Menschen mit gestörtem Fettstoffwechsel und einem hohen Cholesterinspiegel kommt es darauf an, was außer Eiern sonst noch auf dem Speisezettel steht.

Die in diesem Buch vorgeschlagene Ernährungsmethode beispielsweise ist so reich an Ballaststoffen, die den Cholesterinspiegel regulieren helfen, dass es auf ein Ei mehr oder weniger nicht ankommt. Wer wenig Fleisch isst, selten Wurst oder fetten Käse aufs Brot legt und hauptsächlich von Getreide, Gemüse, Fisch, Pflanzenöl und Hülsenfrüchten lebt, muss sich um seinen Eierkonsum nicht wirklich sorgen.

Dann schöpfen die Ballaststoffe aus Gemüse und Vollkorngetreide Gallensäure ab, und der Körper benützt das überschüssige Cholesterin, um Nachschub an Galle herzustellen. Auch die aktiven Omega-3-Fettsäuren aus Fisch und die ungesättigten Fettsäuren aus Pflanzenölen regulieren den Fettstoffwechsel. Diese günstigen Stoffe sen-

Ist Ihre Ernährung reich an pflanzlichen Lebensmitteln? Dann brauchen Sie keine Angst davor zu haben, ab und zu ein Ei oder Eierspeisen zu genießen.

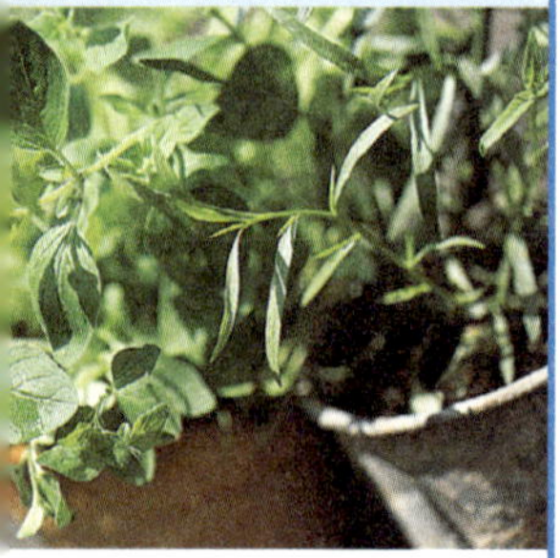

Eine recht gute Alternative zu frischen Kräutern sind die praktischen Packungen aus der Tiefkühltruhe.

ken den Cholesterinspiegel wirksamer, als es die Vermeidung von cholesterinreichen Lebensmitteln kann. Deshalb der Hinweis für alle Fettempfindlichen: Essen Sie sich täglich an pflanzlichen Lebensmitteln satt, dann können Sie durchaus mit gutem Gewissen ab und zu ein Frühstücksei oder ein dickes Omelett genießen.

Kräuteromelett

Zutaten für 2 Portionen

4 Eier • 2 EL Crème fraîche • Salz, Pfeffer aus der Mühle
1 EL Petersilie • 1 EL Schnittlauchröllchen • 1/2 TL getrockneter Estragon • 40 g Butter oder Margarine • 2 Zwiebeln • 3 Knoblauchzehen

Zubereitung

Die Eier mit Crème fraîche, etwas Salz und Pfeffer verschlagen. Gehackte Petersilie, etwas Schnittlauch und Estragon untermischen. In einer Pfanne das Fett erhitzen. Abgezogene, gewürfelte Zwiebeln und zerdrückten Knoblauch darin glasig dünsten. Die Eier hineingeben. Wenn die untere Seite goldbraun gebacken ist, Schnittlauchröllchen darüber streuen. Das Omelett auf eine Platte gleiten lassen.

Wachsweiche Eier auf Kerbel-Kartoffel-Püree

Zutaten für 4 Portionen

3 mehlig kochende Kartoffeln • Salz • 8 Eier • 4–5 EL geschnittener Kerbel • 100 g Crème fraîche • Pfeffer aus der Mühle

Zubereitung

Kartoffeln schälen, in Stücke schneiden und in Salzwasser in 20 Minuten gar kochen. Eier in kochendes Wasser geben, 5 Minuten lang garen. Herausnehmen, die Schale ringsherum anknicken. Die Eier für

2 Minuten in kaltes Wasser legen und vorsichtig pellen. Warm halten. Kartoffeln abtropfen lassen und durch die Kartoffelpresse drücken. Kerbel und Crème fraîche mit den zerdrückten Kartoffeln mischen. Mit Salz und Pfeffer abschmecken. Die halbierten Eier auf dem Püree anrichten.

Gekochte Eier auf Sardellen-Knoblauch-Paste

Zutaten für 2 Portionen

4 Eier • 1 TL Apfelessig • Pfeffer aus der Mühle • 1 EL Keimöl
50 g Sardellen • 2 Knoblauchzehen • 1 EL Petersilie • 2 EL Kapern

Zubereitung

Die Eier in etwa 8 Minuten hart kochen. Apfelessig, frisch gemahlenen Pfeffer, Keimöl und Sardellen mit dem Pürierstab mischen. Zerdrückte Knoblauchzehen und frisch gehackte Petersilie zufügen, alles pürieren, bis eine glatte, geschmeidige Paste entstanden ist. In den Kühlschrank stellen. Die Schale der hart gekochten Eier ringsherum anknicken, die Eier für 5 Minuten in kaltes Wasser legen, vorsichtig pellen. Die Sardellen-Knoblauch-Paste auf einen Teller häufen. Die lauwarmen Eier in Viertel schneiden und rundherum anrichten. Mit Kapern garnieren.

Buchweizengrütze oder gekochter Weizen passen gut zu Omeletts und lassen sie zu einer vollwertigen Mahlzeit werden.

Omelett mit Avocado-Curry-Creme

Zutaten für 2 Portionen

2 weiche Avocados • 2 Knoblauchzehen • 200 g Naturjoghurt mit lebenden Kulturen • Salz, Pfeffer aus der Mühle
4 Eier • 4 EL Schlagsahne • 1 EL Weizenkleie • 2 TL Currypulver
20 g Butter oder Margarine • Brunnen- oder Gartenkresse zum Anrichten • 2 Tomaten

Übrig gebliebene Eierkuchen sind eine gute Suppeneinlage, wenn man sie in feine Streifen schneidet.

Vorsicht vor Salmonellen!

Seit Jahrzehnten ist die Salmonellose in der Massentierhaltung als Dauerproblem bekannt. Aber ein neuer, wohl aus dem Ausland importierter Typ des alten Durchfallerregers quält immer mehr Menschen mit erheblich stärkeren Symptomen als früher. Sind unsere Eier deshalb ungenießbar geworden? Nein. Die Ansteckungsfälle entstanden vor allem, weil das Küchenpersonal in Kantinen, Heimen und Pflegeanstalten bei warmer Witterung Gerichte mit rohen Eiern so lange gelagert hatte, dass die Salmonellen regelrecht ausgebrütet wurden. Damit Sie Eier weiterhin mit Appetit essen können:

- Eiervorräte im Kühlschrank aufheben
- Für Gerichte, die mit rohem Eigelb oder Eischnee zubereitet werden, ausschließlich Eier verwenden, die nicht älter sind als fünf Tage
- Legedatum beachten
- Speisen mit rohen Eiern nie über Nacht aufheben
- Ältere Eier oder Eier, deren Frische Sie nicht beurteilen können, hart kochen oder als Zutat beim Kochen und Backen verwenden
- Werden Eier gründlich erhitzt, haben Salmonellen keine Chance – dann kann nichts passieren
- Auch ein weich gekochtes Ei birgt keine Gefahren, solange es nicht vorher wochenlang warm gelagert wurde

Zubereitung

Avocados halbieren, die Kerne herauslösen und das Fruchtfleisch schälen. Mit Knoblauch und Joghurt im Mixer pürieren. Mit Salz und Pfeffer abschmecken. Eier mit Sahne, Weizenkleie und Currypulver verschlagen. Butter oder Margarine teilen und in 2 beschichteten

Pfannen schmelzen. Je die Hälfte der verquirlten Eier hineingeben und bei mittlerer Hitze stocken lassen. Die Omeletts auf vorgewärmte Teller gleiten lassen. Mit Avocadocreme, Brunnen- oder Gartenkresse und halbierten Tomaten anrichten.

Karotteneierkuchen mit Senfsahne

Zutaten für 6 Stück

5 Eier • 200 g feines Vollkornmehl • 1 EL Haferkleieflocken
1/2 l Milch • je 1 Prise Natron und Vitamin C • Salz
Pfeffer aus der Mühle • 200 g Karotten • Öl zum Braten
200 g Crème fraîche • 2 EL Senf • flüssiger Süßstoff
2 Kästchen Kresse

Zubereitung

Eier trennen. Vollkornmehl und Haferkleieflocken mit Milch, Eigelben, Natron, Vitamin C, 1/2 Teelöffel Salz und Pfeffer verquirlen. Den Eierkuchenteig 30 Minuten lang quellen lassen. Karotten schälen, raspeln und unter den Teig mischen. Eiweiß zu steifem Schnee schlagen und unter den Teig heben. In einer beschichteten Pfanne in heißem Öl 6 dicke Eierkuchen backen und warm stellen. Crème fraîche mit Senf verrühren. Mit Süßstoff und Salz kräftig abschmecken. Die Karotteneierkuchen mit Senfsahne und Kresse anrichten.

Eierkuchen mit Sesam

Zutaten für 2 Portionen

250 ml Milch • 40 g Butter oder Margarine • 3 Eier • 80 g Dinkel- oder Weizenvollkornmehl • 1 TL Weizenkleie • 1 EL Haferkleieflocken
1 EL Sesamsaat • 1–2 EL salzige Sojasauce • 1 EL Petersilie
Öl zum Braten

Zu den Sesameierkuchen können Sie auch Zwiebelgemüse oder Spinat zubereiten und sie damit füllen.

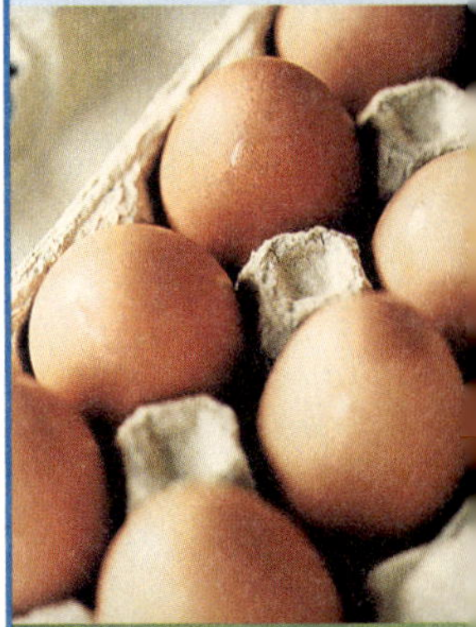

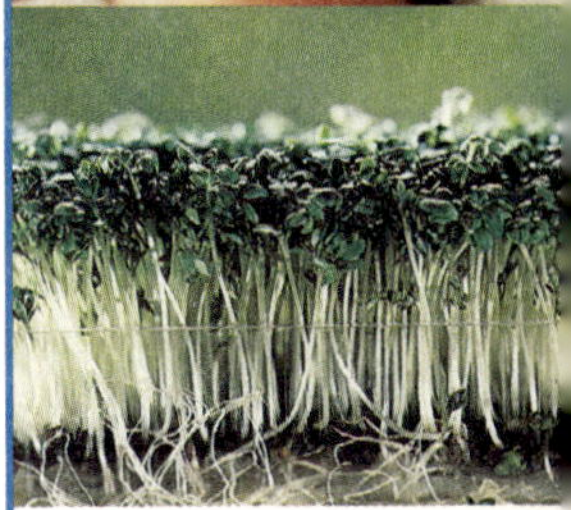

Bei Eiern sollten Sie penibel auf die Frische achten. Kresse in Kästchen hält sich etwa zwei Tage lang.

Zubereitung

Milch, flüssiges Fett, Eier, Mehl, Weizenkleie und Haferkleieflocken im Mixer oder mit dem Pürierstab zu einem glatten Pfannkuchenteig aufschäumen. 30 Minuten lang zum Quellen beiseite stellen. Sesamsaat, Sojasauce und frisch gehackte Petersilie unterrühren. Öl in einer beschichteten Pfanne erhitzen. Mit einer Kelle etwas vom Teig in die Pfanne geben und so schwenken, dass er dünn auseinander läuft. Die Pfannkuchen goldbraun backen und übereinander legen, damit sie nicht austrocknen. Eventuell im Backofen bei 75 °C warm halten.

Zu Rühreiern schmeckt Tomaten- oder Karottensalat mit Kräuterdressing, der auch farblich dem Gericht Pep gibt.

Rühreier mit Krabben-Zwiebel-Sauce

Zutaten für 4 Portionen

3 Zwiebeln • 200 ml Fleisch- oder Gemüsebrühe • Salz, Pfeffer aus der Mühle • 75 g Butter • 250 g Krabbenfleisch • 6 Eier • 1 EL Haferkleieflocken • 1 Bund Dill

Zubereitung

Zwiebeln abziehen und fein würfeln. Mit der Brühe in einen Topf geben. Bei geringer Hitze kochen lassen, bis die Flüssigkeit fast verdampft ist und die Zwiebeln gar sind. Die Zwiebelsauce mit Salz und Pfeffer sparsam würzen und die Hälfte der Butter in Flöckchen unterrühren. Das Krabbenfleisch dazugeben und in der Zwiebelsauce warm halten. Die Eier mit Haferkleieflocken und 2 Esslöffeln Wasser verquirlen, salzen und pfeffern. Die restliche Butter in einer beschichteten Pfanne zerlassen. Die Eier hineingießen. Wenn die Masse zu stocken anfängt, mit dem Pfannenwender immer wieder vom Pfannenboden lösen. Die Rühreier auf eine vorgewärmte Platte geben, mit der Krabbensauce übergießen, mit fein geschnittenem Dill bestreuen. Sofort servieren.

Rühreier mit Sauerampfer

Zutaten für 2 Portionen

250 g Sauerampfer • 100 ml Schlagsahne • Salz, Pfeffer aus der Mühle • 3 Eier • 1 EL Crème fraîche • 1 EL Haferkleieflocken
30 g Butter oder Margarine

Zubereitung

Sauerampferblättchen abzupfen, waschen und tropfnass bei großer Hitze in einem Topf unter Rühren zusammenfallen lassen. Die Schlagsahne einrühren, mit Salz und Pfeffer würzen. Warm stellen. Eier in einer Schüssel aufschlagen, mit etwas Pfeffer, Crème fraîche und Haferkleieflocken kräftig verrühren. Fett in einer beschichteten Pfanne zerlassen. Die Eier hineingeben. Wenn die Masse zu stocken anfängt, mit dem Pfannenwender immer wieder vom Pfannenboden lösen. Sauerampfer auf 2 Teller verteilen. In die Mitte die Rühreier geben.

Sauerampfer findet man nur selten beim Gemüsehändler. Er wächst auf feuchten, lehmigen Wiesen, wo man ihn am besten in den Monaten April und Mai sammelt – später werden die Blätter grob und ledrig.

Käseomelett

Zutaten für 4 Portionen

6 Eier • 3 EL Crème fraîche • Salz, Pfeffer aus der Mühle
100 g geriebener Käse • 1 EL gehackte Petersilie • 30 g Butter

Zubereitung

Eier trennen, Eiweiß kalt stellen. Eigelbe, Crème fraîche, Salz und Pfeffer gut verrühren. Das Eiweiß zu Schnee schlagen. Erst den Eischnee, dann den Käse und die Petersilie unter die Eigelbmasse heben. Fett in einer Pfanne erhitzen, die Eiermischung hineingießen und den Deckel auflegen. Hitze verringern, das Omelett von der Unterseite hellgelb backen. Das Omelett zusammenklappen, auf eine vorgewärmte Platte gleiten lassen, sofort servieren.

Die Soleier halten sich etwa 14 Tage lang und können für den kleinen Hunger zwischendurch bereit stehen. Soleier schmecken sehr gut zu gemischten Salaten oder einfach mit Senf zu Sauerteig-Roggenschrotbrot mit Butter.

Gefüllte Eier mit Thunfisch

Zutaten für 4 Portionen

6 Eier • 80 g Salatmayonnaise • 100 g Thunfisch aus der Dose
1 EL Petersilie • 1/2 EL Zitronensaft • Salz, Pfeffer aus der Mühle
1/2 Kopf Eisbergsalat • 4 Tomaten • 8 Sardellenfilets • 100 g Oliven

Zubereitung

Die Eier in etwa 8 Minuten hart kochen, die Schale ringsherum anknicken, für 5 Minuten in kaltes Wasser legen. Eier pellen, längs halbieren und die Dotter vorsichtig herauslösen. Mayonnaise und Thunfisch mit dem Pürierstab zu einer glatten Creme pürieren. Gehackte Petersilie und Zitronensaft dazugeben, mit Salz und Pfeffer würzen. Die Mischung mit einem Löffel in die Eihälften füllen. Den Eisbergsalat waschen, trocknen und in feine Streifen schneiden. Auf eine Servierplatte legen und die gefüllten Eier darauf anrichten. Tomaten waschen, vierteln und auf die Platte geben. Die ausgelösten Eidotter durch ein Sieb oder die Knoblauchpresse direkt auf die gefüllten Eihälften drücken. Den Salat mit Sardellenfilets und Oliven garnieren.

Soleier

Zutaten für 6 Portionen

100 g Salz • 2 Lorbeerblätter • 2 EL Senfkörner • 2 Nelken
2 Pimentkörner • 12 Eier

Zubereitung

Etwa 1 1/2 Liter Wasser mit Salz, Lorbeerblättern, Senfkörnern, Nelken und Piment zum Kochen bringen und auf der Kochstelle erkalten lassen. Die Eier mit einer Nadel am stumpfen Ende einstechen, damit sie nicht platzen. In kochendem Wasser in 10 Minuten hart kochen.

Die gepellten Eier in ein hohes Gefäß legen und mit der Gewürz-Salz-Lake bedecken. Mindestens 2 Tage durchziehen lassen. Zugedeckt kühl aufbewahren.

Köstliche Saucen

Wer langfristig gesund und gleichzeitig gut essen möchte, kann mit einer feinen Sauce jedes noch so einfache Gemüse- oder Getreidegericht zu einem Genuss machen.

Gute, intensiv schmeckende Saucen sind bei nahezu jedem Gericht das Tüpfelchen auf dem i.

Mayonnaise

Zutaten für etwa 6 Portionen

2 Eidotter von ganz frischen Eiern • Salz, Pfeffer aus der Mühle
1/4 l Keimöl • Essig oder Zitronensaft • flüssiger Süßstoff

Zubereitung

Eidotter mit Salz und Pfeffer in eine Schüssel geben und mit den Quirlen des Handrührgeräts kurz verrühren. Das Öl in dünnem Strahl dazugießen und dabei schlagen, bis eine dicke helle Creme entstanden ist. Mit Essig oder Zitronensaft, Süßstoff, Pfeffer und Salz würzen.

Zitronensauce

Zutaten für 4 Portionen

4 Eigelbe • 1 Ei • Salz • 5 EL Zitronensaft • Pfeffer aus der Mühle

Zubereitung

Die Eigelbe und das Ei in einen Topf geben, auf die Kochplatte setzen und die kleinste Stufe einstellen. Beim Gasherd den Topf ins heiße Wasserbad setzen, denn Eier gerinnen bei zu großer Hitze sofort. Die

Zitronensauce schmeckt vorzüglich zu gekochten Karotten, Blumenkohl, Kohlrabi, Spinat und Rosenkohl. Sie ist auch gut zu Räucherlachs und Pellkartoffeln, gedünstetem Fisch, Krustentieren oder Geflügelfleisch.

Eier mit 1 Prise Salz schaumig schlagen und dabei löffelweise Zitronensaft zugeben. So lange schlagen, bis der Schaum feinporig und dicklich wird. Sollte sich am Topfboden eine Schicht bilden, den Topf auf die benachbarte kalte Kochstelle ziehen und eine Weile weiterschlagen. Die Sauce mit Salz und Pfeffer kräftig würzen und servieren, wenn sie cremig geworden ist.

Tipp Sollte die Zitronensauce zu fest geraten, etwas Brühe oder heißes Wasser unterrühren.

Zitronenbutter

Zutaten für 4 Portionen

80 g Butter • 1 Bund Basilikum • 1 unbehandelte Zitrone (oder Limette) • Salz, Pfeffer aus der Mühle

Zubereitung

Die weiche Butter mit einem Schneebesen cremig schlagen. 2/3 des frischen Basilikums fein hacken. 1/4 Teelöffel Zitronenschale fein abreiben und 1/2 Zitrone auspressen. Die Butter mit Basilikum, der Zitronenschale, 2 Teelöffeln Zitronensaft, Salz und frisch gemahlenem Pfeffer verrühren. Die Mischung auf ein Stück Alufolie häufen. Mit Hilfe der Folie zu einer Rolle formen und in den Kühlschrank stellen. Die Butter in Scheiben schneiden und mit den restlichen Basilikumblättern anrichten.

Estragonsauce

Zutaten für 3 Portionen

300 ml Rinderbrühe • 1 unbehandelte Zitrone • 1 Zwiebel
1/2 Bund frischer Estragon • Salz, Pfeffer aus der Mühle
50 g gut gekühlte Butter

Zubereitung

Brühe mit etwas Zitronenschale und gewürfelter Zwiebel in einem weiten Topf aufkochen. Etwa 1/3 der Flüssigkeit verdampfen lassen. Geschnittenen Estragon, Salz und Pfeffer zufügen und für 5 Minuten bei geringer Hitze garen. Durch ein Haarsieb gießen und wieder zum Kochen bringen. Kalte Butter stückchenweise mit einem Schneebesen unterschlagen. Mit Zitronensaft, Salz und Pfeffer nachwürzen.

Estragonsauce ist eine helle, cremige Sauce. Sie passt gut zu gekochtem Fleisch oder Fisch, zu Krebstieren und zu allen hellen Gemüsesorten.

Frische Tomatensauce

Zutaten für 2 Portionen

400 g Fleischtomaten • 1 TL Zitronensaft • Salz, Pfeffer aus der Mühle • 120 ml Olivenöl • 1 Messerspitze Biobin (aus dem Reformhaus) • 1 Stiel Basilikum

Zubereitung

Tomaten vierteln, entkernen und im Mixer pürieren. Zitronensaft, Salz und Pfeffer zugeben. Weitermixen und das Öl tropfenweise zufügen. Wenn nötig, die Sauce zum Andicken mit Biobin verrühren. Die Sauce bei kleiner Hitze erwärmen. Nicht kochen. Mit geschnittenem Basilikum anrichten.

Sauce hollandaise

Zutaten für 4 Portionen

1 Zwiebel • 150 g Butter • 3 Eigelbe • Salz, Pfeffer aus der Mühle
100 ml Kalbsfond (aus dem Glas) • 1/2 Zitrone

Zubereitung

Zwiebel abziehen und würfeln. Butter in einer kleinen Kasserolle zerlassen. Eigelbe in einer hitzefesten Schüssel mit Salz und Pfeffer verrühren. Kalbsfond und Zitronensaft mit Zwiebelwürfeln zum Kochen bringen. Im offenen Topf bis auf etwa 1/3 einkochen und durch ein Haarsieb gießen. Die heiße Flüssigkeit unter ständigem Rühren zum Eigelb in die Schüssel gießen. Die Schüssel in ein heißes Wasserbad setzen und schlagen, bis die Mischung dicklich wird. Die flüssige Butter tropfenweise unter ständigem Rühren dazugeben. Bis zum Servieren im Wasserbad warm halten.

Zu gekochtem Fisch, Eiern und Pellkartoffeln schmeckt die Senf-Sahne-Sauce am besten.

Senf-Sahne-Sauce

Zutaten für 4 Portionen

3 Zwiebeln • 120 ml Fleischbrühe • 1–2 EL Senf • 200 g Schlagsahne
Salz, Pfeffer aus der Mühle • flüssiger Süßstoff

Zubereitung

Zwiebeln abziehen und würfeln. Mit Brühe kochen, bis die Zwiebeln gar sind und die Flüssigkeit fast verdampft ist. Senf und Sahne zufügen und wiederum etwas einkochen lassen. Mit Salz, Pfeffer und Süßstoff würzen.

Frankfurter grüne Sauce

Zutaten für 4 Portionen

3 hart gekochte Eier • 6 EL Öl • 150–200 g frische Kräuter (z. B. Dill, Kresse, Kerbel, Borretsch, Schnittlauch, Sauerampfer, Petersilie, Pimpernelle, Estragon) • 150 g saure Sahne oder 1 Becher Naturjoghurt mit lebenden Kulturen • 2 EL Zitronensaft
1 TL Senf • Salz, Pfeffer aus der Mühle • flüssiger Süßstoff

Zubereitung

Eier pellen und halbieren. Die Dotter herauslösen, durch ein Sieb streichen und mit dem Öl cremig rühren. Alle Kräuter waschen, trocknen, hacken. Mit saurer Sahne oder Joghurt unter die Sauce rühren. Die

Sauce mit Zitronensaft, Senf, Salz, Pfeffer und etwas flüssigem Süßstoff abschmecken.

Tipp Frankfurter grüne Sauce gehört als klassische Beilage zu gekochtem Rindfleisch. Vegetarier essen sie gern zu Pellkartoffeln, gekochten Karotten und Fenchel.

Kräuterbutter

Zutaten für etwa 15 Portionen

250 g weiche Butter • 1 Knoblauchzehe • 2 Zwiebeln • 5 EL Kräuter (z. B. Petersilie, Kerbel, Dill, Schnittlauch) • Salz, Pfeffer aus der Mühle

Zubereitung

Etwas Butter in einer Pfanne zerlassen. Zerdrückten Knoblauch und fein gewürfelte Zwiebeln darin glasig dünsten, abkühlen lassen. Restliche Butter mit gehackten Kräutern, Knoblauch und Zwiebeln mischen, mit Salz und Pfeffer würzen. Eine Rolle formen, in Pergamentpapier wickeln, kalt stellen und zum Servieren in Scheiben schneiden.

Kräuter- und Petersilienbutter sind gut für den Vorrat, halten sich eine Woche lang im Kühlschrank und lassen sich auch einfrieren. Haltbarkeit: drei Monate.

Petersilienbutter

Zutaten für etwa 6–8 Portionen

125 g weiche Butter • 1 Bund glatte Petersilie
1 unbehandelte Zitrone • Salz, Pfeffer aus der Mühle

Zubereitung

Die Butter mit den Quirlen des Handrührers cremig rühren. Petersilie fein hacken. Zusammen mit der abgeriebenen Schale der Zitrone unter die Butter rühren. Mit Salz und Pfeffer abschmecken. Die Butter mit dem Pürierstab aufschlagen, dabei so viel Zitronensaft dazugeben, bis eine glatte, luftige Creme entstanden ist.

Fischpfanne mit Gemüse, dazu die scharfe Mandelsauce – ein Gedicht!

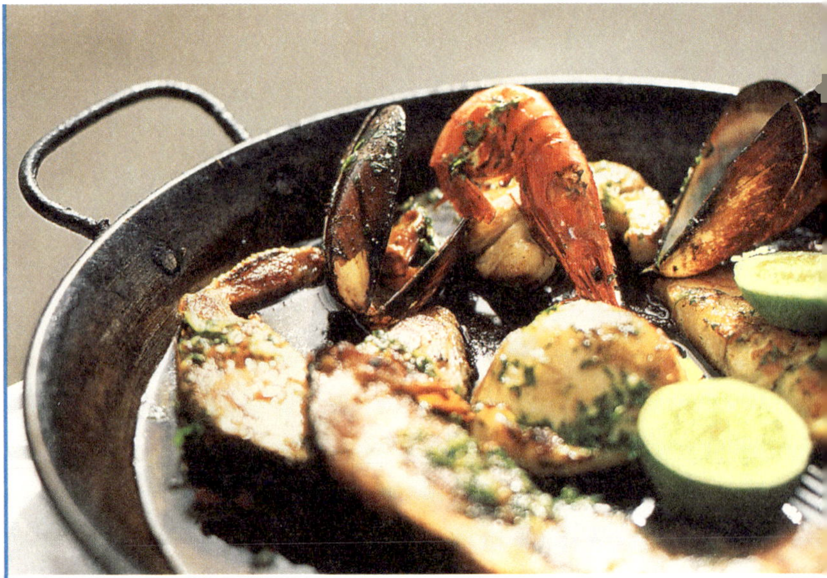

Mandelsauce passt gut zu Fisch und Muscheln, aber auch zu Pellkartoffeln und gekochtem Weißkohl oder Wirsing.

Scharfe Mandelsauce

Zutaten für 4 Portionen

50 g Mandeln • 1 Tomate • 2 Knoblauchzehen • Cayennepfeffer
1/2 TL Salz • 3 EL Zitronensaft • 120 ml Olivenöl
Pfeffer aus der Mühle • eventuell 1 Spritzer flüssiger Süßstoff

Zubereitung

Die Mandeln grob hacken, in einer Pfanne ohne Fett kurz anrösten und im Mixer fein mahlen. Die Tomate entkernen, zufügen und kurz durchpürieren. Die zerdrückten Knoblauchzehen, 1 kräftige Prise Cayennepfeffer, Salz und Zitronensaft untermischen. Das Öl mit einem Schneebesen in feinem Strahl einlaufen lassen und dabei weitermixen. Die cremige Sauce mit Salz, Pfeffer und eventuell 1 Spritzer Süßstoff abschmecken.

Walnusssauce

Zutaten für 6 Portionen

100 g Walnusskerne • 3 Sardellenfilets • 150 ml Olivenöl
etwa 3 EL Zitronensaft • Pfeffer aus der Mühle

Zubereitung

Die Walnusskerne und die Sardellenfilets im Mörser zu einer Paste zerstoßen oder im Mixer fein pürieren. Das Öl mit der Hälfte des Zitronensafts verquirlen und unterrühren. Die Sauce mit dem restlichen Zitronensaft und Pfeffer abschmecken.

Walnusssauce schmeckt gut zu gedünstetem Fisch, zu gekochtem Getreide und zu Kartoffeln. Auch macht sie sich besonders gut zu gebratenen Paprikaschoten oder zu Auberginen.

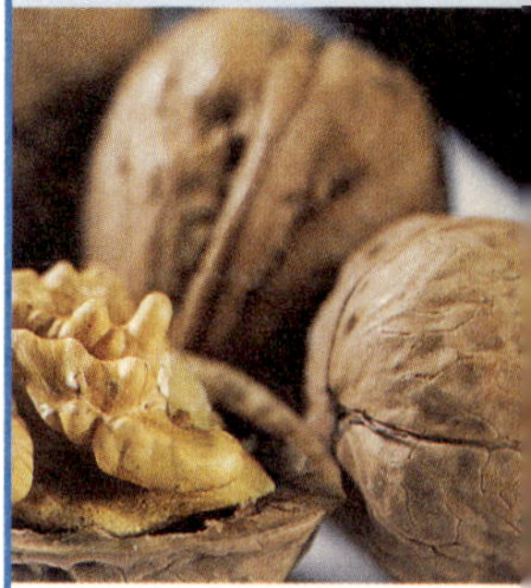

Walnüsse sollten sich beim Kauf relativ schwer und prall anfühlen und unbeschädigte Schalen haben.

Pesto

Zutaten für 6 Portionen

20 g geschälte Mandeln (ersatzweise Pinien- oder Cashewkerne)
75 g Basilikum • Salz • 3 Knoblauchzehen • 75 g frisch geriebener Parmesankäse • 4–6 EL Olivenöl • Pfeffer aus der Mühle

Zubereitung

Die Nusskerne in einer trockenen Pfanne leicht anrösten. Vorsicht, sie brennen leicht an! Die Basilikumblätter von den Stielen zupfen, waschen und in einer Salatschleuder trockenschleudern. 1/2 Teelöffel Salz, abgezogene Knoblauchzehen, die grob zerschnittenen Basilikumblätter und die Nusskerne in einen Mörser oder einen Mixer geben. Die Zutaten entweder mit dem Stößel im Mörser oder im Mixer zu einer gleichmäßigen Paste zerstoßen. Parmesankäse untermischen. Die Paste in eine Schüssel umfüllen. Das Öl unterrühren und die Sauce mit Salz und Pfeffer abschmecken.

Tipp Pesto ist mit Öl bedeckt ohne weiteres bis zu 14 Tage lang im Kühlschrank haltbar.

Manche Menschen leiden nach dem Genuss von Milch unter Durchfällen. Ihnen fehlt ein spezielles Enzym zur Verdauung. Sie müssen auf den Verzehr von Milch verzichten.

Milchprodukte

Ist Milch gut für Pilzkranke?

Milch besteht zwar mit 87 Prozent hauptsächlich aus Wasser, hat aber eine Menge hochinteressanter Nährstoffe zu bieten, die für Menschen mit einer Pilzerkrankung nützlich sein können. Neben den Vitaminen A, Beta-Karotin, C, D, E, K und einem fast vollzähligen Satz der B-Vitamine stecken nahezu alle wichtigen Mineralstoffe und Spurenelemente in der Flüssigkeit. Außerdem enthält Milch hochwertiges Eiweiß und drei bis fünf Prozent Fett.
Der enthaltene Milchzucker hilft dem Körper, das für die Knochen so wichtige Kalzium besser zu nutzen. Und schließlich schafft er im Darm ein günstiges Klima für die erwünschten »guten« Mikroben und verdrängt so krank machende Pilze aus der Darmflora. Milch ist also ein hochwertiges Lebensmittel in flüssiger Form, das Sie in Ihren täglichen Speisezettel einbauen sollten. Nur gegen den Durst trinken Sie besser Mineralwasser!

Ist Joghurt günstig?

Das säuerliche Milchprodukt enthält – ebenso wie Milch – knochenstärkendes Kalzium und hochwertiges Eiweiß. Seine Milchsäure schützt unsere Darmflora vor schädlichen Veränderungen. Die günstige Wirkung auf die Darmflora ist jedoch nur bei zuckerfreiem Naturjoghurt mit lebenden Bakterienkulturen garantiert.

Probiotics

Fermentierte Milchprodukte mit lebenden Milchsäurebakterien wie etwa Joghurts und Milchdrinks sind bei uns in fast jedem Kühlregal zu finden. Ob sie so nützlich sind, wie japanische Experten nach etwa

20 Jahren Erfahrung mit solchen Produkten glauben, ist noch nicht bewiesen. Doch schaden können sie jedenfalls auch nicht. Deutsche Experten meinen, selbst wenn man regelmäßig große Mengen solcher Milchprodukte äße, blieben nicht so viele dieser Keime in aktivem Zustand übrig, dass sich die Verhältnisse im Darm grundlegend verändern würden.

Sojamilch ist als Milchersatz nicht geeignet. Verwenden Sie sie lediglich nach Absprache mit einem Arzt, wenn Sie allergisch auf Inhaltsstoffe der Milch reagieren.

Sauermilchprodukte

Spezialitäten aus gesäuerter Milch wie Dickmilch, Quark, Buttermilch und Kefir sind in einer ausgewogenen Ernährung sehr erwünscht. Im Gegensatz zur Trinkmilch kommen Unverträglichkeiten und Verdauungsprobleme bei Sauermilchprodukten selten vor. Die Milchsäure trägt sogar zum reibungslosen Funktionieren des Darms bei und sorgt für eine gesunde Darmflora: Sie schafft im Verdauungskanal ein saures Milieu, das »gute« Darmbakterien gern mögen. Diese Bakterien stimulieren das Immunsystem an der Darmschleimhaut. So können Bakterien und körpereigene Abwehrkräfte die Pilze zurückdrängen.

Schlagsahne

Auch wenn Sie kalorienbewusst essen, ist ein Löffel Sahne hin und wieder durchaus erlaubt. Weil die Vitamine A und D ausschließlich im Fett der Milch stecken, ist die fettreiche Sahne dafür eine besonders gute Quelle. Aber übertreiben sollten Sie Ihre Lust auf cremige Saucen und sahnige Desserts nicht, denn das Milchfett ist ungünstig zusammengesetzt: Es besteht zu mehr als zwei Dritteln aus gesättigten Fettsäuren.

Die wertvollen, mehrfach ungesättigten Fettsäuren kommen in der Sahne nur in Spuren vor. Wenn Sie einen gesunden Stoffwechsel haben und nicht zu dick sind, gönnen Sie sich ruhig einen Schuss Sah-

ne, aber sorgen Sie für Ausgleich: Bereiten Sie Gemüse und Salat mit hochwertigen Pflanzenölen zu.
Meiden Sie fette Wurst und Käse. Wer unter einem gestörten Fettstoffwechsel leidet, sollte möglichst selten mit fetter Sahne kochen.

Gehört Käse in die Diät?

Neben den üblichen Mozzarellakugeln bietet der Handel auch 200-Gramm-Rollen und kleine Bällchen an.

Es kommt darauf an, ob Sie neben Käse auch noch bei anderen tierischen Lebensmitteln reichlich zugreifen. In älteren amerikanischen Veröffentlichungen über eine günstige Ernährungsweise bei Pilzerkrankungen waren oft alle Kohlenhydrate kompromisslos verboten. So kam es geradezu automatisch zu einer sehr eiweiß- und fettreichen Ernährungsweise mit großen Mengen Fleisch, Wurst – und natürlich Käse. Heute lehnen alle führenden Ernährungsexperten eine solche einseitige Diät ab. Wenn Sie Quark und Käse gern essen und als Ihre Hauptlieferanten für Eiweiß in die Diät einplanen, verzichten Sie dafür besser auf andere tierische Lebensmittel wie Fleisch und Wurst. Dann ist Ihre Ernährung ausgewogen.

Eingelegter Mozzarella

Zutaten für 6 Portionen

500 g Mozzarellakäse • 1 rote Chilischote • je 1 Zweig frischer Rosmarin und Thymian • 3–4 Knoblauchzehen • etwa 1/4 l Öl

Zubereitung

Den Mozzarella abtropfen lassen und auf Küchenpapier zum Trocknen ausbreiten. Die Chilischote entkernen und das Fruchtfleisch in hauchdünne Streifen schneiden. Rosmarin und Thymian fein hacken. Den Knoblauch abziehen und in Scheiben schneiden. Mozzarella in ein enges Gefäß schichten, dabei Chili, Rosmarin, Thymian und Knoblauch zwischen die Kugeln streuen. Mit so viel Öl übergießen, dass der Käse bedeckt ist. Über Nacht durchziehen lassen. Der Käse schmeckt gut zu einer Rohkostplatte und Pellkartoffeln oder zu Getreidegerichten. Er hält sich im Kühlschrank etwa 5 Tage lang.

Quarkgnocchi

Zutaten für 5 Portionen

400 g Speisequark (10 % Fett) • 300 g Kartoffeln • 1 Ei
Salz • Muskat • 1 EL Sojamehl • eventuell 2 EL Haferkleieflocken
Butterschmalz oder Öl zum Braten

Zu Quarkgnocchi bieten sich als Beilage geschmorte Schalotten, Paprika- oder auch Wirsinggemüse an.

Zubereitung

Den Quark in einem Sieb für 1 bis 2 Stunden abtropfen lassen. Die Kartoffeln in der Schale kochen, noch heiß pellen und durch eine Kartoffelpresse drücken. Kartoffeln mit Quark, Ei, Salz und 1 Prise Muskat verrühren. Den Teig 10 Minuten lang ruhen lassen. Falls er sich dann noch sehr klebrig anfühlt, etwas Haferkleie unterkneten. Butterschmalz oder Öl in einer beschichteten Pfanne erhitzen. Aus dem Quarkteig kleine längliche Klöße formen und bei mittlerer Hitze von jeder Seite für 3 Minuten braten.

Süßigkeiten ohne Zucker

Wenn Sie beim Einkaufen auf die Zutatenliste schauen, um sicher zu sein, dass Sie nur zuckerfreie Produkte kaufen, dürfen Süßstoffe wie Saccharin, Cyclamat, Aspartam und Acesulfam durchaus enthalten sein. Süßstoffe sind frei von Zucker und Kohlenhydraten und daher für Pilze ungenießbar. Innerhalb Ihrer Diät können Sie die synthetische Süße also unbesorgt verwenden. Sie ist – auch wenn das immer wieder kontrovers diskutiert wird – gesundheitlich unbedenklich.

Vorsichtig dosieren: Die Süßkraft von synthetischen Süßstoffen ist 35- bis 3000-mal höher als die von Zucker.

Wissenswertes über Süßstoffe

Die Weltgesundheitsorganisation (WHO) hat für synthetische Süße eine Obergrenze für den täglichen Verzehr empfohlen und den so genannten ADI-Wert (Acceptable Daily Intake = lebenslang unbedenklicher Tagesverzehr) herausgegeben. Diese maximale tägliche Menge ist allerdings bei allen genannten Süßstoffsorten so groß, dass kaum ein Konsument mit normalen Essgewohnheiten in die Nähe dieses Limits gelangt. Aus geschmacklichen Gründen ist es aber besser, die süßen Produkte sparsam zu dosieren. Immerhin liegt ihre Süßkraft 35- bis 3000-mal höher als die von Zucker, und wer zu reichlich davon nimmt, wird wegen des penetranten Geschmacks das Gesicht verziehen.

Bei uns in Deutschland sind folgende Süßstoffe erlaubt: Saccharin, Cyclamat, Aspartam und Acesulfam. Sie stecken in vielen Fertigprodukten und Getränken. Für einen angenehm süßen, ausgewogenen Geschmack verwendet die Industrie heute zunehmend Mischungen aus unterschiedlichen Süßstoffen. Pur finden Sie die zuckerfreien Süßen nur in zwei Verwendungsformen: als Tabletten oder flüssig.

Tabletten bestehen entweder aus reinem Aspartam oder aus einer Mischung von Cyclamat und Saccharin. Auch flüssiger Süßstoff enthält eine Mischung von Cyclamat und Saccharin. Nur Streusüße kaufen Sie besser nicht. Sie enthält neben dem Süßstoff Aspartam als Füllmittel Maltodextrin und ist dadurch für eine pilzfeindliche Diät unbrauchbar.

Obst essen erlaubt

Bis vor kurzem galt neben Zucker und anderen Süßigkeiten auch zuckerhaltiges Obst während der Behandlung mit Antipilzmedikamenten als ungünstig. Nun schadet es sicher nicht, wenn man vorübergehend auf zuckerhaltige Früchte verzichtet, denn den Bedarf an Nährstoffen kann man durch mehr Gemüse problemlos ausgleichen. Unter dem Strich spricht jedoch einiges dafür, bei Pilzerkrankungen keinen radikalen Zuckerverzicht mehr zu empfehlen – auch wenn bisher keine wissenschaftliche Studie in der Streitfrage »Zucker« Klarheit schafft. Deshalb: Essen Sie frisches Obst, aber verzichten Sie lieber für ein, zwei Wochen auf gesüßte Fruchtprodukte wie etwa Konfitüre oder Fruchtjoghurt.

Achten Sie auf Qualität bei Obst und Fruchtsäften: Kaufen Sie unbehandelte Früchte und naturreine Säfte, keine »Nektare« oder »Fruchtsaftgetränke«, die jede Menge Wasser und Zucker enthalten.

Joghurteis

Zutaten für 4 Portionen

300 g Naturjoghurt mit lebenden Kulturen • 1 Messerspitze gemahlene Vanille oder einige Tropfen Zitronenaroma • 2 EL Mascarpone (italienischer Frischkäse) • 100 g Schlagsahne • flüssiger Süßstoff • 2 Eigelbe • Salz • 1/2 unbehandelte Zitrone

Zubereitung

Joghurt mit der Vanille oder dem Zitronenaroma und Mascarpone glatt rühren. Sahne mit etwas flüssigem Süßstoff steif schlagen. Eigelbe mit 1 Prise Salz und 1 Esslöffel Wasser im Wasserbad mit den Quirlen des Handrührgeräts zu cremiger Konsistenz aufschlagen. Aus dem Wasserbad nehmen. Die Eicreme mit abgeriebener Zitronenschale, einigen Tropfen Zitronensaft, Joghurt und der steif geschlagenen Schlagsahne vermengen. Die Creme mit Süßstoff abschmecken. In eine Form füllen und für mindestens 3 Stunden ins Gefriergerät stellen. Das Eis etwa 20 Minuten vor dem Servieren aus dem Gerät nehmen und im Kühlschrank antauen lassen.

Tipp Verfeinern oder variieren Sie das Joghurteis mit Beerenfrüchten. Sollten Sie keine frischen Früchte bekommen, scheuen Sie sich nicht, auch tiefgekühlte zu verwenden.

Die Avocado-Joghurt-Creme eignet sich auch gut als Füllung für Windbeutel und Pfannkuchen.

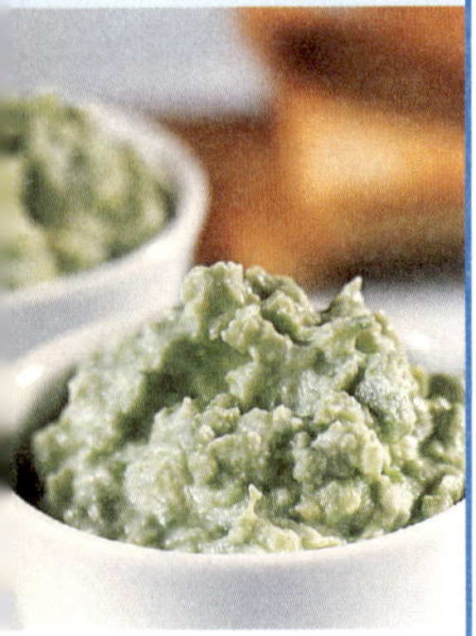

Avocadocreme mit Joghurt – ein Hochgenuss!

Avocado-Joghurt-Creme

Zutaten für 4 Portionen

2 reife Avocados (etwa 400 g) • 1 Zitrone • 300 g Naturjoghurt mit lebenden Kulturen • 1 EL Crème fraîche • flüssiger Süßstoff

Zubereitung

Avocados halbieren, die Kerne herauslösen und das Fruchtfleisch aus der Schale lösen. Mit Zitronensaft, Joghurt und Crème fraîche im Mixer pürieren. Mit Süßstoff abschmecken.

Gewürzcreme

Zutaten für 4 Portionen

1 Vanilleschote • 3 Zimtstangen • 2 Nelken • 2 Pimentkörner
weißer Pfeffer aus der Mühle • gemahlener Ingwer
250 g Schlagsahne • 3 Blatt Gelatine • 3 Eier • Salz
flüssiger Süßstoff • 30 g Kokosflocken

Zubereitung

Vanilleschote der Länge nach aufschlitzen und mit Zimtstangen, Nelken, Piment und je 1 Prise Pfeffer und Ingwer bei geringer Hitze für 10 Minuten in der Sahne ziehen lassen. Gelatine in kaltem Wasser einweichen. Eier trennen. Eigelbe mit 1 Prise Salz und 1 Esslöffel Wasser schaumig schlagen. Die Sahne durch ein Sieb gießen, die Gewürze entfernen. Ausgedrückte Gelatine in der heißen Sahne auflösen. Die Eigelbe unterrühren. Mit flüssigem Süßstoff abschmecken. Die Creme für 15 Minuten in den Kühlschrank stellen. Wenn sie zu gelieren beginnt, das zu steifem Schnee geschlagene Eiweiß unterheben, nochmals in 2 Stunden im Kühlschrank fest werden lassen. Mit Kokosraspeln garnieren und am selben Tag servieren. Reste darf man wegen des Eischaums nicht aufheben!

Minzeis

Zutaten für 4 Portionen

2 Eier • Salz • 200 g Schlagsahne • 200 g Naturjoghurt mit lebenden Kulturen • 2 Spritzer flüssiger Süßstoff
einige Tropfen natürliches Minzöl

Zubereitung

Eier trennen. Eigelbe mit 1 Prise Salz und 1 Esslöffel Wasser kräftig zu einer cremigen Masse aufschlagen. Eiweiß und Sahne getrennt steif schlagen. Eischnee, Sahne, Joghurt und Eigelbe mischen. Mit Süßstoff abschmecken. Tropfenweise mit dem Minzöl aromatisieren. Die Creme für etwa 3 Stunden ins Tiefkühlgerät stellen. 20 Minuten vor dem Servieren aus dem Gerät nehmen und im Kühlschrank antauen lassen.

Minzeis mögen auch Kinder besonders gern, wenn die Masse in lustigen Eisformen eingefroren wird.

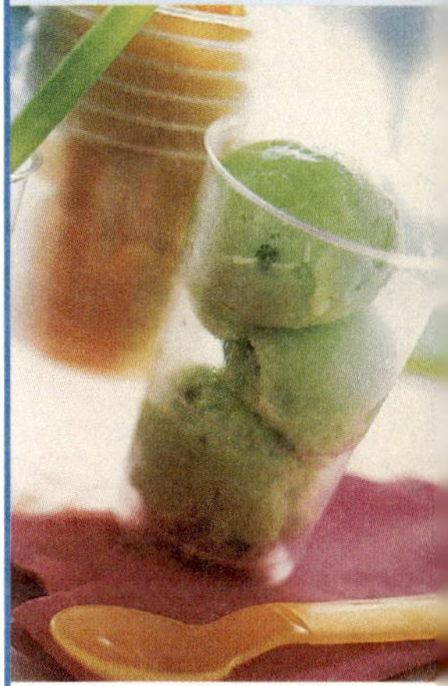

Eis mit Minzöl ist besonders bei Sommerhitze eine köstliche Erfrischung.

Schokoladenpfannkuchen

Zutaten für 6–8 Stück

80 g Weizenvollkornmehl • 2 TL Sojamehl • 1 TL Haferkleieflocken
2 TL Kakaopulver • 150 ml Milch • 4 Eier • 1 Prise Salz
1 Prise gemahlene Vanille • einige Spritzer flüssiger Süßstoff
4 EL Öl zum Braten

Zubereitung

Vollkornmehl, Sojamehl, Haferkleieflocken und Kakao mischen. Mit Milch, Eiern, Salz, Vanille und Süßstoff zu einem glatten Teig verrühren. Für 30 Minuten zum Quellen stehen lassen. Öl in einer beschichteten Pfanne erhitzen. So viel Teig in der Pfanne verlaufen lassen, dass ein dünner Pfannkuchen entsteht. Von beiden Seiten braun braten. Die Pfannkuchen aus der Pfanne nehmen, aufrollen und schräg in 3 Stücke schneiden.

Aspartam verträgt nicht jeder

Für einige ist das an sich günstige Aspartam ungesund. Die Aminosäure Phenylalanin, ein Bestandteil des Süßstoffs und vieler eiweißreicher Lebensmittel, können Menschen mit der angeborenen Stoffwechselkrankheit Phenylketonurie nicht verarbeiten. Ein Hinweis darauf steht auf jeder Aspartampackung und auf allen mit Aspartam gesüßten Lebensmitteln.

Wer den Nussquark zum Füllen von Pfannkuchen oder Gebäck verwenden möchte, kann einen halben Messlöffel (liegt der Packung bei) kohlenhydratfreies Bindemittel (z. B. Biobin) unterrühren.

Nussquark

Zutaten für 4 Portionen

250 g Magerquark • 1 Becher Naturjoghurt mit lebenden Kulturen
3–4 EL Milch • 2–3 EL ungesüßtes Nussmus (aus dem Reformhaus)
flüssiger Süßstoff

Zubereitung

Den Quark mit Joghurt und Milch cremig rühren. Das Nussmus untermischen und die Creme mit Süßstoff abschmecken.

Vollkornwaffeln

Zutaten für 4 Portionen

250 g Weizenvollkornmehl • 1/4 TL Backpulver
1 EL Haferkleieflocken • Salz • flüssiger Süßstoff • 1/4 l Milch
100 g Crème fraîche • 2 Eier • 75 g Sonnenblumenkerne
Fett für das Waffeleisen • 100 g Schlagsahne

Zubereitung

Für den Waffelteig Vollkornmehl, Backpulver und Haferkleie mit Salz, einigen Spritzern Süßstoff, Milch, 3 Esslöffeln Wasser, Crème fraîche und Eiern verquirlen. Sonnenblumenkerne fein hacken und darunter mischen. Den Teig 10 Minuten lang quellen lassen. Das Waffeleisen fetten. Jeweils etwas Teig hineingeben, das Eisen schließen und jede Waffel für etwa 3 Minuten goldbraun backen. Steif geschlagene Sahne mit flüssigem Süßstoff süßen und zu den Waffeln servieren.

Frischkäsemousse

Zutaten für 3 Portionen

1 Ei • flüssiger Süßstoff • 75 g Doppelrahm-Frischkäse • 1 EL Crème fraîche • 1–2 EL Milch • abgeriebene Schale von 1/2 unbehandelten Orange • 1–2 TL Zitronensaft • 1 EL gehackte Pistazien

Zubereitung

Das Ei trennen. Eigelb mit 1 Teelöffel Wasser und einigen Spritzern Süßstoff schaumig schlagen. Das Eiweiß zu sehr festem Schnee schlagen. Frischkäse mit Crème fraîche, Milch, Orangenschale und Zitronensaft verrühren, mit dem Eigelb mischen. Eischnee vorsichtig unterheben. 2 Stunden lang kühlen. Mit Pistazien bestreut servieren.

Der Schokoladenflan kann variiert werden: Er schmeckt auch gut als Mokkaflan – mit einer kräftigen Prise Instantkaffee gewürzt.

Schokoladenflan

Zutaten für 3 Portionen

1 TL Kakaopulver • 1/4 l Milch • 1/2 Vanilleschote • flüssiger Süßstoff Salz • 2 Eier (Gewichtsklasse 3) • Butter für die Formen

Zubereitung

Kakao mit 2 Esslöffeln Milch verrühren. Restliche Milch mit der aufgeschlitzten Vanilleschote aufkochen und mit Süßstoff und 1 Prise Salz abschmecken. Den angerührten Kakao unter Rühren hineingießen, von der Kochplatte nehmen und für 1 bis 2 Minuten stehen lassen. Vanilleschote entfernen. Backofen auf 180 °C (Gas Stufe 2–3/Umluft 160 °C) vorheizen. Eier gut verquirlen, unter Rühren in die heiße Kakaomilch geben. 3 kleine Auflauf- oder Flanformen (zur Not gehen auch Tassen) buttern. Die Eiermilch in die Formen gießen und in die Fettpfanne des Backofens stellen. So viel heißes Wasser in die Fettpfanne gießen, dass die Formen etwa zu 1/3 im Wasser stehen. Den Flan in etwa 40 Minuten stocken lassen. Gut gekühlt servieren.

Mokkacreme

Zutaten für 6 Portionen

4 Blatt weiße Gelatine • 2 TL Kakaopulver • 200 ml Milch
2–3 TL Instantkaffee- oder Espressopulver • flüssiger Süßstoff
200 g Schlagsahne • 1 EL Mandelblättchen oder gehackte Pistazien

Sie können die Mascarponecreme auch mit frischen Früchten der jeweiligen Jahreszeit variieren.

Zubereitung

Die Gelatineblätter in kaltem Wasser einweichen. Das Kakaopulver mit 1 bis 2 Esslöffeln Milch glatt rühren. Restliche Milch erhitzen, den Kakao einrühren und den Kaffee löffelweise darin auflösen, bis der gewünschte Geschmack erreicht ist. Die Gelatine ausdrücken und in der heißen Kaffeemilch auflösen. Die Mischung mit Süßstoff abschmecken und kalt stellen. Die Sahne steif schlagen und mit einem Schneebesen unter die gelierte Creme heben. In Portionsschalen füllen und mit Mandelblättchen oder Pistazien verzieren.

Süße Mascarponecreme

Zutaten für 4 Portionen

150 g Mascarpone • 200 g Naturjoghurt mit lebenden Kulturen
1/2 unbehandelte Zitrone • 1 EL ungesüßtes Sanddornfruchtmark (aus dem Reformhaus) • 1 Eigelb • flüssiger Süßstoff
4 Stiele frische Minze • 1 EL gehackte Pistazien

Zubereitung
Mascarpone, Naturjoghurt, etwas abgeriebene Zitronenschale, Sanddornfruchtmark, 1 frisch gepressten Teelöffel Zitronensaft und das Eigelb in einer Schüssel cremig rühren. Mit Süßstoff abschmecken und die Creme für 30 Minuten kalt stellen. Mit frischen Minzblättchen und Pistazien garnieren.

Limettencreme

Zutaten für 4 Portionen
5 Blatt Gelatine • 4 Eier • flüssiger Süßstoff • 100 ml frisch gepresster Limettensaft • Salz • 150 g Schlagsahne
250 g Vollmilchjoghurt • 1 Limette

Zubereitung
Die Gelatineblätter in kaltem Wasser einweichen. Eier trennen. Eigelbe mit 1 Esslöffel Wasser und etwas Süßstoff so lange schlagen, bis eine helle Creme entstanden ist. Ausgedrückte Gelatine in 3 Esslöffeln kochend heißem Wasser gründlich auflösen. Den kühlen Limettensaft nach und nach unterrühren. Die Gelatine-Saft-Mischung sehr vorsichtig in die Eicreme rühren. Die Creme kalt stellen, bis sie zu gelieren beginnt und beim Hindurchziehen eines Löffels eine »Straße« sichtbar bleibt. Eiweiß mit 1 Prise Salz und Sahne mit etwas Süßstoff getrennt sehr steif schlagen. Zusammen mit dem Joghurt auf die leicht gelierte Creme geben und mit einem Schneebesen vorsichtig unterheben. Mit flüssigem Süßstoff nach Belieben abschmecken. Die Creme in Portionsschalen verteilen. Limette schälen und in hauchdünne Scheiben schneiden. Die Creme damit garnieren und anschließend in den Kühlschrank stellen.
Tipp Die Limettencreme eignet sich hervorragend als Nachtisch für ein Festtagsmenü.

Die kleinen dunkelgrünen Limetten sind zwar etwas teurer als Zitronen, machen das aber durch ihr feines Aroma und ihre größere Saftmenge wett. Außerdem ist die dünne Schale in der Regel unbehandelt.

Man sollte grundsätzlich reichlich trinken, dann haben es die Nieren leichter, und die Verdauung klappt bestens.

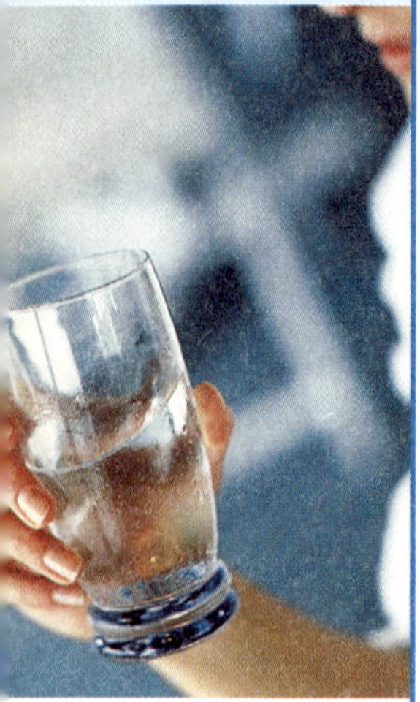

Von Mineralwasser können Sie gar nicht genug bekommen!

Trinken Sie sich gesund

Ernährungsexperten raten Gesunden wie Kranken, zwei bis drei Liter Flüssigkeit pro Tag zu trinken, damit der Wasserhaushalt des Körpers im Lot bleibt.
Wer besonders viele Ballaststoffe zu sich nimmt, sollte zur Vorsicht niemals weniger als drei Liter pro Tag trinken. Ausreichende Mengen Flüssigkeit sind wichtig, damit die Ballaststoffe optimal aufquellen und die Verdauung funktioniert.

Wie viel soll ich trinken?

Wer nicht genug trinkt, riskiert Verdauungsprobleme. Reichlich Flüssigkeit erleichtert den Nieren ihre wichtige Arbeit, weil sie als Ausscheidungsorgane durch eine Pilzinfektion zusätzlich belastet werden. Wichtig ist es auch, rechtzeitig zu trinken. Unser Durstempfinden hinkt dem Bedarf oft hinterher. Gerade wenn wir abgelenkt sind, bemerken wir den Durst erst, wenn uns bereits Flüssigkeit fehlt. Wird der Organismus zu »trocken«, fühlen wir uns schwach, sind reizbar und können deutlich langsamer reagieren. Falls Sie sonst nicht viel trinken, stellen Sie sich in der ersten Zeit Ihrer pilzfeindlichen Diät die zusätzliche Wasser- oder Kräuterteeration deutlich sichtbar bereit. Das erinnert Sie daran, öfter mal einen Schluck zu nehmen.

Was darf ich trinken?

Pure Obstsäfte sollten Sie wegen des hohen Zuckergehalts nicht als Durstlöscher trinken. Neben dem natürlichen Fruchtzucker der verwendeten Obstsorten darf selbst hochwertigem Fruchtsaft zusätzlich Zucker beigemengt werden; deshalb ist es besser, ihn mit Wasser zu verdünnen. Dagegen können Sie sich Mineralwasser und Kräutertees ohne Limit schmecken lassen. Wer gern süße Getränke mag, findet eine Auswahl an süßstoffgesüßten Cola-, Bitter- und Zitronenlimonaden im Handel. Es lohnt sich, nach Lightgetränken zu schauen. Aber Vorsicht: Einige sind zusätzlich zum Süßstoff mit Fruktose, Sorbit oder anderen Zuckerarten gesüßt. Außerdem verhindern sie, dass sich unser Geschmack auf »weniger süß ist süß genug« umstellt.

Mineralwasser

Alle Mineralwässer sind gut gegen den Durst. Trinken Sie deshalb ruhig eine Sorte, die Ihnen schmeckt. Frauen ab 45 können ihren Knochen zuliebe kalziumreiche Mineralwässer wählen. Die Menge der Mineralstoffe ist auf der Flasche angegeben. Günstig sind Wässer mit über 400 Milligramm Kalzium pro Liter.

Kräutertees

Die Liste der Heilkräuter ist lang. Die ihrer guten Wirkungen noch länger. Im Übermaß getrunken, kehren sich manche positiven Wirkungen der Kräutertees aber ins Gegenteil. Oder es zeigen sich bei hohem Dauerkonsum unerwünschte Nebeneffekte. Wer innerhalb

Kräutertees sind lose, im Aufgussbeutel oder als Instantpulver bzw. -granulat erhältlich.

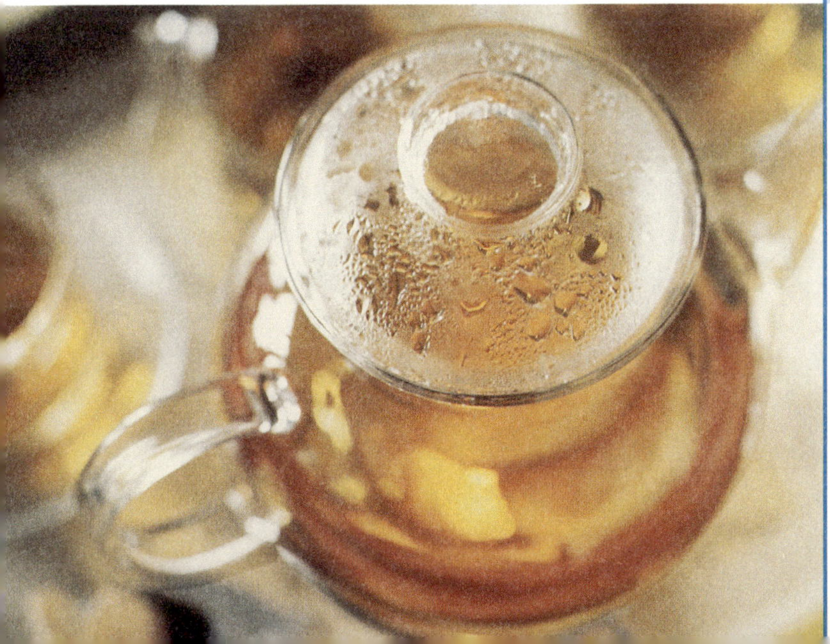

Die Liste der Teesorten ist nahezu endlos. Suchen Sie sich Ihre Lieblinge, und genießen Sie sie reichlich!

Muntermacher Koffein: Wer Kaffee nicht gut verträgt, aber auf die anregende Wirkung nicht verzichten möchte, sollte es mit grünem Tee versuchen. Sein Koffein entfaltet schonender und langsamer seine Wirkung, die aber dafür länger anhält.

der Diät bei einer Pilzinfektion sehr große Mengen trinkt, sollte deshalb öfter mal die Teesorte wechseln, damit keine störenden Nebenwirkungen auftreten.

Kaffee

Wer gern Kaffee trinkt, kann das auch während der Diät tun. Zum Glück mögen pathogene Pilze keinen Kaffee, er wirkt auf sie sogar leicht giftig. Schwangere sollten Kaffee allerdings nur in Maßen trinken, denn das Koffein gelangt auch in den Stoffwechsel des Ungeborenen. Der schwarze Muntermacher ist für alle übrigen Menschen nicht schädlich, wenn sie ihn in normalen Mengen von drei bis vier Tassen pro Tag trinken. Dann ist er eine harmlose Droge: Das enthaltene Koffein regt an, macht fit und leistungsfähig. Gerade diese Wirkung schätzen Pilzpatienten, weil sie durch die Infektion oft müde sind und nur schwer in Gang kommen. Bohnenkaffee liefert sogar das nervenstärkende B-Vitamin Niazin.

Wein und Bier

Auf alkoholische Getränke sollten Sie in den ersten Wochen einer Pilzbehandlung verzichten, denn die Stoffwechselprodukte der Krankheitserreger belasten Ihre Leber. So können pathogene Hefezellen im Darm z. B. giftige Fuselalkohole bilden, die unsere Leber nur mit viel Aufwand wieder aus dem Blutkreislauf entfernen kann. Dazu mindern schon kleine Mengen Alkohol die Leistung der Leber und stören viele Bereiche des Stoffwechsels. Nicht zuletzt enthalten sowohl Bier als auch Wein unterschiedliche Zuckerarten, die den Pilzen als Nahrung dienen. Sogar den Alkohol selbst können Hefen abbauen und ihre Energie daraus beziehen. Alkoholfreie oder -arme Biersorten sind leider keine Alternative. Sie enthalten meist noch mehr Malzzucker als das übliche Bier.

Kakaotrunk

Zutaten für 3 Portionen

3 TL Kakaopulver • 1/2 l Milch • 1 TL Inulin (siehe Seite 106)
1 Prise Salz • Süßstoff

Zubereitung

Das Kakaopulver mit 3 Esslöffeln kalter Milch glatt rühren. Die restliche Milch mit Inulin und Salz in einem Topf verrühren. Die Milch langsam erhitzen. Das angerührte Kakaopulver zugeben und unter ständigem Rühren aufkochen. Mit Süßstoff abschmecken.

Wer möchte, kann ein Häubchen geschlagene Sahne auf den Kakao geben und etwas Instantkaffee oder Zimt darüber stäuben.

Gewürztee

Zutaten für 2 Portionen

1 TL schwarzer Tee • 2 Zimtstangen • 3 Nelken • 1 Prise Kardamom
frisch geriebene Muskatnuss • Milch und Süßstoff nach Geschmack

Zubereitung

Den schwarzen Tee mit 1/4 Liter kochend heißem Wasser aufgießen. 2 Minuten lang ziehen lassen und durch ein Sieb in einen Topf abgießen. Klein geschnittene Zimtstangen, Nelken, Kardamom und etwas Muskatnuss zufügen und den Tee für etwa 10 Minuten bei geringer Hitze ziehen lassen. Durch ein Sieb abgießen. Milch und Süßstoff nach Belieben hinzugeben.

Tomatencocktail

Zutaten für 2 Portionen

1/4 l Tomatensaft • 1/4 Knoblauchzehe • Salz • einige Tropfen
Zitronensaft • etwas Tabasco oder Cayennepfeffer

Eine wohlschmeckende Abwechslung sind diese Cocktails: Sie sehen schön aus und machen einem den Verzicht auf alkoholhaltige Varianten leicht.

Zubereitung

Tomatensaft mit einigen Tropfen Knoblauchsaft aus der Presse, Salz und Zitronensaft verrühren. Mit Tabasco oder Cayennepfeffer scharf abschmecken. Den Cocktail auf Eiswürfeln servieren.

Rote-Bete-Drink

Zutaten für 2 Portionen

1/4 l Rote-Bete-Saft • 1 Becher Naturjoghurt mit lebenden Kulturen
1 EL Zitronensaft • Salz • flüssiger Süßstoff • Pfeffer aus der Mühle

Zubereitung

Saft mit Joghurt im Mixer kräftig aufschäumen. Mit Zitronensaft, Salz und Süßstoff kräftig abschmecken. Mit Pfeffer bestreut auf Eiswürfeln servieren.

Peppermintdrink

Zutaten für 2 Portionen

1/4 l Milch • 1–2 Tropfen natürliches Pfefferminzöl
flüssiger Süßstoff

Zubereitung

Milch mit Pfefferminzöl, Eiswürfeln und Süßstoff gut vermischen.

Diät bei chronischen Krankheiten

Eine ganze Reihe von langwierigen Krankheiten hängt mit falscher Ernährung zusammen. Menschen, die darunter leiden, müssen eine spezielle Diät einhalten, um wieder gesund zu werden oder ihre Krankheit nicht zu verschlimmern. Kommt dann noch eine Pilzinfektion hinzu, wissen die Erkrankten oft nicht, welche Ernährungsweise für sie die richtige ist.

Pilze und Diabetes mellitus

Einige Menschen erkranken schon in der Jugend an der Zuckerkrankheit, dem so genannten Typ-1-Diabetes. Hier zerstört vermutlich eine Infektionskrankheit die Insulin produzierenden Zellen. Der Schaden ist nicht zu heilen, und die Kranken müssen ihr Leben lang eine streng berechnete Diät einhalten. Der große Rest, das sind gut 80 Prozent der Patienten, erkrankt als Typ-2-Diabetiker erst im höheren Lebensalter. Hier verschwindet das Insulin meist nicht, sondern der Körper reagiert nicht mehr stark genug darauf, um den Blutzucker konstant halten zu können. Neben der erblichen Veranlagung spielen Ernährungsfehler und Bewegungsmangel eine zentrale Rolle beim Entstehen dieser Erkrankung.

Häufig kommen beim Diabetiker weitere Gesundheitsstörungen wie etwa hoher Blutdruck, hohe Fett- oder Cholesterinwerte hinzu. Da wundert es nicht, dass sich der geschwächte Organismus gegen Pilzinfektionen schlechter wehren kann. Neben der Behandlung mit Medikamenten ist für diese doppelt oder mehrfach Erkrankten die begleitende Diät extrem wichtig.

Wenn Sie zuckerkrank sind, sollten Sie eine Umstellung Ihrer Ernährung in jedem Fall vorher mit Ihrem behandelnden Arzt besprechen, damit Ihr Stoffwechsel nicht aus dem Gleis gerät!

Ernährungstipps für Diabetiker

- Schränken Sie neben dem Zucker auch zuckerhaltige Diabetikersüße und süße Diabetikerlebensmittel ein.
- Verwenden Sie zum Süßen möglichst Süßstoffe.
- Essen Sie die für Sie richtige Menge Kohlenhydrate in mehreren kleinen Mahlzeiten.

- Essen Sie viel Rohkost, am besten zweimal täglich.
- Trinken Sie nichts Alkoholisches und keine Fruchtsäfte.

Diabetes mellitus und Körpergewicht

Als Diabetiker sollten Sie ausreichend und abwechslungsreich essen, damit das Immunsystem topfit wird und der Körper die Pilze möglichst schnell und endgültig abwehren kann.

Diabetiker mit Pilzinfektionen, die sich an diese Regeln halten und mit fetten Sachen nicht allzu verschwenderisch umgehen, verlieren oft ganz nebenbei ihre überzähligen Pfunde. Erfreulicherweise bessert sich dann auch die Zuckerkrankheit. Häufig verschwindet sie sogar vollkommen, wenn die Patienten schlank geworden sind. Ein Typ-2-Diabetiker braucht dann keine Medikamente mehr, sondern kann seine Krankheit allein mit einer vernünftigen Ernährungsweise behandeln, weil sich der Stoffwechsel reguliert hat.

Leider gibt es solche Heilungschancen nicht für den bereits in der Jugend erkrankten Typ-1-Diabetiker. Für alle Diabetiker gilt: Deutliches Untergewicht ist für Gesundheit und Leistungsfähigkeit eines Zuckerkranken ebenso ungünstig wie Übergewicht.

Unsere Ernährungsratschläge decken sich in den Grundzügen mit vielen Diätvorschriften, die Ärzte für die wichtigsten chronischen Krankheiten entwickelt haben. Sie enthalten viel frisches Gemüse und raten zur Einschränkung von Zucker und Alkohol. Schon diese einfachen Änderungen der Ernährungsweise wirken sich bei vielen Krankheiten positiv aus.

Pilze und »Rheuma«

Menschen, die an rheumatischen Erkrankungen leiden und unserer pilzfeindlichen Diät folgen wollen, müssen keine Nachteile befürchten. Im Gegenteil: Skandinavische Forscher fanden vor kurzem heraus, dass eine Umstellung auf vegetarische Ernährung die Beschwerden dieser Krankheiten lindern kann.

Lebensmittel tierischer Herkunft enthalten eine spezielle Fettsäure (Arachidonsäure), die rheumatische Beschwerden als »Entzündungsförderer« deutlich verstärkt. Deshalb sollten Menschen mit rheumatischen Beschwerden neben fettem Fleisch auch fette Milchprodukte und Eier von ihrem Speisezettel verbannen und dafür möglichst oft Seefisch essen.

Im Großen und Ganzen deckt sich unsere Diät mit den modernen Empfehlungen für eine ausgewogene Diät bei Gicht. Gichtkranke beugen einem Anfall am besten vor, wenn sie – wie in unserer Diät empfohlen – reichlich Gemüse und Vollkorngetreide essen, Alkohol meiden, aber ansonsten sehr viel trinken und mit Süßstoffen Zuckerkalorien sparen.

Je mehr Gemüse Gichtkranke essen, desto leichter wird ihr Organismus die für sie gefährliche Harnsäure wieder los.

Bitte beachten Sie: Im Gegensatz zu unserer Empfehlung für Pilzerkrankte sollten Gichtkranke Hülsenfrüchte nur selten und dann in kleinen Mengen essen. Je mehr andere Gemüse Sie ansonsten einplanen, desto leichter wird Ihr Organismus die unliebsame Harnsäure wieder los, und der nächste Gichtanfall bleibt Ihnen erspart. Für die Menge von Fleisch, Innereien und Fisch gibt es in unserer Empfehlung für die Ernährung bei einer Pilzinfektion keine Begrenzung, doch sollten gichtanfällige Menschen bei diesen eiweißreichen tierischen Lebensmitteln lieber Maß halten.

Ernährungstipps für Gichtkranke

- Verzichten Sie auf Hefeextrakt und Innereien.
- Essen Sie fettarme Lebensmittel.
- Nehmen Sie zum Kochen Pflanzenöle anstelle von harten tierischen Fetten.
- Essen Sie purinreiche Lebensmittel wie Fleisch, Wurst, Heringe, Makrelen, Sardinen und Muscheln nur selten – und dann in kleinen Portionen.

- Essen Sie Hülsenfrüchte selten und in kleinen Portionen.
- Gehen Sie mit Salz sparsam um.
- Trinken Sie reichlich, vor allem alkalische Heilwässer, Kräutertees und mit Wasser verdünnte Gemüsesäfte.

Zu viel Fett oder Cholesterin im Blut?

Viel Ballaststoffe, reichlich Gemüse und Getreide, dabei wenig Zucker, das ist eine Ernährungsweise, die Menschen mit gestörtem Fettstoffwechsel gut bekommt.

Falls Sie zu den Pilzgeplagten gehören, deren Arzt im Blut hohe Fett- und Cholesterinwerte festgestellt hat, können Sie den Grundzügen der pilzfeindlichen Diät folgen, weil sie besonders viel Gemüse und Vollkorngetreide empfiehlt. In diesen Lebensmitteln sind reichlich Ballaststoffe enthalten, die helfen, den Fettstoffwechsel zu entlasten.

Ernährungstipps bei Störungen des Fettstoffwechsels

Bei hohen Fett- und Cholesterinwerten entlastet eine fettarme Diät gegen Pilze den Stoffwechsel.

- Essen Sie anstelle von belegten Broten ein Antipilzmüsli (siehe Seite 115) oder ein Gemüsegericht.
- Geizen Sie mit Fett. Meiden Sie insbesondere fette Fleischwaren und Käse.
- Bevorzugen Sie pflanzliche Fette. Kochen Sie nur mit Öl. Je härter ein Fett, desto ungünstiger ist es.
- Essen Sie möglichst oft vegetarisch.
- Ersetzen Sie etwa jede zweite Fleischmahlzeit durch frischen Fisch.

Allergie gegen »zahme« Pilze

Pilzpatienten berichten immer wieder, dass sie Lebensmittel nicht vertragen, in denen »zahme« Hefen und Schimmelpilze stecken. Auch Fachleute beobachten gelegentlich, dass Pilzgeplagte überempfindlich auf Brot und Schimmelkäse reagieren. Die Experten können diese allergischen Wirkungen nicht erklären; einige bestreiten den Effekt sogar. Trotzdem: Wenn Sie den Eindruck haben, dass hefe- und schimmelpilzhaltige Lebensmittel Ihnen nicht bekommen, lassen Sie sie einfach weg. Probieren Sie einmal aus, ob die Symptome verschwinden, wenn Sie auf gereifte und schimmelhaltige Käse, Dauerwurst wie Salami oder Mettwurst, Kefir, Tomatenmark, hefehaltige Brühen und Backwaren für eine Woche verzichten.

Hefefrei backen und kochen

Sollten Sie auf Bäckerhefe empfindlich reagieren, probieren Sie am besten erst einmal aus, ob Ihnen Sauerteigbrot bekommt, denn Sauerteig besteht neben Milch- und Essigsäurebakterien aus wilden Hefen. Es könnte also durchaus sein, dass sich bei Ihnen auch nach dem Verzehr von Sauerteigbrot Zeichen von Unwohlsein einstellen. Dasselbe gilt übrigens für Knäckebrot: Fast alle Sorten werden mit Sauerteig oder Hefe hergestellt. Der einzige Unterschied zum üblichen Brotlaib: Knäckebrot enthält erheblich weniger Wasser und ist deshalb länger lagerfähig. Die folgenden Backrezepte sind speziell für Pilzgeplagte entwickelt, die Bäckerhefe nicht vertragen. Aber auch beim Kochen tauchen oft Produkte auf, die Hefeextrakte enthalten, ohne dass man es erwarten würde.

Falls Sie überempfindlich auf hefehaltige Produkte reagieren, könnte es sein, dass Ihnen beispielsweise die üblichen Instant- oder Würfelbrühen nicht bekommen, denn sie enthalten oft Hefeextrakte. In Reformhäusern und Naturkostläden gibt es Produkte, die ausdrücklich als »hefefrei« deklariert sind, im Supermarkt sind solche Fertigbrühen dagegen etwas schwieriger zu finden. Lesen Sie vorsichtshalber die Zutatenliste: Der Hefeextrakt versteckt sich manchmal hinter dem Begriff »Würze«.

Weil in unseren Diätrezepten oft eine Brühe als Zutat auftaucht, finden Sie in diesem Kapitel auch Rezepte für selbst gemachte Brühen, die frei von Hefeextrakten sind und sich gut zum Kochen eignen.

Leider wird mit Natron oder Backpulver gebackenes Brot sehr schnell trocken. Frieren Sie sich einen Vorrat portionsweise ein; die einzelnen Scheiben tauen rasch auf und schmecken dann wie frisch gebacken.

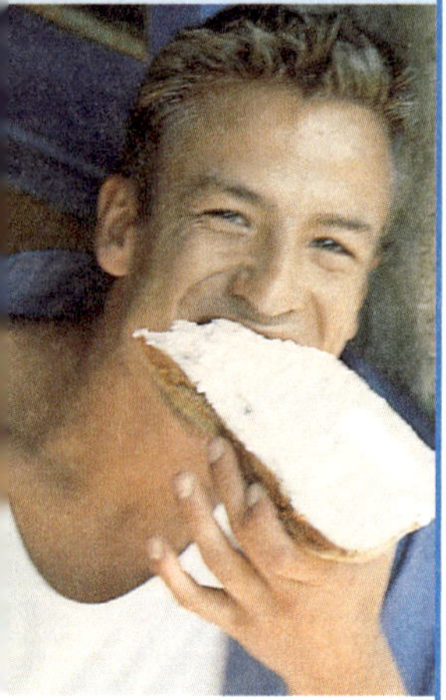

Wer kann bei selbst gemachtem Brot schon widerstehen?

Hefefreies Vollkornbrot

Zutaten für 1 Brot (etwa 16 Scheiben)

200 g Grahammehl • 225 g feines Weizenvollkornmehl
75 g Haferflocken • 1 TL Natron • 1 TL Salz • 1 Löffelspitze Vitamin C (Askorbinsäure) • etwa 500 ml Buttermilch

Zubereitung

Beide Mehlsorten, Haferflocken, Natron und Salz gut miteinander vermischen. Das Vitamin-C-Pulver in der Buttermilch auflösen. So viel von der Flüssigkeit zum Mehl geben, bis ein geschmeidiger Teig entstanden ist. Das geht am besten so: Die Milch in die Mitte des Mehlbergs geben und mit einer Gabel verrühren. Der Teig sollte so feucht sein, dass er leicht zusammenhält und eine gleichmäßige Konsistenz bekommt. Achtung: Er darf nicht wie ein Hefeteig geknetet werden. Einen flachen, runden Laib formen, auf ein gefettetes Backblech setzen, kreuzförmig einschneiden und im auf 200 °C (Gas Stufe 3–4/Umluft 180 °C) vorgeheizten Backofen 45 bis 50 Minuten lang backen.

Tipp Anstelle von Buttermilch können Sie alternativ auch Molke nehmen. Falls Sie statt Natron Backpulver verwenden möchten, benötigen Sie keine Säure, können frische Milch verarbeiten und das Vitamin C weglassen.

Knusperfladen

Zutaten für 8 Stück

30 g Butter oder Margarine • 250 g feines Vollkornmehl • 1 Ei
1 TL Salz • 1 EL Crème fraîche • 100 ml Milch • Vollkornmehl zum Ausrollen • Fett für das Blech • Sesamsamen, Mohn oder Kümmel zum Bestreuen

Zubereitung

Fett zerlassen. Mehl, Ei, Salz, Crème fraîche und Milch in eine Schüssel geben. Flüssiges Fett dazugießen. Alles mit der Küchenmaschine oder den Knethaken des Handrührers für etwa 15 Minuten kneten, bis ein geschmeidiger Teig entstanden ist. In Folie verpackt 2 Stunden lang bei Zimmertemperatur ruhen lassen. Den Teig nochmals durchkneten, zu einer Rolle formen, in 8 Portionen teilen und auf einer bemehlten Arbeitsfläche jeweils zu Kreisen von etwa 25 Zentimeter Durchmesser ausrollen. Ein Backblech fetten. Die Fladen darauf legen, dünn mit Wasser bestreichen und mit Sesam, Mohn oder Kümmel bestreuen. Fladen portionsweise im vorgeheizten Backofen bei 200 °C (Gas Stufe 3–4/Umluft 180 °C) für etwa 12 bis 15 Minuten backen, bis der Teig Blasen wirft und eine goldbraune Farbe hat.

Käsetaschen

Zutaten für 16 Stück

300 g feines Vollkornmehl • 1/2 TL Backpulver • 75 g Butter oder Margarine • 1/2 TL Salz • 1 Ei • 125 g saure Sahne

Für die Füllung 1 EL Haferkleieflocken • 200 g körniger Frischkäse 2 EL Crème fraîche • 1 Ei • 1 Bund Schnittlauch • 1 Knoblauchzehe Salz, Pfeffer aus der Mühle • Vollkornmehl zum Ausrollen 1 Eigelb • 1 EL Milch zum Bestreichen

Zubereitung

Mehl, Backpulver, weiches Fett, Salz, Ei und saure Sahne zu einem glatten Teig verkneten. Mit den Händen zu einer Kugel formen, in Folie wickeln und für etwa 1 Stunde kalt stellen. Für die Füllung Haferkleie mit körnigem Frischkäse, Crème fraîche und Ei verrühren. Mit Schnittlauchröllchen, zerdrücktem Knoblauch und Salz mischen. Mit Pfeffer pikant würzen. Den Teig auf einer bemehlten Arbeitsfläche

Würzige Varianten: Füllen Sie die Käsetaschen zur Abwechslung auch mal mit dem mild-sahnigen Manouri aus Schafsmilch oder einem pikanten Ziegenfrischkäse mit Provencekräutern.

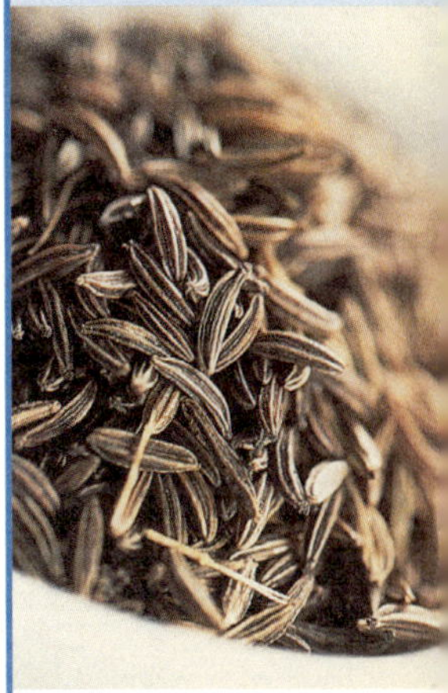

Kümmel ist sehr aromatisch und fördert die Verdauung.

dünn ausrollen und Kreise von etwa 10 Zentimeter Durchmesser ausstechen. In die Mitte je 1 gehäuften Teelöffel der Füllung setzen. Eigelb und Milch verquirlen und die Teigränder damit bestreichen. Den Teig so über die Füllung klappen, dass Halbkreise entstehen. Die Ränder fest zusammendrücken und die Teigtaschen mit der restlichen Eiermilch bestreichen. Die Taschen auf das mit Backpapier ausgelegte Blech legen und im vorgeheizten Backofen bei 200 °C (Gas Stufe 3–4/Umluft 180 °C) etwa 20 bis 25 Minuten lang backen.

Das Haferknäckebrot hält sich kühl und dunkel gelagert etwa zwei Wochen lang. Das knusprige Brot muss gut vor Feuchtigkeit geschützt werden, weil es sonst schnell weich und zäh wird.

Haferknäckebrot

Zutaten für 6 Portionen

500 g kernige Haferflocken • 1 TL Salz • 1 TL Backpulver
40 g Butter oder Margarine • etwa 50 g feine Haferflocken

Zubereitung

Haferflocken im Blitzhacker oder Mixer fein hacken. Salz, Backpulver und flüssiges Fett zufügen. Mit den Knethaken des Handrührers vermischen. Nach und nach unter Rühren etwa 200 Milliliter kochend heißes Wasser zufügen. Den Teig – er soll formbar, aber noch etwas klebrig sein – auf Haferflocken knapp 1/2 Zentimeter dick ausrollen. Die Teigplatte in schmale Rechtecke schneiden und auf ein mit Backpapier belegtes Blech legen. Bei 175 °C (Gas Stufe 2/Umluft 160 °C) etwa 40 Minuten backen. Im geöffneten Ofen noch einige Minuten ruhen lassen.

Quiche Lorraine

Zutaten für 4 Stück

100 g Weizenvollkornmehl • 1 EL Sojamehl • 100 g Hirseflocken
100 g Butter oder Margarine • 1/2 TL Salz

Für die Füllung 150 g Frühstücksspeck • 200 g Schmelzkäse
1 Bund Petersilie • 3 Eier • 150 g saure Sahne • Pfeffer aus der Mühle
Vollkornmehl zum Ausrollen

Zubereitung

Für den Teig Mehle, Flocken, kalte Butter oder Margarine in Stückchen, Salz und 3 Esslöffel eiskaltes Wasser zu einem glatten Teig verkneten, dann zu einer Kugel formen. In Folie wickeln und für 30 Minuten kalt stellen. Für die Füllung den Speck in Würfel schneiden und in einer Pfanne unter Wenden knusprig braun braten. Speck auf Küchenpapier abtropfen und abkühlen lassen. Käse in kleine Flöckchen teilen. Petersilie waschen und fein hacken. Eier, saure Sahne und Petersilie verquirlen. Mit Pfeffer würzen. Den Teig in 4 Portionen teilen und auf einer bemehlten Arbeitsfläche zu Kreisen von jeweils 20 Zentimeter Durchmesser ausrollen. Teig in Quicheförmchen (16 Zentimeter Durchmesser) legen und den Rand gut andrücken. Ausgebratene Speckwürfel und Käsestückchen auf den Teig geben und mit Eiersahne übergießen. Die Quiche im vorgeheizten Backofen bei 225 °C (Gas Stufe 4–5/Umluft 200 °C) 30 bis 40 Minuten lang backen.

> Windbeutel können Sie auch herzhaft füllen, wenn Sie den Süßstoff weglassen. Gut geeignet sind Fleisch- oder Heringssalat, Füllungen aus Kräuterfrischkäse und Gemüsewürfeln oder Quarkmischungen mit Knoblauch und Gurkenwürfeln.

Windbeutel mit Vanillesahne

Zutaten für 8 Stück

50–60 g Butter oder Margarine • 1 Prise Salz • 150 g feines Weizenvollkornmehl • 5–6 Eier • 250 g Schlagsahne
1 Prise gemahlene Vanille • flüssiger Süßstoff

Zubereitung

1/4 Liter Wasser abmessen, Fett und Salz zugeben. Die Mischung zum Kochen bringen. Mehl auf einmal hineinschütten und mit einem Löffel kräftig durchrühren. Den Teig unter kräftigem Rühren aufkochen,

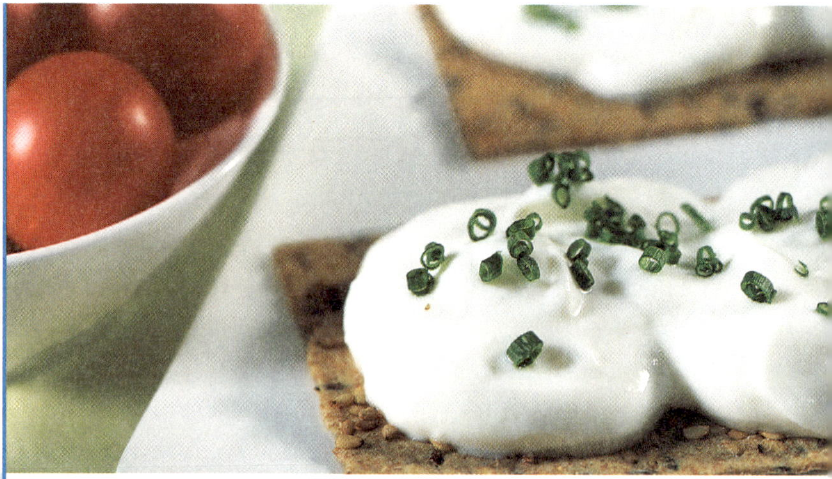

Auch absolut partytauglich: selbst gebackenes Knäckebrot mit pikanten Aufstrichen.

Kekse und Knäcke können eine Platte mit mundgerecht geschnittener Rohkost und einem Quark- oder Frischkäsedip zur vollwertigen Mahlzeit machen.

bis er sich zu einem Kloß zusammenballt und am Topfboden ein feiner heller Belag sichtbar wird. Den Teig in eine Schüssel füllen. Eier einzeln verquirlen und nach und nach unterrühren. Der Teig ist richtig, wenn er glänzt und so weich ist, dass beim Herausziehen am Löffel eine lange Teigspitze hängen bleibt. Mit 2 Löffeln 8 Klößchen abstechen und auf ein gefettetes Backblech setzen, dabei weite Abstände halten. Die Windbeutel im vorgeheizten Backofen bei 225 °C (Gas Stufe 4–5/Umluft 200 °C) für etwa 30 Minuten backen. Sofort aufschneiden und auskühlen lassen. Sahne mit Vanille und Süßstoff steif schlagen und in die erkalteten Windbeutel füllen.

Pikantes Kleingebäck

Zutaten für 40–50 Kekse

300 g Weizenvollkornmehl • 1 TL Backpulver • 200 g Butter oder Margarine • 2 EL Crème fraîche • 1/2 TL Salz • Vollkornmehl zum Ausrollen • 1 Eigelb • 2–3 EL Kürbiskerne • 2–3 EL Sesamsamen
2–3 EL Sonnenblumenkerne

Zubereitung

Für den Teig Mehl, Backpulver, kalte Butter oder Margarine, Crème fraîche und Salz in eine Schüssel geben und zu einem glatten Teig verkneten. Falls der Teig zu trocken gerät, 1 Esslöffel eiskaltes Wasser unterkneten. Zu einer Kugel formen, in Folie wickeln und für 30 Minuten kalt stellen. Den Teig auf einer bemehlten Arbeitsfläche ca. 3 Millimeter dick ausrollen. Quadrate, Dreiecke oder Rechtecke ausschneiden und auf ein mit Backpapier belegtes Backblech legen. Das Eigelb mit 1 Prise Salz und 1 Esslöffel kaltem Wasser verquirlen. Kekse damit bestreichen und je 1/3 mit Kürbiskernen, Sesamsamen oder Sonnenblumenkernen bestreuen. Die Kekse im vorgeheizten Backofen bei 200 °C (Gas Stufe 3–4/Umluft 180 °C) in 10 bis 15 Minuten goldgelb backen. Sofort nach dem Backen vom Blech nehmen und auf einem Gitter abkühlen lassen.

Tipp Die Kekse schmecken auch sehr gut, wenn Sie sie mit Pistazien, Pinien- oder Erdnusskernen bestreuen.

Die kernigen Kekse sind auch für Ihre Gäste eine willkommene Abwechslung vom üblichen Knabberangebot aus Salzstangen, Kartoffelchips und Erdnussflips.

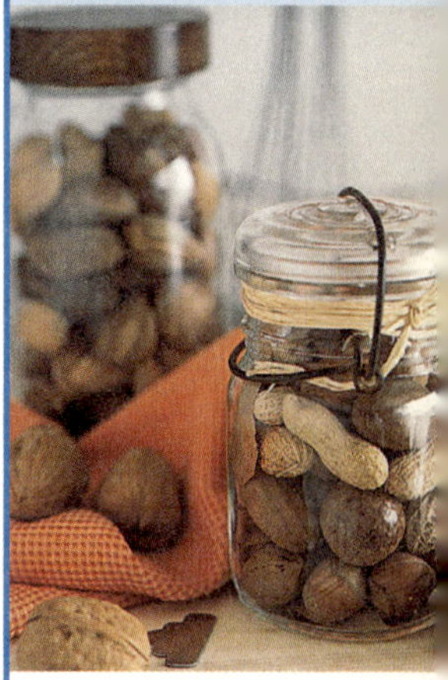

Alternativ zu den Cashewkernen können Sie auch andere Nüsse verwenden.

Süße Cashewkekse

Zutaten für etwa 40 Stück

125 g Cashewkerne (ersatzweise Kürbiskerne) • 250 g Weizenvollkornmehl • 1 Prise Salz • 125 g Butter oder Margarine • 1 Ei
1 EL Schmant oder saure Sahne • flüssiger Süßstoff
Vollkornmehl zum Ausrollen • 1 Eigelb zum Bestreichen

Zubereitung

Für den Teig 50 Gramm Cashewkerne hacken. Vollkornmehl, Salz, kaltes Fett in Stückchen, Ei und gehackte Cashewkerne in eine Schüssel geben. Schmant oder saure Sahne mit Süßstoff mischen und zufügen. Alles zu einem glatten Teig verkneten. Mit den Händen zu einer Kugel formen, in Folie wickeln und für etwa 30 Minuten kalt stellen. Ein

Backblech mit Backpapier auslegen. Den Teig auf einer bemehlten Arbeitsfläche etwa 3 Millimeter dick ausrollen. Kreise ausstechen und auf das Backblech legen. Eigelb mit Süßstoff und 1 Esslöffel Wasser verquirlen und die Kekse damit bestreichen. Die restlichen Cashewkerne hacken und die Kekse damit bestreuen. Im vorgeheizten Backofen bei 225 °C (Gas Stufe 4–5/Umluft 200 °C) in etwa 12 bis 15 Minuten goldbraun backen. Die Kekse sofort vom Blech nehmen und auf einem Gitter abkühlen lassen.

Selbst gekochte Brühen machen eigentlich kaum Arbeit. Sind alle Zutaten im Topf, und die Brühe siedet, kann man etwas anderes tun, bis der Küchenwecker klingelt.

Suppenfonds ohne Hefe

Die folgenden Rezepte für Fleisch- und Gemüsebrühen dienen als Grundlage für Suppen und Saucen oder auch als Garflüssigkeit für besonders gehaltvolle Gemüsegerichte.
Grundsätzlich müssen Sie vorher entscheiden, ob Sie eine besonders kräftige Brühe kochen wollen oder ob das mitgekochte Fleisch zart bleiben soll. In letzterem Fall dürfen Sie das Fleisch nicht mit kaltem Wasser aufsetzen, sondern müssen die Brühe erst aufkochen lassen, damit sich die Fleischporen schnell schließen. Für eine Hühnersuppe sollten Sie dann auch besser eine zarte Poularde wählen als ein altes Suppenhuhn.
Ganz besonders gut gelingen Fleischsuppen übrigens, wenn man den Topf nach dem Aufkochen für ca. zwei Stunden in den auf 100 °C vorgeheizten Backofen stellt und die Suppe dort ganz langsam und schonend garen lässt.

Hühnerbrühe

Zutaten für etwa 2 Liter

1 Suppenhuhn • 1 Bund Suppengrün • 1 Zwiebel • 1 Knoblauchzehe
1 Bund glatte Petersilie • Salz, Pfeffer aus der Mühle • etwas Muskat

Zubereitung

Das Huhn mit kaltem Wasser ab- und ausspülen. Die Fettdrüsen am Schwanz (Sterzel) herausschneiden und das Huhn in einem großen Topf mit 2 1/2 Liter kaltem Wasser zum Kochen bringen. Für 1 Stunde bei geringer Hitze garen. Die Temperatur ist richtig, wenn nur langsam kleine Blasen aus der Brühe aufsteigen. Suppengrün putzen und grob zerkleinern. Mit geviertelter Zwiebel, ungeschältem Knoblauch und Petersilie zum Huhn geben. Für etwa 30 Minuten bei Mittelhitze leicht kochen lassen. Das gegarte Suppenhuhn herausheben und anderweitig verwenden. Die Brühe durch ein feines Haarsieb in einen Topf gießen, mit Salz, Pfeffer und Muskat abschmecken.

Fleischbrühe

Zutaten für etwa 2 Liter

750 g Rindfleisch (Beinscheibe, Querrippe oder Bug)
etwa 300 g Knochen • 1 Bund Suppengrün • 1 Zwiebel
1 Knoblauchzehe • 1 Stiel Liebstöckel • Salz, Pfeffer aus der Mühle

Zubereitung

Das Fleisch und die Knochen mit kaltem Wasser abspülen und in einem großen Topf mit 2 1/2 Liter kaltem Wasser zum Kochen bringen. 1 Stunde lang bei geringer Hitze garen. Die Temperatur ist richtig, wenn nur langsam kleine Blasen aus der Brühe aufsteigen. Suppengrün putzen und grob zerkleinern. Mit geviertelter Zwiebel, ungeschältem Knoblauch und Liebstöckel zu Fleisch und Knochen geben. Für weitere 30 Minuten bei geringer Hitze kochen lassen. Das gegarte Fleisch und die Knochen herausheben und anderweitig verwenden. Die Brühe durch ein feines Haarsieb in einen Topf gießen und über Nacht kalt stellen, dann lässt sich das erstarrte Fett mühelos abheben. Die Rinderbrühe mit Salz und Pfeffer abschmecken.

Kräftiger im Geschmack wird die Fleischbrühe, wenn Rindfleisch und Knochen (ein Markknochen sollte auch dabei sein) zunächst in wenig Fett kräftig angebräunt und dann erst mit Wasser aufgegossen werden.

Hefefreie Brühen für den Vorrat

Natürlich möchte man nicht täglich eine Brühe kochen. Deshalb hier einige Tipps, wie Sie ohne großen Aufwand auf Vorrat wirtschaften können.

- Kühlen Sie die Brühe schnell ab, heben Sie sie im geschlossenen Gefäß im Kühlschrank auf. Jeweils nach zwei Tagen aufkochen, schnell abkühlen und wieder kalt stellen. So hält sie sich mindestens eine Woche lang.
- Oder füllen Sie die kochend heiße Brühe in saubere, heiß gespülte, also gut vorgewärmte Twist-off-Gläser (Schraubdeckelgläser von Joghurt, sauren Gurken oder Gemüse). Verschließen Sie das Glas schnell, und stellen Sie es nach dem Abkühlen in den Kühlschrank. So hält sich die Brühe im geschlossenen Glas bis zu zwei Wochen lang.
- Brühen lassen sich auch einfrieren. Füllen Sie kleine Mengen in Eiswürfelbereiter und große in Dosen oder Beutel. Haltbarkeit: vier bis sechs Monate.

Safran macht nicht nur den Kuchen gelb, sondern auch Brühen attraktiver. Das kostbare Gewürz aus den Staubfäden einer Krokusart ist sehr teuer – aber man braucht ja nur winzige Mengen davon.

Gemüsebrühe

Zutaten für etwa 2 Liter

3 Bund Suppengrün • 1 Staudensellerie • 1 Fenchelknolle
2 Zwiebeln • 1 Knoblauchzehe • 1 Bund Petersilie
2 Stiele Liebstöckel • 1/2 unbehandelte Zitrone
Salz, Pfeffer aus der Mühle

Zubereitung

Alle Gemüse waschen, putzen und klein schneiden. In einen großen Topf geben und mit 2 Litern kaltem Wasser zum Kochen bringen. Die ungeschälte Knoblauchzehe und die gewaschene Petersilie als Ganzes zufügen. Die Brühe 1 Stunde lang bei geringer Hitze kochen. Die Temperatur ist richtig, wenn nur langsam kleine Blasen aus der Brühe aufsteigen. Liebstöckel und dünn abgeschälte Zitronenschale zufügen und noch für 5 Minuten mitkochen lassen. Die Brühe durch ein feines Haarsieb in einen sauberen Topf gießen und mit Salz und Pfeffer abschmecken.

Pilzgifte kann man nicht sehen und nicht schmecken. Selbst Experten entdecken die schleichenden Gifte nur durch aufwändige Methoden im Labor.

Nie mehr Pilze im Körper

Wenn Lebensmittel verderben, sind Pilze sehr oft daran beteiligt. Sie wachsen hauptsächlich auf falsch gelagerten Speisen und pflanzlichen Produkten, wie z. B. Getreide, Gewürzen, Gemüse und Obst. Dabei scheiden sie eine Reihe von Substanzen aus, die für Mensch und Tier giftig sind. Darin ähneln Pilze den Bakterien, die ebenfalls Lebensmittel verderben und durch giftige Stoffe ungenießbar bzw. gesundheitsschädlich machen können.

Pilzgifte in Lebensmitteln

Eine plötzliche Lebensmittelvergiftung jedoch, wie wir sie beispielsweise von Salmonellen kennen, lösen Pilze so gut wie nie aus. Wer ein verpilztes Nahrungsmittel gegessen hat, bemerkt zunächst einmal gar nichts.

Die Gifte – der Wissenschaftler nennt sie Mykotoxine – sind nur durch komplizierte Laborverfahren festzustellen. Sie wirken, anders als bakterielle Gifte, nicht plötzlich, sondern langsam und verursachen schleichende, chronische Krankheiten. Einige Pilzgifte können Krebs erregen, Nieren oder Leber schädigen; andere Arten tarnen sich als Hormon und rufen Fruchtbarkeitsstörungen, Blutungen und Ödeme hervor. Es gibt Pilzgifte, die das Herz schwächen, und solche, die unsere Nerven zerstören. Manche entkräften sogar unser ganzes Immunsystem. Weil Mykotoxine weder zu sehen noch zu schmecken sind, kommt es vor, dass Menschen – ohne es zu merken oder weiter zu

Wenn Speisereste unappetitlich riechen oder verdächtig aussehen, lassen wir meist aus Ekel die Finger davon. Kultivieren Sie diese instinktive Ablehnung – sie schützt vor verdorbenen und eventuell verpilzten Nahrungsmitteln.

beachten – immer wieder vergiftete Lebensmittel zu sich nehmen. Besonders in feuchtwarmen tropischen Ländern schaden sich viele Menschen durch den Genuss von verschimmelter Nahrung.

Pilzgifte in Fleisch und Milch

Pilze wachsen vor allem auf pflanzlichem Material. Dennoch gelangen ihre giftigen Stoffwechselprodukte über das Futter auch in tierische Lebensmittel. Die meisten Tiere können Pilzgifte nicht abbauen, daher finden sich Spuren davon später leider in Fleisch und Milch wieder. Ein Beispiel: Rinder werden häufig mit Silage, durch Gärung haltbar gemachtem Grünfutter, gemästet. Bei falscher Behandlung schimmelt die Silage, und es können Pilzgifte entstehen, die sich später im Rindfleisch wiederfinden. Schweinefleisch weist hin und wieder Giftrückstände aus verpilztem Maismastfutter auf. Und unsere Milch kann das giftigste aller Mykotoxine enthalten: das Aflatoxin. Es stammt meist aus unsichtbar verpilztem Importfutter. Auch wenn der Gesetzgeber heute bei der Tiermast mit immer strengeren Vorschriften für Futter und Haltung versucht, die Giftmengen sehr gering zu halten, wird es noch eine Weile dauern, bis alle tierischen Lebensmittel »sauber« sind.

Wer bei Fleisch und Milch auf Nummer sicher gehen will, kauft beim Ökobauern. Der verwendet – wenn er sich an die Richtlinien der Erzeugergemeinschaften hält – kein importiertes Futter, sondern nur hofeigenes, in dem Pilzgifte bisher nicht gefunden wurden.

Schimmel – ein Grund zum Wegwerfen

Befolgen Sie gut gemeinte Ratschläge wie »Schimmel kann man großzügig abschneiden« bloß nicht. Verschimmelte Lebensmittel gehören grundsätzlich in den Müll. Schlechte Stellen herauszuschneiden reicht nicht, um mögliche Schimmelgifte zu entfernen. Auch wenn das Selbsteingemachte betroffen ist: weg damit! Ausgenommen sind natürlich Lebensmittel, die mit Schimmelpilzen hergestellt werden. Schimmelkäse und schimmelgereifte Salamiarten sind Beispiele dafür. Diese Produkte sind deshalb ungefährlich, weil für sie extra ausgewählte ungiftige Pilzstämme, die so genannten Starterkulturen, verwendet werden. Alle übrigen grauen, blauen, weißen oder roten Schimmelarten, die auf den unterschiedlichen Lebensmitteln wachsen, können giftige Stoffe produzieren.

Moderne Wohnungen sind meist schlecht geeignet zur Vorratshaltung, weil kühle und trockene Keller oder Speisekammern eine Rarität sind und in den Küchen ein feuchtwarmes Klima herrscht.

Im Haushalt vorbeugen

Wie viel Gift Pilze produzieren, die unbemerkt auf unseren Vorräten wachsen, können wir nur ahnen. Solange es nur wenige Exemplare sind, droht keine Gefahr. Erst wenn man ihnen durch Wärme und Feuchtigkeit gute Lebensbedingungen bietet, können sie sich blitzschnell vermehren und dann auch gefährliche Mengen Gift bilden. Es heißt also: vorbeugen und unsere Lebensmittel schützen!

- Einen gewissen Schutz vor Pilzbefall hat frisches Gemüse, wenn es unzerkleinert und ungewaschen luftdurchlässig verpackt im Kühlschrank lagert. Pilze sterben zwar durch die niedrigen Temperaturen nicht ab, aber sie wachsen bei Kälte nur sehr langsam.
- In der Gemüseschale des Kühlschranks ist die Temperatur richtig für Salate und Gemüse. Zitrusfrüchte und Tomaten gehören nicht in den Eisschrank. Sie verlieren bei Kälte ihr Aroma.
- Fertig Gekochtes darf nicht lange herumstehen. Sonst vermehren sich die Mikroben darin und könnten Gifte bilden. Kühlen Sie Speisereste schnell ab, und stellen Sie sie verpackt in den Kühlschrank.
- Falls die Lagerbedingungen nicht optimal waren, werfen Sie das Gericht lieber weg – auch wenn kein Schimmel zu sehen ist.
- Getreide und Nüsse kühl und trocken lagern. In feuchtwarmem Klima entwickeln sich Pilze besonders gut.

Wer schlank bleiben will und deshalb nur »die Hälfte« isst, der bekommt viel zu wenig der wichtigen Nährstoffe.

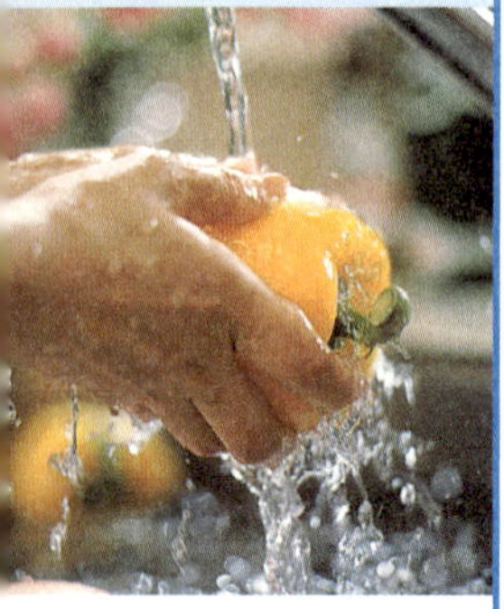

Auch der richtige Umgang mit Lebensmitteln bietet einen gewissen Pilzschutz.

- Gemüse vor der Zubereitung gründlich waschen, denn Hefen, die auf der Oberfläche haften, lassen sich abspülen. Je »sauberer« die Zutaten, desto geringer das Risiko, wenn Sie Speisereste aufheben.
- Verwenden Sie nur einwandfreies Gemüse und Obst. Sind Faulstellen zu sehen, riechen die Sachen muffig und ein bisschen nach Keller, sollten Sie sie in den Abfall geben.
- Verpacken Sie alle Lebensmittel, die Sie aufheben möchten, getrennt nach Sorten. Nehmen Sie Kunststoffdosen, Töpfe mit Deckel oder Folie. So vermeiden Sie die Übertragung von Schimmelpilzen von einem Produkt auf das nächste.
- Lange aufheben sollten Sie frische Lebensmittel auch unter guten Bedingungen nicht, wenn Sie nicht genau wissen, wann ein Produkt geerntet oder hergestellt wurde und ob es nicht schon vor dem Verkauf längere Zeit im Lager zugebracht hat.

Gesunde Ernährung – dauerhaft

Langfristige Hilfe für das Immunsystem

Freuen Sie sich, wenn Ihnen Ihr Arzt bestätigt, dass die Darmpilze verschwunden sind. Stärken Sie ab jetzt Ihr Immunsystem mit einer ausgewogenen Ernährungsweise. Das heißt keineswegs lebenslängliche Diät! Lustvolles Essen und eine gesunde, die Abwehrkräfte stärkende Ernährung stehen einander überhaupt nicht im Weg.

Das richtige Maß finden

Wir verbringen unseren Tag meist sitzend: im Auto, am Schreibtisch, am Computer, vor dem Fernseher. Der Anteil der körperlich schwer arbeitenden Menschen ist verschwindend gering geworden. Selbst im Haushalt erledigen Maschinen fast alle Arbeiten, die mit Anstrengung verbunden sind. Die Folge: Auch wenn wir nicht zur Völlerei neigen, konsumieren wir – ehe wir uns versehen – mehr Energie, sprich Kalorien, als unser Körper verbrauchen kann. Doch die rüde Regel »FdH« (Friss die Hälfte) löst das Problem nicht. Wer jeweils nur die halbe Portion des Gewohnten isst, bekommt eben auch nur die halbe Menge Vitamine, Mineralstoffe, Spurenelemente und Ballaststoffe und bringt am Ende den Stoffwechsel durcheinander. Und wer sich ständig nur halb satt isst, schadet dem Immunsystem.

Was wir heute brauchen, sind Lebensmittel, an denen wir uns genüsslich satt essen können, die wenig Kalorien, aber viele für unsere Abwehrkräfte notwendige Stoffe haben. Bei solcher Idealnahrung sprechen die Fachleute von hoher Nährstoffdichte. Süßigkeiten, fette Wurst und Schnellimbissartikel haben nur eine geringe Nährstoffdichte. Im Gegensatz dazu erfüllen Gemüse, Vollkorngetreide, Kartoffeln und Hülsenfrüchte mit einer Vielfalt von Vitaminen, Ballast- und Mineralstoffen diesen Anspruch. Daher raten heute fast alle Wissenschaftler zu mehr pflanzlichen und weniger tierischen Lebensmitteln, vor allem, weil Pflanzenfette viel von den günstig wirkenden ungesättigten Fettsäuren enthalten.

Kinder können frühzeitig zu einer vernünftigen Ernährungsweise erzogen werden – wenn man mit gutem Beispiel vorangeht und gesundem Essen einen hohen Stellenwert einräumt.

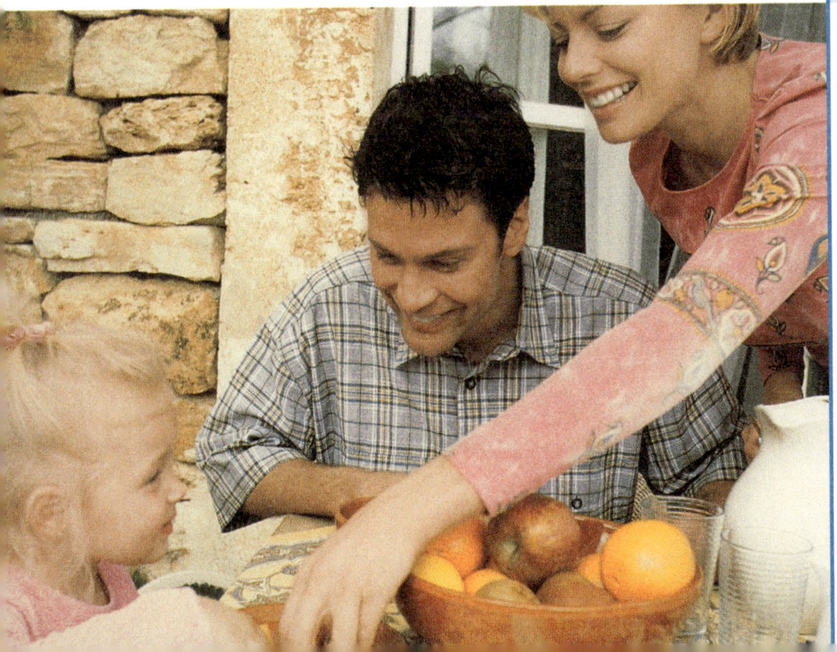

Gesundes Essen mit Spaß! Etablieren Sie diese Ernährungsweise dauerhaft in Ihrer Familie.

Vegetarier haben es leichter, sich ausgewogen zu ernähren, als ausgemachte Fleischesser. Sie bekommen quasi von selbst genügend Ballaststoffe, Vitamine und Mineralstoffe auf den Teller.

Wichtiger als die Fettsorten sind jedoch die Mengen. Wer mit Fett geizt, tut schon viel für seine Gesundheit. Wer massenhaft Gemüse isst, tut noch viel mehr. Von der Artischocke bis zur Zwiebel macht kein Gemüse dick, selbst wenn wir Unmengen davon essen würden. Sogar die stärkereichen Kartoffeln und Hülsenfrüchte sind im Verhältnis zu ihrem Sättigungswert kalorienarm. Nur wenn sie zusammen mit viel Fett und Fleisch in den Kochtopf kommen, entwickeln sie sich zu Kalorienbomben. Die Ergebnisse einer wissenschaftlichen Studie über den Gesundheitszustand von Vegetariern verblüfften selbst Fachleute: Wer Gemüse, Getreide und Kartoffeln langfristig in den Mittelpunkt seines Speisezettels stellt, hat kaum Probleme mit den typischen Zivilisationskrankheiten und verfügt über ein leistungsfähiges Immunsystem. Der Cholesterinspiegel bleibt niedrig, das Risiko für hohen Blutdruck und Herz-Kreislauf-Erkrankungen gering.
Nun müssen Sie nicht unbedingt zum Vegetarier werden, und Kinder sollte man sowieso nicht streng vegetarisch ernähren: Es kommt sonst leicht zu einem Mangel an Eisen und Vitamin B12. Die meisten Esssünden werden aus Gedankenlosigkeit, Bequemlichkeit und Zeitmangel begangen. Bleiben Sie also aufmerksam, planen Sie Ihren Speisezettel jahreszeitgemäß und mit der nötigen Ruhe, und legen Sie Wert auf die Qualität Ihrer Mahlzeiten!

Fitnesstipps für das Immunsystem

- Genießen Sie zuckerhaltige Sachen auch nach der pilzfeindlichen Diät nur in Maßen. Ein guter Trick: Süßigkeiten immer bis zum Ende der Mahlzeit aufheben, dann bleiben die Mengen im Rahmen. Zur Not zunächst ein Stück Vollkornbrot essen und erst dann zum Schokoriegel greifen.
- Bleiben Sie dabei, und essen Sie täglich frisches oder tiefgekühltes Gemüse.

- Essen Sie ruhig wieder frisches Obst, aber halten Sie sich bei sehr zuckerreichen Sorten wie Bananen, Trauben und Dosenfrüchten etwas stärker zurück.
- Bringen Sie Abwechslung in den Speisezettel. Wenn Sie immer wieder das Gleiche essen, stellt sich leicht ein Mangel an wichtigen Nährstoffen ein. Im schlimmsten Fall kann sich sogar ein Schadstoff anhäufen, wenn er ausgerechnet in einem Gericht steckt, das der »Schmalspurschlemmer« täglich isst.
- Essen Sie mindestens einmal wöchentlich jodreichen Seefisch. Es dürfen natürlich auch Lachs, Austern, Hummer oder Kaviar sein. Hauptsache, die Jodversorgung stimmt.
- Bringen Sie keinesfalls täglich Fleisch und Wurst auf den Tisch. Versuchen Sie zwischendurch lieber immer mal wieder die variantenreichen vegetarischen Köstlichkeiten.
- Sparen Sie an Fett. Weil es den Geschmack hebt und sich in vielen Lebensmitteln versteckt, überziehen wir oft unser Budget gewaltig und belasten damit den Stoffwechsel. Am besten mehr pflanzliche Fette (Öle) und weniger tierische Fette nehmen.
- Machen Sie keine kurzfristigen Abmagerungsdiäten. Essen Sie lieber vernünftig und mit Genuss. Wenn Sie sich im Großen und Ganzen an unsere Diät halten, verlieren Sie mit der Zeit ganz von selbst die überflüssigen Pfunde.
- Jagen Sie nicht überzogenen Schlankheitsidealen hinterher. Ihr persönliches Idealgewicht ist eine individuelle, subjektive Größe, die meistens nahe beim Normalgewicht liegt und mit vernünftiger Ernährung ohne große Kalorienzählerei zu halten ist. Es ist das Gewicht, mit dem Sie sich schön, gesund und leistungsfähig fühlen.
- Verwechseln Sie seelische Bedürfnisse nicht mit dem Hunger des Körpers. Wir essen oft mehr, als wir brauchen, wenn es uns an Bestätigung, Abwechslung und Zuwendung mangelt.

Gesunde Ernährung ist die beste Möglichkeit, sich vor Krankheiten zu schützen. Wer kritisch einkauft, vernünftig isst, sich aber auch hin und wieder etwas richtig Gutes gönnt, tut seinem Körper den größten Gefallen.

Adressen

Patienten bekommen Rat und Hilfe bei

- ALLERGIEVEREIN IN EUROPA (AVE)
  SELBSTHILFEGRUPPE »CANDIDA«
  ~~Marienstraße~~ 57
  ~~99817 Eisenach~~
  ~~Tel.: 0 36 91/21 30 88~~
  Petersgasse 27
  36037 Fulda

Auf telefonische Anfrage verschickt der Verein eine Therapeutenliste für den jeweiligen Wohnbereich sowie ein Faltblatt zur richtigen Ernährung bei Pilzinfektionen.

- SELBSTHILFEGRUPPE POLY-MYKOSEN UND CHS
  Herr Andreas Göttler
  Mühlhausen 10
  92280 Kastl
  Tel.: 0 96 25/9 11 07

Wissenschaftliche Fachberatung nur für Ärzte

Hinweise zu Fortbildungsveranstaltungen und Terminen etc. für Mediziner gibt die:

- DEUTSCHSPRACHIGE MYKOLOGISCHE GESELLSCHAFT
  C/O ZENTRUM FÜR INNERE MEDIZIN
  Prof. Dr. Hannelore Bernhardt
  Fr.-Loeffler-Straße 23a
  17487 Greifswald
  Tel.: 0 38 34/86 66 30

Diagnostik und Behandlung von Pilzinfektionen

- INSTITUT FÜR UMWELTKRANKHEITEN (IFU)
  Im Kurpark 1
  34308 Bad Emstal
  Tel.: 0 56 24/80 61

Labors, an die Ärzte Proben einsenden können

Untersuchungen von Stuhl-, Haut- und sonstigen Proben auf Pilze sowie Blutanalysen auf Candida- und Aspergillusinfektionen:

- INSTITUT FÜR MIKROÖKOLOGIE
  Auf den Lüppen 8
  35745 Herborn
  Tel.: 0 27 72/9 81-0

Untersuchung von Blutproben auf Candidainfektionen

- LABOR DR. BAYER
  Bopserwaldstraße 26
  70184 Stuttgart
  Tel.: 07 11/1 64 18-0

Ballaststoff gegen Pilze

Der lösliche Ballaststoff Inulin wird in 300-Gramm-Packungen gegen Rechnung verschickt von:

- FASTNET S. HARBACH
  Deelböge 5–7
  22297 Hamburg
  Tel.: 0 40/36 98 98 12
  Fax.: 0 40/36 98 98 24
  E-Mail: s.harbach@fastnet.de

Hinweis
Das vorliegende Buch ist sorgfältig erarbeitet worden. Dennoch erfolgen alle Angaben ohne Gewähr. Weder Autorinnen noch Verlag können für eventuelle Nachteile oder Schäden, die aus den im Buch gegebenen praktischen Hinweisen resultieren, eine Haftung übernehmen.

Bildnachweis

Arteria Photography, Kassel: 72 (Dr. Matthias Eberhardt); Corbis Stock Market, Düsseldorf: U1 li. (Lou Chardonnay), 48 (William Manning), 56 (Michael Keller), 170 u. (Darama); Ifa-Bilderteam, Taufkirchen bei München: 2 (P. Sinclair), 22, 95 (It Stock), 27, 117 (Diaf/SDP), 111, 223, 230 (IPS); Image Bank, München: 9 (Romilly Lockyer), 57 (Xavier Bonghi), 102 (Color Day); Mauritius Bildagentur, Mittenwald: 10, 11, 41, 44, 82, 91, 208, 218 (Stock Image), 26 (Phototake); Südwest Verlag, München: U1 re. (Antje Plewinski), 3, 90, 106, 130, 131, 149, 160, 161, 182, 195, 202, 222 (Barbara Bonisolli), 61 (Kristiane Vey), 86 (Michael Nagy), 87 (Matthias Tunger), 148 (Michael Holz); Zefa, Düsseldorf: 14 (Virgo), 18 o. (Boschung), 18 u., 175 o. (Chr. Schmidt), 19 (Index Stock), 32 o. (Miles), 32 u., 122, 219 (Sporrer), 33, 78 (Emely), 49 (Gulliver), 60 (Hirdes), 79 o. (A. B.), 79 u. (Auslöser), 83 (Botzek), 110, 156, 170 o., 203 (Sucre Sale), 123 (TH-Foto), 141, 209 (Benelux), 175 u., 194 (Rossenbach), 185 o. (Meyer), 185 u. (Eggers), 231 (Inden)

Impressum

Besuchen Sie uns im Internet:
www.weltbild.de

Genehmigte Lizenzausgabe der Verlagsgruppe Weltbild GmbH,
Steinerne Furt, D-86167 Augsburg

Umschlaggestaltung: Vierthaler & Braun, München
Umschlagmotiv: getty images (Frau), zefa (Artischocken)
Gesamtherstellung: Offizin Andersen Nexö Leipzig GmbH,
Spenglerallee 26–30, 04442 Zwenkau
Printed in Germany
ISBN 3-8289-2045-4

2007 2006 2005
Die letzte Jahreszahl gibt die aktuelle Lizenzausgabe an.

Sachregister

Rezepteregister